Schriftenreihe

Studien zur Stressforschung

Band 15

ISSN 1435-6805

Verlag Dr. Kovač

Erik Esterbauer

Stress und Schlaganfallrisiko

Eine Untersuchung bezüglich Geschlecht und verschiedener Altersgruppen

Verlag Dr. Kovač

VERLAG DR. KOVAČ

Arnoldstraße 49 · 22763 Hamburg · Tel. 040 - 39 88 80-0 · Fax 040 - 39 88 80-55

E-mail info@verlagdrkovac.de · Internet www.verlagdrkovac.de

Bibliografische Information Der Deutschen Bibliothek
Die Deutsche Bibliothek verzeichnet diese Publikation
in der Deutschen Nationalbibliographie;
detaillierte bibliografische Daten sind im Internet
über http://dnb.ddb.de abrufbar.

ISSN 1435-6805
ISBN 3-8300-1078-8

Zugl.: Dissertation, Universität Salzburg, 2003

© VERLAG DR. KOVAČ in Hamburg 2003

Printed in Germany
Alle Rechte vorbehalten. Nachdruck, fotomechanische Wiedergabe, Aufnahme in Online-Dienste
und Internet sowie Vervielfältigung auf Datenträgern wie CD-ROM etc. nur nach schriftlicher
Zustimmung des Verlages.

Gedruckt auf holz-, chlor- und säurefreiem Papier Alster Digital. Alster Digital ist
alterungsbeständig und erfüllt die Normen für Archivbeständigkeit ANSI 3948 und ISO 9706.

Danksagung

An dieser Stelle möchte ich mich bei all jenen bedanken, die mich bei der Erstellung und Durchführung dieser Arbeit unterstützten.

Ao. Univ.-Prof. Dr. Ursula Wranek für ihre unermüdliche, konstruktive und menschliche Betreuung der Dissertation und ihre Unterstützung aller damit im Zusammenhang stehender wissenschaftlicher Präsentationen auf nationaler und internationaler Ebene.

Hofrat Primarius Univ.-Prof. Dr. Gunther Ladurner für die Schaffung der benötigten Rahmenbedingungen in der Christian Doppler Klinik, die Möglichkeit die dortigen Einrichtungen zu nutzen und die Förderung meiner wissenschaftlichen Arbeiten.

Dem *Team der Schlaganfallprävention (SAP)* bestehend aus ÄrztInnen, PsychologInnen, MTAs und Sekretärinnen für die Zusammenarbeit bei der Erhebung und Archivierung der Daten.

Josef Schwaiger für interessante Diskussionen und konstruktive Überlegungen zur statistischen Bearbeitung der Daten.

Mag. phil. Ingeborg Anders für ihre konstante, tatkräftige und wertvolle Unterstützung und Freundschaft, die unserer Zusammenarbeit eine besondere Qualität verliehen und eine zwischenmenschliche Bestärkung ermöglichten.

INHALTSVERZEICHNIS

1 EINLEITUNG 11
2 STRESS 13
   2.1 EINLEITUNG 13
   2.2 STREß – VERSUCH EINER BEGRIFFSKLÄRUNG 14
   2.3 DEFINITIONSANSÄTZE 15
      2.3.1 *Streß als Reizvariable* 16
      2.3.2 *Streß als Reaktionsvariable* 17
      2.3.3 *Streß als intervenierende Variable* 17
      2.3.4 *Streß als Beziehungsphänomen* 17
      2.3.5 *Weitere Definitionsansätze* 19
   2.4 BIOLOGISCHE STREßKONZEPTE 20
      2.4.1 *Das Modell der Homöostase von CANNON (1935)* 20
      2.4.2 *Das Streßmodell von H. SELYE (1936, 1946, 1950, 1976, 1981)* 20
      2.4.3 *Aktivierungstheorie* 23
      2.4.4 *Das Streßmodell von LEVI (1967, 1981)* 23
      2.4.5 *Die Streßreaktion aus physiologischer Sicht* 25
   2.5 PSYCHOLOGISCHE STREßKONZEPTE 30
      2.5.1 *Grundlegendes* 30
      2.5.2 *Tiefenpsychologisch orientierte Ansätze* 30
      2.5.3 *Homöostatische Ansätze* 31
      2.5.4 *Kognitiv-psychologische Ansätze* 33
   2.6 STREßBEWÄLTIGUNG (COPING) 46
      2.6.1 *Definition von Bewältigung* 46
      2.6.2 *Systematisierungsversuche von Bewältigungsmodellen* 47
      2.6.3 *Historischer Hintergrund der Bewältigungsforschung* 50
      2.6.4 *Streßbewältigungsmodelle auf tiefenpsychologischer Basis* 51
      2.6.5 *Bewältigungsmodelle auf kognitionspsychologischer Basis* 54
      2.6.6 *Persönlichkeitsorientierte Ansätze (Trait-Konzepte)* 59
   2.7 STREßURSACHEN 69
      2.7.1 *Krisentheorie* 70
      2.7.2 *Kritische Lebensereignisse – Life-event-Forschung* 74
      2.7.3 *Chronischer Streß* 79
      2.7.4 *Weitere wichtige Ursachen* 80
   2.8 STREßUNTERSUCHUNG – STREßERFASSUNG 80
      2.8.1 *Grundlegende Fragen* 80
      2.8.2 *Streßindikatoren* 82
   2.9 STREß UND KRANKHEIT 88

	2.9.1	Allgemeine Überlegungen und Systematik	88
	2.9.2	Streß als krankheitsverursachender Faktor	90
	2.9.3	Streß als krankheitsbegünstigender Faktor	94

3 SCHLAGANFALL UND RISIKOFAKTOREN ... 95

    3.1 SCHLAGANFALL ... 95
        3.1.1 Definition ... 95
        3.1.2 Epidemiologie ... 95
        3.1.3 Ätiologie ... 97
        3.1.4 Klassifikationen des Schlaganfalls ... 99
    3.2 RISIKOFAKTOREN DES SCHLAGANFALLS ... 106
        3.2.1 Allgemein ... 106
        3.2.2 Wichtige epidemiologische Studien zu Schlaganfallrisikofaktoren ... 107
        3.2.3 Übersicht über die Risikofaktoren des Schlaganfalls ... 108
        3.2.4 Genetik und Geschlecht ... 111
        3.2.5 Alter ... 112
        3.2.6 Arteriosklerose ... 113
        3.2.7 Hypertonie ... 117
        3.2.8 Kardiale Erkrankungen ... 120
        3.2.9 Diabetes mellitus ... 123
        3.2.10 Gerinnungsstörungen ... 125
        3.2.11 Blutfette ... 128
        3.2.12 Übergewicht und körperliche Inaktivität ... 133
        3.2.13 Nikotinkonsum ... 135
        3.2.14 Alkoholkosum ... 137
        3.2.15 Drogenkonsum ... 138
        3.2.16 Karotisstenosen ... 139
        3.2.17 Orale Kontrazeptiva ... 139
        3.2.18 Weitere Risikofaktoren ... 140
        3.2.19 Risikofaktoren für Intrazerebral- und Subarachnoidalblutungen ... 141
        3.2.20 Risikofaktoren für wiederholten Schlaganfall ... 141
        3.2.21 Kombination von Risikofaktoren ... 142
    3.3 SCHLAGANFALLPRÄVENTION ... 144

4 STRESS UND RISIKOFAKTOREN ... 147

    4.1 STREß UND SCHLAGANFALL ... 147
    4.2 STREß, GESCHLECHT UND ALTER ... 148
    4.3 STREß UND HYPERTONIE ... 149
    4.4 STREß UND HERZERKRANKUNGEN ... 151
    4.5 STREß UND DIABETES MELLITUS ... 152
    4.6 STREß UND BLUTGERINNUNG ... 152
    4.7 STREß UND BLUTFETTE ... 153

4.8	Streß und Nikotin-, Alkohol- bzw. Drogenkonsum		155
4.9	Streß und Übergewicht		155
4.10	Streß und Arteriosklerose bzw. Stenosen der Karotiden		156

5 FRAGESTELLUNG ... 157

5.1	Ausgangsstudien		157
	5.1.1	*Der Einfluß des Lebensalters*	*157*
	5.1.2	*Wissenschaftliche Daten der Schlaganfallpräventions-Studie Salzburg*	*161*
5.2	Fragestellungen der vorliegenden Arbeit		174

6 METHODE ... 175

6.1	Datengewinnung		175
	6.1.1	*Untersuchungsablauf*	*175*
	6.1.2	*Bestimmung der Parameter für die vorliegende Untersuchung*	*178*
	6.1.3	*Datenbank der Schlaganfallprävention (SAP) in der CDK Salzburg*	*188*
6.2	Stichprobenbeschreibung		189
	6.2.1	*Gesamtstichprobe*	*189*
	6.2.2	*Untersuchungsstichproben*	*191*
6.3	Statistische Verfahren		193

7 ERGEBNISSE ... 197

7.1	Voraussetzungstests		197
7.2	Geschlechtsunterschiede in der Streßverarbeitung		198
7.3	Altersgruppenunterschiede in den Risikofaktoren		201
	7.3.1	*Dichotome Variablen – Alkohol-, Nikotinkonsum, Herzerkrankungen*	*201*
	7.3.2	*Blutdruck*	*202*
	7.3.3	*Übergewicht – Body mass index*	*204*
	7.3.4	*Lipidwerte – TC, HDL, LDL, TC/HDL*	*205*
	7.3.5	*Gerinnungsparameter*	*206*
7.4	Altersgruppenunterschiede in der Streßverarbeitung		208
7.5	Gruppierungen in Streßverarbeitungsmuster und Altersunterschiede		215
	7.5.1	*Ergebnisse Männer*	*215*
	7.5.2	*Ergebnisse Frauen*	*225*
7.6	Zusammenfassung der Ergebnisse		235

8 DISKUSSION ... 239

9 KRITIK UND SCHLUSSFOLGERUNGEN ... 257

10 ZUSAMMENFASSUNG / SUMMARY ... 261

11 LITERATUR ... 265

1 EINLEITUNG

Die medizinische, psychologische, soziale und ökonomische Bedeutung des Schlaganfalls als außerordentlich häufige und schwere Erkrankung steht außer Zweifel. Etwa dreißig Prozent der Patienten versterben bei einem Schlaganfall, weitere dreißig Prozent weisen eine kontinuierliche Behinderung auf und sind dadurch von der Pflege bzw. Betreuung durch Dritte abhängig. Die Akut- und Intensivbehandlung, die lange Hospitalisierungsdauer sowie die Rehabilitation und Sekundärkosten führen zu hohen Ausgaben. Nicht zuletzt deshalb ergibt sich die unbedingte Notwendigkeit effektiver Präventionsmaßnahmen.

Die epidemiologische Forschung hat gezeigt, daß Personengruppen mit verschiedenen Verhaltensstilen unterschiedlich häufig von bestimmten Krankheiten betroffen sind. Diese Verhaltensstile, wenn sie in pathophysiologischer Hinsicht in ursächlichem Zusammenhang mit dem Eintreten der Krankheit stehen, werden als Risikofaktoren bezeichnet.

Für den Schlaganfall haben sich, nicht zuletzt durch die wichtigen Untersuchungen in Framingham und Tecumseh, die Risikofaktoren Hypertonie, Herzerkrankungen, Nikotinkonsum, Diabetes mellitus und Hypercholesterinämie als besonders wichtig herausgestellt. Für die meisten der genannten Vorerkrankungen gilt außerdem, daß sie mit fortschreitendem Lebensalter zunehmen bzw. stärker ausgeprägt sind.

Neben diesen medizinischen Risikofaktoren werden auch psychosoziale Einflußfaktoren auf das Schlaganfallgeschehen diskutiert. In besonderem Maße gilt hier dem Streßerleben bzw. der Streßbewältigung vermehrte Aufmerksamkeit. Zerebrovaskuläre Insulte können besonders dann auftreten, wenn Anforderungen nicht mehr erfüllt, Objekte nicht mehr kontrolliert oder Erwartungen anderer nicht mehr erfüllt werden können. Bei der zerebralen Ischämie treten schwere emotionale Belastungen oder Störungen wochen- bis monatelang vor dem Ereignis auf, während bei Hirnblutungen eher akute psychische Belastungen zu meist krisenhaften Blutdruckanstiegen führen. Dementsprechend kann man von einer Grundthese ausgehen, wonach in belastenden Sozialsituationen Verhaltensweisen entwickelt werden, die in spezifischer Weise das Krankheitsrisiko erhöhen und somit durchaus auch als Risikofaktoren zu würdigen sind.

Ziel der vorliegenden Dissertation ist es, Geschlechts- und Altersunterschiede sowohl in den klassischen Risikofaktoren des Schlaganfalls als auch in der psychosozialen Einflußkomponente der Streßverarbeitung zu untersuchen. Im Weiteren sollen Schlußfolgerungen für die psychologischen bzw. psychophysiologischen Aspekte der Schlaganfallprävention herausgearbeitet und so ein Beitrag zur wissenschaftlichen Basis geleistet werden, um das Erkennen und Verändern dieser riskanten Verhaltensweisen weiter zu fördern.

Der theoretische Teil beleuchtet eingangs die unterschiedlichen Theorien, Zugangsweisen und Konzepte zum Phänomen Streß und zur Streßbewältigung. Darauffolgend werden die wichtigsten Aspekte des Schlaganfalls und dessen Risikofaktoren dargestellt. In einem weiteren Abschnitt werden die Beziehungen von Streß und einzelnen Risikofaktoren präsentiert.

Der empirische Teil gibt zunächst eine Übersicht über die aktuelle Literatur zum Risikofaktor Alter sowie eine Darstellung der Ergebnisse aus der Salzburger Schlaganfallpräventions-Studie, deren Komponenten darauffolgend beschrieben werden. In der Darstellung der empirischen Untersuchung werden die aufgefundenen Geschlechts- und Altersunterschiede berichtet und im Zusammenhang mit anderen Studien diskutiert. Kritik und Schlußfolgerungen runden die Darstellung ab.

Die grundlegende Idee dieser Arbeit besteht in einer Erweiterung des Wissensstandes und einer weiteren Aufklärung über die Streßverarbeitung als Risikofaktor des Schlaganfalls.

2 STRESS

2.1 Einleitung

Die wirtschaftlichen, technischen, ökologischen und soziokulturellen Veränderungen des 20. Jahrhunderts, insbesondere jedoch der letzten Jahrzehnte, haben dem Phänomen Streß neue Bedeutung und Wichtigkeit gegeben.
Die zunehmende Komplexität des modernen Lebens, die Veränderung von Arbeitsbedingungen (Beschleunigung von Arbeitsrhythmus, Technisierung), erhöhte Lärmpegel, zunehmende Mehrfachbelastungen, soziologische Veränderungen und Erfordernisse hoher Mobilität bilden Grundlage für zunehmende Belastungen.
Die sich erhöhende Verkehrsdichte, ökologische Umweltprobleme, atomare Bedrohung und die Schwächung von sozialen Strukturen führen zu einer Reduktion von Lebensqualität und einer Zunahme an chronischen oder lebensbedrohlichen (Zivilisations-)Krankheiten.
Vor allem sind es die Belastungen des täglichen Lebens in Familie, Beruf oder Freizeit, die Streß zu einem Alltagsphänomen gemacht haben und ihn in mehr oder weniger ausgeprägter Form zu einem „treuen Begleiter" des Menschen werden ließen.
Jedoch muß Streß nicht immer in erster Linie auf etwas Negatives verweisen, sondern kann auch, bis zu einem gewissen Grad, als etwas Förderliches zur Erhaltung und Weiterentwicklung der Funktionstüchtigkeit des Organismus angesehen werden.
Seit mehr als 70 Jahren befassen sich Vertreter der verschiedensten wissenschaftlichen Disziplinen eingehend mit Streß- und Bewältigungsforschung und haben in diesem Zeitraum eine kaum überschaubare Flut an unterschiedlichsten Zugangsweisen, Theoriegebäuden, Erfassungsmethoden, Hilfsmitteln und therapeutischen Interventionsmöglichkeiten entwickelt. Die Auffassung, daß Streß in erster Linie etwas Negatives, mit Gefahren oder Schädigung verbunden ist, bedarf jedoch einer Einschränkung.

2.2 Streß – Versuch einer Begriffsklärung

Streß ist ein sehr komplexes Phänomen, das durch eine Vielzahl von Herangehensweisen und Konzepten zu ergründen versucht wird. Der Begriff „Streß" hat dadurch einen sehr breiten Bedeutungshintergrund. Dies zeichnet sich schon in der Ethymologie des Wortes „Streß" ab, als auch in den diversen Gebrauchskontexten.

Sprachwissenschafter nehmen an, daß sich das englische Wort „stress" von dem lateinischen Verb „stringere" herleitet, was ins Deutsche übersetzt sowohl „streifen, verwunden" als auch „(an-)ziehen, zusammenschnüren" bedeuten kann (vgl. STOWASSER, PETSCHENIG & SKUTSCH, 1994). Die Bedeutungsfelder des Wortes wurden sowohl von den Humanwissenschaften als auch von Physik und Technik beeinflußt.

Bereits im 14. Jahrhundert wurde das Wort von ROBERT MANNYNG in der heutigen Bedeutung gebraucht (vgl. NITSCH, 1981b). Im 17. Jahrhundert wurden damit Not, Kummer, Unglück und Unterdrückung beschrieben. Im 18. und 19. Jahrhundert wurde der Begriff „stress" im Kontext der Physik (Elastizitätstheorie) verwendet und bezeichnet die innere Spannung eines durch äußere Kräfte belasteten Körpers (SCHMALE, 1983). RUFF (1963) hingegen bezeichnet Streß als eine von außen auf ein Objekt einwirkende Kraft, während die dadurch hervorgerufene Zustandsänderung des Objekts als „strain" bezeichnet wird. Auf dem Feld der Technik bedeutete der Begriff bei Vorgängen der Materialprüfung (Metall, Glas) in etwa Verzerrung oder Verbiegung. „Streß im physikalischen Sinn ist die Kraft, welche auf eine Struktur ausgeübt wird, die – wenn sie über eine bestimmte Intensität hinaus gesteigert wird – zur zeitweisen oder permanenten Verformung der Struktur führt." (JORASCHKY & KÖHLE, 1981, S. 171).

Erste Ansätze, diesen physikalisch-technischen Begriff auf den menschlichen Organismus zu übertragen, stammen aus der Medizin des 19. Jahrhunderts. Die anglo-amerikanische Psychiatrie führte den enger gefaßten Bedeutungskontext von Spannung und Erregung ein. Weiters wurden Aspekte der Kybernetik und der Biologie (Gleichgewichtskonzept) den heutigen Bedeutungsfeldern hinzugefügt. In der Psychophysiologie wurde der Begriff „Streß" erstmals von CANNON (1935) eingeführt, der die Sichtweise auf die Reaktion des Organismus legte und betonte, daß durch Streß eine Störung der Homöostase im Körper auftrete. Von dieser Konzeption ausgehend definierte der in Wien geborene Mediziner und Endokrinologe HANS SELYE Streß als „die unspezifische Reaktion des Körpers auf jede Anforderung, die an ihn gestellt

wird" (SELYE, 1974, S. 58) und lehnt sich damit sehr eng an die Begriffsbedeutung aus der Physik an.
Der Beginn der psychologischen Auseinandersetzung wird laut LAZARUS (1966) durch das erstmalige Erscheinen des Begriffs in den Psychological Abstracts (1944) und das Buch „Men under Stress" (1945) von GRINKER & SPIEGEL markiert. LAZARUS vermutet, daß die Wissenschaft zwar ähnliche Phänomene durchaus auch schon früher beschrieben hat, jedoch dafür den Begriff „Emotion" verwendete. In den 50er und 60er Jahren wurden die primär physiologischen Konzepte durch kognitiv-psychologische Bedeutungen erweitert. Gleichzeitig erfuhr die Streßthematik eine Popularisierung, wobei auch die Bedeutungen in der heutigen Alltagssprache kein einheitliches Bild ergeben.

2.3 Definitionsansätze

Der Streßbegriff ist von Unschärfe, Vieldeutigkeit und einer außerordentlichen Unübersichtlichkeit geprägt. Streß ist zu einem zentralen Begriff in den unterschiedlichsten wissenschaftlichen Disziplinen geworden, was naturgemäß verschiedene Betrachtungsweisen mit sich bringt. Aber auch innerhalb der einzelnen Disziplinen wurden zum Teil sehr unterschiedliche Konzepte entwickelt.
In einer Literaturübersicht aus dem Jahr 1959 beklagte HORVATH, daß die Vielfalt der Meinungen zum Konzept Streß kaum noch seine einheitliche Benennung rechtfertigen würde. MASON (1975) merkt an: „Wie wohlbegründet die verschiedenen Versuche, "Streß" zu definieren, im einzelnen auch sein mögen, insgesamt herrscht nach wie vor Verwirrung" (zit. nach NITSCH 1981b, S. 39).
Unter dem Begriff Streß werden in der heutigen Wissenschaft so unterschiedliche Entitäten beschrieben, wie die Einwirkung schädlicher Reize, körperliche Anstrengung, subjektive Bedrohung, physiologische Reaktionsmuster, bestimmte psychische Zustände, kritische Lebensereignisse, etc. Dies veranlaßte COHEN schon 1967 zu folgendem Statement: „Stress is one of those peculiar terms which is understood by everyone when used in a very general context but understood by few when an operational definition is desired which is sufficiently specific to enable the precise testing of certain relationships." (S. 78, zit. nach KNOBLOCH, 1977). Die allgemeinste Sicht in einem derartigen „general context" wäre die Anpassung von Lebewesen an die jeweilige Umwelt.

Aus der Vielzahl der operationalen Ansätze lassen sich vier inhaltliche Gruppen abgrenzen (NITSCH, 1981c), die im Folgenden eingehender betrachtet werden:

Tabelle 1: Operationale Ansätze der Streßdefinitionen

a)	Akzent auf Einwirkungen aus der Umwelt (Reizvariable)
b)	Akzent auf organismischem Antwortverhalten (Reaktionsvariable)
c)	Akzent auf zwischen den Reizen und Reaktionen vermittelnden Prozessen (intervenierende Variablen)
d)	Akzent auf ein bestimmt geartetes Organismus-Umwelt-Verhältnis (Beziehungsphänomen)

2.3.1 Streß als Reizvariable

Streß wird als unabhängige Variable über Reiz-, Situations- oder Umweltmerkmale definiert, von denen man annimmt, daß sie zu Funktionsstörungen führen. Streß wird als ein Ereignis gesehen, das Störaktionen verursacht. Nur der auslösende Reiz, nicht aber die Reaktion wird in die Betrachtung mit einbezogen. Diese Streßauffassung herrscht vor allem in der „life-event"-Forschung vor, wo Streß als bestimmtes Lebensereignis definiert und mit Krankheiten in Beziehung gesetzt wird (vgl. HOLMES & RAHE, 1967; FILIPP, 1995b).

Die Problematik dieses Ansatzes besteht in der Unterschiedlichkeit der Reize und der daraus resultierenden Unvergleichbarkeit. Ebenso sind die Wechselwirkungen verschiedener Reize schwierig zu beurteilen. Nach SELYE werden diese Reize nicht Streß, sondern Stressoren genannt.

NITSCH (1981c) gibt folgende Einteilung von Stressoren:

Tabelle 2: Kategorien von Stressoren

Streßquellen (Personen, Umwelt, Aufgaben)
Streßsituationen (Konstellationen von Personen-, Umwelt- und Aufgabenfaktoren)
Streßrelevante Ereignisse (Veränderung der Situationsdeterminanten)
Stressoren im eigentlichen Sinne (streßauslösende Merkmale)

2.3.2 Streß als Reaktionsvariable

Streß wird als abhängige Variable aufgefaßt und über die Reaktion des Individuums definiert (Feststellung post facto). Biologische und medizinische Streßkonzepte vertreten meist diesen Definitionsansatz, wobei Streß eine Antwort oder Reaktion auf Umwelteinflüsse oder Lebensereignisse darstellt.
Der Organismus wird zu einer physiologischen, psychologischen oder verhaltensmäßigen Störungs- oder Anpassungsreaktion veranlaßt, die unabhängig von der Art ihres Zustandekommens ist. Einer der wichtigsten Vertreter dieser Auffassung ist H. SELYE (1981) mit seiner Theorie des Allgemeinen Adaptionssyndroms (AAS). SOKOLOW sieht im Streß die Bemühung des gesamten Organismus, ungünstigen Umständen zu widerstehen, wobei diese Anstrengung nicht dem Willen des Menschen unterworfen ist.
„Streß ist ein komplexer Zustand des Organismus, charakterisiert durch den Einfluß außerordentlicher Faktoren und der Mobilisierung nichtspezifischer Adaptionsmechanismen" (SOKOLOW, 1992, S. 17).
Die Schwierigkeiten dieses Ansatzes bestehen darin, daß kein „rein" unspezifisches Reaktionsmuster existiert. SELYE hat sein Konzept dahingehend letztlich modifiziert. Die zweite Schwierigkeit dieses Ansatzes besteht in der Mehrdeutigkeit von Unspezifität. Demnach wären auch positive Veränderungen der Streßreaktion zuzuordnen.

2.3.3 Streß als intervenierende Variable

Da die beiden besprochenen Konzepte für sich alleine ungenügend sind, wird Streß in diesem Ansatz als intervenierende Variable bezeichnet, als bestimmter Zustand, der spezifizierbare Antezedenzien hat und mit gewissen Konsequenzen für das Anpassungsverhalten verbunden ist (vgl. NITSCH 1981c). Dieser Ansatz erwies sich jedoch als zu abstrakt. Die Indikatoren, die ein Streßgeschehen erkennen lassen, müssen auch in diesem Fall bestimmt werden.

2.3.4 Streß als Beziehungsphänomen

Wie und ob ein Stressor wirkt, hängt im Wesentlichen von der Wahrnehmung und der Verarbeitung durch das Individuum ab. Unterschiedliche Bewältigungsfähigkeiten und -strategien führen zu unterschiedlichen Ergebnissen. Streß entsteht, wenn individuelle Handlungsvoraussetzungen und situative

Handlungsbedingungen instrumentell oder motivational in Ungleichgewicht kommen. Die Stärke ist abhängig von der persönlichen Bedeutung des Ungleichgewichts (vgl. NITSCH 1981c). Wichtigster Vertreter dieses Ansatzes ist die Forschergruppe um RICHARD S. LAZARUS. Er tritt dafür ein, Streß nicht als einen genau definierten einzelnen Prozeß, sondern als eine allgemeine Kategorie zu betrachten (vgl. LAZARUS & LAUNIER, 1981). Die Arbeiten von LAZARUS haben die psychologische Streßforschung seit den 50er Jahren nachhaltig beeinflußt. Die aktive Auseinandersetzung mit der Umwelt und die dabei auftretenden Störungen des Person-Umwelt-Gleichgewichts stehen im Mittelpunkt der Betrachtung. Der Streßcharakter einer Situation ist also abhängig von der subjektiven Interpretation und äußert sich in der Erfahrung einer Bedrohung. In welchem Ausmaß eine Situation als bedrohlich empfunden wird, hängt wiederum von der Einschätzung ab. Am Einschätzungsprozeß sind Persönlichkeitsstruktur und das Repertoire an Abwehr- und Bewältigungsmechanismen sowie die Konstitution beteiligt. „Cognitive-relational theory defines stress as a particular relationship between the person and the environment that is appraised by a person as taxing or exceeding his or her resources and endangering his or her well-being" (LAZARUS & FOLKMAN, 1984, S. 19)

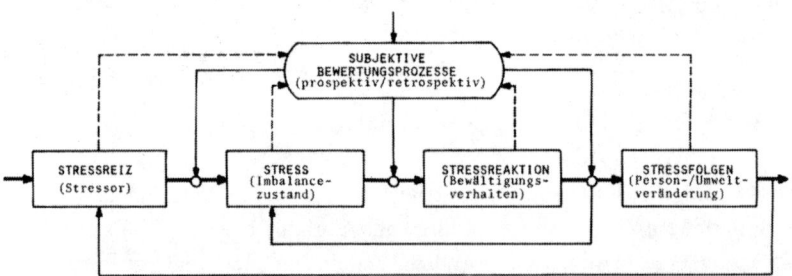

Abbildung 1: Grundstruktur des psychologischen Streßkonzepts (NITSCH 1981c, S. 89)

Ähnlich den biologischen Streßkonzepten gibt es auch in diesem Ansatz Feedback-Schleifen. Die Streßreaktion verändert den Streßzustand, und die Streßfolgen können zu neuen Streßreizen werden. Prospektive Bewertungen (gedankliche Vorwegnahme zukünftiger Ereignisse) und retrospektive Bewertungen (Vergegenwärtigung zurückliegender Ereignisse) können die zeitliche Abfolge einer Streßsequenz beeinflussen. „Es genügt unter Umständen schon die Wahrnehmung eines Ankündigungssignals oder einer symbolischen Repräsentation des eigentlichen Stressors, um antizipatorischen Streß und entsprechende Folgeerscheinungen hervorzurufen." (NITSCH 1981c, S. 90)

2.3.5 Weitere Definitionsansätze

2.3.5.1 Eustress – Distress

Ein Definitionsansatz, der von einer völlig anderen Konzeption ausgeht, ist durch das Begriffspaar Eustress – Distress charakterisiert. Hier ist vor allem die Wirkung von Streß ausschlaggebend. Nach SELYES Definition ist Streß der „ständige Begleiter, solange wir leben" (1974, S. 64) und nicht von vornherein negativ konnotiert. Es gibt auch einen positiven, meist angenehm empfundenen Streß, der lebensnotwendig ist, um die Körperfunktionen aufrecht zu erhalten bzw. auch lustvolle Erlebnisse begleitet (Eustress). Die Freiheit von Streß tritt nach SELYE sozusagen erst mit dem Tod ein. Neben dem positiven Streß gibt es aber auch den negativ empfundenen Streß, der sich als Streßbegriff in der Alltagssprache wiederfindet und letztlich auch Schwerpunkt der Streßforschung wurde (Distress).

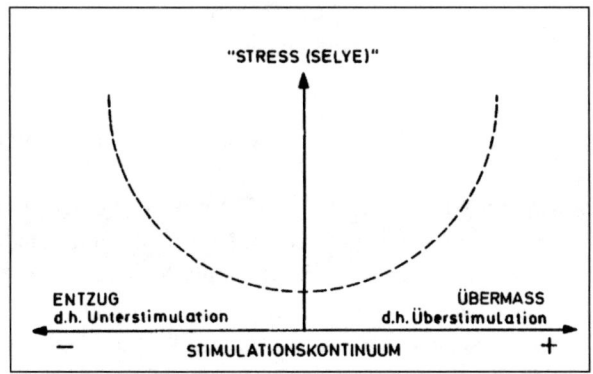

Abbildung 2: U-förmige Beziehung zwischen Eustress und Distress
(LEVI, 1981, S. 196)

2.3.5.2 Streß als Schwellenbegriff

In diesem Ansatz wird Streß als gescheiterte Anpassung definiert, die ab einem gewissen Zeitpunkt (Schwelle) eintritt. Dabei muß aber der ganze Organismus betroffen sein. Je höher die Regulationsebene ist, desto stärker wird auch der Streß empfunden. Bedeutende Vertreter des Schwellenkonzepts sind COFER & APPLEY (siehe auch 2.5.3).

2.4 Biologische Streßkonzepte

2.4.1 Das Modell der Homöostase von CANNON (1935)

Die systematische biologische Streßforschung wurde von CANNON in den 20er und 30er Jahren eingeleitet. Einerseits versuchte er die somatische Grundlage von Emotionen nachzuweisen, andererseits ein biologisches Gleichgewichtskonzept (Homöostase) zu entwickeln. Schon CANNON vertrat die These einer unspezifischen Streßreaktion auf äußere und innere Reize. Er machte das sympatho-adrenale System für die Reaktion (Ausschüttung von Adrenalin) verantwortlich. Diese Reaktion dient zur Energiemobilisierung für die Wiederherstellung der Homöostase, um das höhere Nervensystem von ständigen inneren Regulationsaufgaben zu entlasten. Trotz der Annahme der Unspezifität gab CANNON dem Einfluß von Personmerkmalen wie Alter oder Kondition auf die Störanfälligkeit der Homöostase Gewicht. Diese versuchte er durch die Entwicklung eines homöostatischen Indexes meßbar zu machen. Seine Ideen sollten später in die Überlegungen zur Streßresistenz einfließen.

2.4.2 Das Streßmodell von H. SELYE (1936, 1946, 1950, 1976, 1981)

Ausgehend von CANNONS Ansatz war es das Verdienst von HANS SELYE, den Streßbegriff zu einem weithin angenommenen Forschungsparadigma entwickelt und ihm eine präzise endokrinologische Grundlage gegeben zu haben. Bei der Suche nach einem Hormon machte SELYE eher zufällig die Entdeckung, daß unterschiedlichste schädigende Einflüsse das gleiche (reizunspezifische) Syndrom hervorriefen: Thymusschrumpfung, Vergrößerung der Nebennierenrinden, Blutungen im Magen und Zwölffingerdarm (später als „Streßtrias" bezeichnet). SELYE interpretierte diese Befunde im Sinne einer Überforderung der Regulations- und Anpassungsmechanismen des Organismus und untersuchte die diesem Phänomen zugrundeliegenden physiologischen Prozesse. Daraus entwickelte er das Modell des „Allgemeinen Adaptionssyndroms" (A.A.S.), das er erstmals 1936 in *Nature* vorstellte.
Streß definierte er als „die unspezifische Reaktion des Körpers auf jede Anforderung, die an ihn gestellt wird" (SELYE, 1974, S. 58). Diese Anforderungen oder auslösenden Reize nannte SELYE „Stressoren". Anders als CANNON, der die Katecholamine bei der Streßreaktion hervorhob, sah SELYE in den Glucocorticoiden die entscheidenden Hormone.

2.4.2.1 Das Allgemeine Adaptionssyndrom (A.A.S.)

Das A.A.S. verläuft in einem dreiphasigen Prozeß (siehe auch Abbildung 3):

Tabelle 3: Das Allgemeine Adaptionssyndrom

1. Alarmreaktion (Schock- und Gegenschockphase)
2. Widerstandsstadium
3. Erschöpfungsstadium

Die *Alarmreaktion* gliedert sich in zwei Phasen. In der initialen Schockphase besteht die unmittelbare Reaktion auf den schädigenden Reiz, z.B. im Abfall der Körpertemperatur. Durch das Erfordernis der Anpassung an den Streßreiz wird die Gegenschockphase eingeleitet. Der Organismus benötigt vermehrt Energie (z.B. um angreifen, Widerstand leisten oder fliehen zu können) und es erfolgt eine Aktivierung des vegetativen Nervensystems und die Ausschüttung von bestimmten Hormonen (Nebennierenrinden entleeren sekretorische Granula ins Blut – Freiwerden von corticoidhaltigen Lipidspeicherstoffen). Der Organismus zeigt in dieser Phase die ersten charakteristischen Veränderungen. Die Blutkonzentration steigt, der Chlorgehalt des Blutes sinkt ab und es liegt Katabolismus vor. Die Symptome der Streßtrias treten auf. Wird der Organismus dem schädlichen Reiz weiter ausgesetzt und läßt sich die anhaltende Einwirkung des Stressors mit einer Anpassung vereinbaren, tritt die zweite Phase in Kraft.

In der *Widerstandsphase* versucht der Organismus mit den Anforderungen und der Überbelastung durch den Reiz fertig zu werden. Die auftretenden Symptome sind völlig verschieden – oder sogar entgegengesetzt – von denen, die für die Alarmreaktion charakteristisch sind. Die Nebennierenrinden werden mit sekretorischer Granula angereichert, Hämodilution, Hyperchlorämie und Anabolismus treten auf. Die von der Alarmreaktion verursachten körperlichen Merkmale werden wieder zum Verschwinden gebracht. Die Aktivierung wird auf einem hohen Niveau, der sogenannten Widerstandslinie fortgesetzt. Kein Organismus kann aber über einen längeren Zeitraum hindurch fortgesetzten Widerstand leisten. Der Körper verfügt nur über eine begrenzte Anpassungsenergie, die einerseits von der angeborenen Anpassungsfähigkeit abhängt und andererseits von der Intensität des Streßreizes (vgl. SELYE, 1981).

Das *Erschöpfungsstadium* tritt ein, wenn die Einwirkung des Stressors, an den sich der Organismus angepaßt hat, über längere Zeit anhält und dadurch zu einer Erschöpfung der Anpassungsenergie führt. Die Symptome der Alarmreaktion stellen sich wieder ein, können aber nicht mehr rückgängig gemacht werden und führen zum Tod des Individuums. „Das Stadium der Erschöpfung nach einer vorübergehenden Anforderung an den Körper läßt sich wiedergutmachen, aber die vollkommene Erschöpfung aller Vorräte der tiefsitzenden Anpassungsenergie ist endgültig; sobald diese Reserven aufgebraucht sind, stellt sich Senilität und schließlich der Tod ein." (SELYE, 1974, S. 74).

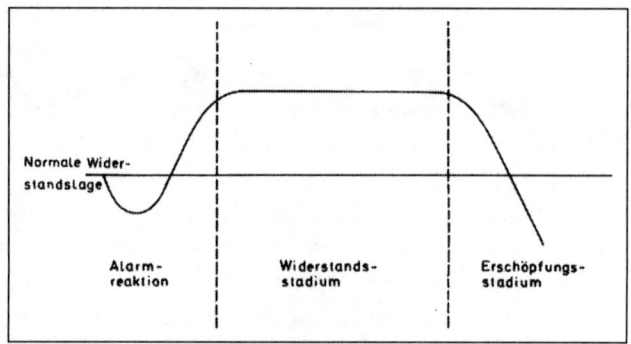

Abbildung 3: Die drei Phasen des Allgemeinen Adaptionssyndroms (SELYE, 1981, S. 167)

Das Unspezifitätskonzept wurde von SELYE selbst ständig modifiziert und ergänzt. So grenzte er den mit dem Allgemeinen Adaptionssyndrom beschriebenen „Systemstreß" von dem auf einen Einwirkungsort eines Reizes beschränkten „lokalen Streß" des „Lokalen Adaptionssyndroms" (L.A.S.) ab. Das L.A.S. zeigt seine Auswirkungen in Zelldegeneration, Nekrose, Entzündungen. Die lokalen Streßreize werden im Zentralnervensystem registriert und führen dort zu unterschiedlich schwerem Systemstreß (A.A.S.). Letztlich integrierte er auch Streßfolgen, die nicht morphologischer oder physiologischer Art waren, wie exogene und endogene Faktoren (Erziehung, Erfahrung, Gesundheit, etc.) mit kognitiven Abläufen und unspezifischen Reaktionen auf somatischer als auch Verhaltensebene zur Streßbewältigung (z.B. Aufmerksamkeitsumlenkung) in sein Modell (TACHÉ & SELYE, 1978).
Auf der Seite der Reize unterscheidet SELYE zwischen Stressoreffekten, die allen Einwirkungen zukommen, und spezifischen Effekten, die nur durch den jeweiligen Reiz hervorgerufen werden. Eine zusätzliche Erweiterung seines Modells wurde durch die Unterscheidung in Eustress und Distress erbracht (siehe Punkt 2.3.5.1, S. 19).

Kritik an SELYES Streßkonzept

Aufgrund starker Kritik an der Unspezifitätsannahme wurden schließlich sogenannte „konditionierende Faktoren" eingeführt, die personspezifische intervenierende Variablen der Streßreaktion darstellen. MASON (1975) kritisierte diesen Ansatz dahingehend, daß die verschiedensten physischen Reize jeweils mit emotionaler Erregung beantwortet wurden. Er schließt daraus, daß Streß nicht unspezifisch ist, sondern eine Reaktion auf einen spezifischen Reiz, nämlich die emotionale Erregung. So ist auch nach SCHAEFER (1975) Streß nur dann vorhanden, wenn die Emotionen eine entsprechende Stärke aufweisen. Als weitere Kritik an SELYES Streßmodell wäre anzuführen, daß es nicht nur unterschiedliche Streßreaktionen bei unterschiedlichen Personen gibt, sondern auch unterschiedliche Situationen einbezogen werden müssen. Ein Rückschluß von Reaktionen auf Situationen ist nicht möglich (vgl. MCGRATH, 1981). Letztlich war es jedoch die Vernachlässigung zentralnervöser (z.B. KURTSIN, 1976) und vor allem psychischer Prozesse (LAZARUS, 1966), die die Hauptkritikpunkte an SELYES Streßkonzept ausmachten und so der Streßforschung neue Felder öffneten.

2.4.3 Aktivierungstheorie

Neben der endokrinologischen Streßforschung entwickelte sich in den 50er Jahren auf der Grundlage der Arbeiten von MORUZZI & MAGOUN (1949), HEBB (1955), LINDSLEY (1957) und MALMO (1959) eine weitere physiologische Streßkonzeption, die *Aktivierungstheorie*. Mit SELYES Konzept hat sie die Unspezifitätsannahme gemein, jedoch nicht auf endokriner, sondern auf neurophysiologischer Basis. Im Zentrum steht die unspezifische kortikale Erregung unter dem Einfluß der Retikularisformation. Die Aktivierungstheorie überschreitet die streng physiologische Betrachtungsweise durch die ausdrückliche Einbeziehung psychologischer Aspekte. Ein Überblick über den aktuelleren Forschungsstand findet sich in FAHRENBERG, WALSCHBURGER, FÖRSTER, MYRTEK & MÜLLER (1979).

2.4.4 Das Streßmodell von LEVI (1967, 1981)

LEVI erstellte in Anlehnung an SELYE ein theoretisches Modell über die Beziehungen zwischen physiologischem Streß und dem *Erleben* von Umweltreizen. LEVIS Modell orientiert sich an der Konzeption von Eustress –

Distress, wonach die Streßreaktion durch eine U-Kurve darstellbar ist, bei der die Stressorwirkung an den Enden des Kontinuums ansteigt. Sowohl Reizdeprivation als auch übersteigerte Reizintensität führen zu erhöhtem Streß. Diese U-Kurve des Stimulationskontinuums ist immer in Beziehung zu sehen mit der U-Kurve des Erlebniskontinuums (siehe Abbildung 4).
LEVI erweiterte SELYES Konzept, indem er unspezifische Aspekte der Reaktion eines Individuums auf psychosoziale Reize einbezieht (was SELYE in seinen letzten Arbeiten ebenso integrierte). Psychosoziale Reize definiert LEVI als „Reize, die aus sozialen Beziehungen oder Konstellationen (d.h. aus der Umwelt) stammen, den Organismus über zentralnervöse Prozesse beeinflussen und unter gewissen Umständen bei bestimmten Personen Krankheiten verursachen." (LEVI, 1981, S. 189). Er nimmt an, daß spezifische Reize nur eine geringe Wirkung zeigen, aber durch Signal- oder Symbolcharakter bedeutsam werden. Art und Stärke der Reaktionen sind erfahrungsabhängig. Unspezifische Reize beeinflussen die Mechanismen fast jeder Person unabhängig von vorausgegangenen Erfahrungen, obwohl die Reaktionsstärke variieren kann.

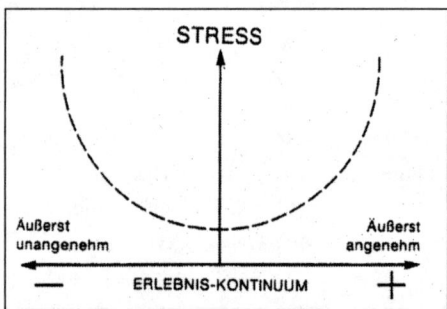

Abbildung 4: Modell über die Beziehung zwischen physiologischem Streß und dem Erleben verschiedener Umweltreize (LEVI, 1981, S. 193)

Die von psychosozialen Reizen beeinflußten Mechanismen unterteilt LEVI in folgende Kategorien (vgl. LEVI, 1981, S. 197):
- mentale (zentralnervöse) Prozesse
- endokrine Prozesse
- lymphatische Prozesse und Immunreaktion
- andere physiologische Prozesse

Aus diesen Komponenten entwickelte LEVI ein theoretisches Modell zur psychosozial bedingten, streßabhängigen Krankheitsgenese (worauf später noch genauer eingegangen wird).

2.4.5 Die Streßreaktion aus physiologischer Sicht

2.4.5.1 Grundlagen

Bei der Streßreaktion wirken mehrere Regelkreise des Organismus auf verschiedenen Ebenen zusammen:
- Zentrales und vegetatives Nervensystem
- Endokrines System
- Schmerzempfindung
- Neurotransmitter
- Immunsystem

(vgl. STEPTOE & APPELS, 1989)

SELYE (1981) nimmt an, daß der erste Effekt auf den einwirkenden Stressor in einem nicht näher identifizierten ersten Mediator besteht. Einerseits könnten Störungen der Homöostase, andererseits emotionale Erregung zu Streßauslösern werden. In der allgemeinen Steuerung der Streßreaktion spielt der Hypothalamus eine wichtige Rolle.

Dem Hypothalamus direkt übergeordnet ist das limbische System. Dies ist ein phylogenetisch altes, dem Archipallium zugehöriges funktionelles System zwischen Hirnstamm und Neokortex. Es umfaßt den limbischen Kortex (graue Rindensubstanz mit wenig ausgeprägter Schichtung: Hippocampus, Indusium griseum, Gyri parahippocampalis und cinguli, ferner – subkortikal – Nucleus amygdalae und Area piriformis und septalis) und das limbische Mittelhirn (mediane Zellgruppen, z.B. Nucleus profundus et dorsalis tegmenti, die über das Corpus mamillare funktionell mit dem System verknüpft sind, sowie extra- und intramurale limbische Fasern). Das limbische System empfängt Erregungen vom Thalamus, von der Formatio reticularis und indirekt vom Neokortex. Die efferenten Bahnen laufen über den Fornix und bilden größtenteils Rückmeldekreise mit zuführenden Fasern. Das limbische System ist wesentlich für die affektive Tönung des Gesamtverhaltens, für emotionelle Reaktionen, spielt aber auch eine Rolle für die Gedächtnis- und Lernfunktionen des Gehirns (vgl. PSCHYREMBEL, 1994; URBAN & SCHWARZENBERG, 1999). So gesehen bestimmt es emotionale und psychische Prozesse, die die physiologische Streßreaktion beeinflussen können.

Nach KANDEL, SCHWARTZ & JESSEL (1996) besitzt vor allem die Amygdala eine gewichtige Rolle. Die Amygdala besteht aus zahlreichen Kernen, die mit dem Hypothalamus, der Hippocampusformation, dem Neokortex und dem

Thalamus reziprok verschaltet sind. Der Nucleus centralis der Amygdala projiziert in die lateralen Regionen des Hypothalamus und des Hirnstammes, welche die autonomen Reaktionen auf Reize mit emotionaler Komponente regulieren. Dieser tritt überdies sowohl auf direktem Wege als auch auf indirektem (über den Nucleus interstitialis der Stria terminalis) mit dem Nucleus paraventricularis des Hypothalamus in Verbindung, der bei der Vermittlung neuroendokriner Reaktionen auf furchterregende und streßauslösende Reize modulierend wirkt.

Seine maßgebliche Bedeutung für die physiologischen Streßprozesse erlangt der Hypothalamus durch die Integration von Funktionen des somatischen, vegetativen, hormonellen und zentralen Aktivierungssystems. Der Hypothalamus projiziert auf den Nucleus tractus solitarii, der Hauptempfänger der sensorischen, viszeralen Informationen ist und der auch Temperatur, Herzschlag, Blutdruck und Atmung kontrolliert, indem er auf den Kern des Nervus vagus und andere parasympathische Neuronen Einfluß nimmt. Weiters projiziert der Hypothalamus in den rostralen ventralen Bereich der Medulla oblongata, der den präganglionären Ausgang, der für sympathische Funktionen relevant ist, kontrolliert. Daher führt eine Stimulation des lateralen Hypothalamus, welcher direkt mit diesem Bereich der Medulla oblongata verbunden ist, zur Aktivierung des sympathischen Nervensystems (vgl. KANDEL, SCHWARTZ & JESSEL, 1996).

Die beiden wichtigsten Systeme, die durch den Hypothalamus in Bewegung gesetzt werden, sind der neurale Weg (Nervensystem) und der (neuro-) humorale Weg (endokrine Drüsen). Nervöse Prozesse sollen zu schnellen und gezielten Innervationen bestimmter Organe führen, hormonale Vorgänge zu einer Gesamtreaktion mit Dauerwirkung. Die physiologischen Erscheinungen sind nicht als statisches Phänomen aufzufassen, sondern, wie SELYE gezeigt hat, folgen sie einem Phasenverlauf. Ähnliche Auffassungen vertraten SIEDECK (1955) mit dem „Gesetz des vegetativen Dreitakts" sowie SELBACH (1976) im Drei-Phasen-Modell vegetativer Krisen. Neurale und humorale Systeme werden also zeitversetzt aktiviert, was zu einer gestaffelten physiologischen Reaktion führt.

2.4.5.2 Neurale Mechanismen

Neurale Vorgänge haben bei der Streßreaktion übergeordnete Bedeutung. Zwei neurale Systeme sind hier hervorzuheben die unterschiedliche Funktionen ausüben:

a) das vegetative Nervensystem: unspezifische Aktivierung der Körperperipherie
b) das aufsteigende retikuläre Aktivierungssystem: unspezifische Aktivierung der Hirnrinde

Dem vegetativen Nervensystem obliegt vor allem die Regulierung und Koordinierung einzelner Organfunktionen im Hinblick auf die Konstanthaltung des inneren Milieus und die Umstellung des Organismus auf Leistungsanforderungen aus der Umwelt (vgl. BECKER-CARUS, 1981). Das vegetative Nervensystems gliedert sich in einen zentralen und einen peripheren Teil. Beim zentralen Teil fällt dem Hypothalamus mit seinen zahlreichen Verbindungen die entscheidende Steuerungsfunktion zu (siehe oben). Beim peripheren Teil unterscheidet man zwei funktionell antagonistische Einheiten: Sympathikus und Parasympathikus. Die meisten Organe sind sowohl sympathisch als auch parasympathisch enerviert. Der Sympathikus (ergotropes System) dominiert bei hoher Energieanforderung durch die Umwelt (Erhöhung von Blutdruck, Puls- und Atemfrequenz, etc.). Der Parasympathikus (trophotropes System) dominiert in Entspannungsphasen und Regenerationszeiten (Abnahme der Herzfrequenz, Zunahme von Darmmotilität, etc.).

Das zweite neurale System bei der Streßreaktion ist das aufsteigende retikuläre Aktivierungssystem. Dies ist für unspezifische kortikale Erregungsvorgänge und die Regulation des Wach-Schlaf-Rhythmuses verantwortlich. Die Formatio reticularis (FR) ist ein dichtes Neuronengeflecht, das vom Hirnstamm bis in das Zwischenhirn reicht und von dort diffus in verschiedenste Bereiche der Großhirnrinde ausstrahlt. Die Retikularisformation wird sowohl durch Sinnesreize als auch durch zentrifugale Bahnen von der Hirnrinde angeregt. Auf diese Weise können innere und äußere Reize als auch Wahrnehmungen, Vorstellungen, Erinnerungen und Emotionen die FR aktivieren (vgl. BIRBAUMER & SCHMIDT, 1999).

Der neurale Weg nimmt seinen Ausgang von Sinnesrezeptoren, bezieht dann verschiedene Areale des Gehirns mit ein, die über Rückmeldekreise miteinander verkoppelt sind, und endet bei den Effektoren der Körperperipherie. Von diesen werden über entsprechende Rezeptoren Reafferenzen an das Gehirn übermittelt und so der Feedbackkreis geschlossen. Hinzu kommt ein zweiter Rückkoppelungskreis, der über die Umwelt läuft und durch das Verhalten hergestellt wird. Besonders wichtig bei den neuronalen Mechanismen sind die Wechselbeziehungen zwischen kortikalen und subkortikalen Strukturen des Gehirns und das Zusammenspiel zwischen Zentralnervensystem und peripherem Nervensystem (v. NITSCH, 1981c, S. 58).

2.4.5.3 (Neuro-)humorale Mechanismen

Das zweite große System bei der Vermittlung der physiologischen Streßreaktion ist der (neuro-)humorale Weg. Es gibt so gut wie keinen bekannten Hormonkomplex mehr, der nicht im Zusammenhang mit Streß gesehen und untersucht worden wäre. Dennoch sind zwei Achsen in der Vermittlung von physiologischen Streßreaktionen von vorrangiger Bedeutung:

> die Hypothalamus-Hypophysen-Nebennierenrinden-Achse
>
> die Hypothalamus-Nebennierenmark-Achse

Die hormonelle Streßreaktion der Hypothalamus-Hypophysen-Nebennierenrinden-Achse, auch hypothalamohypophyseo-adrenokortikales System genannt, verläuft in folgenden Stadien:

a) In bestimmten Zellgruppen des Hypothalamus werden Neurosekrete, die sogenannten Releasing Factors, gebildet und über das hypophysäre Pfortadersystem zum Hypophysenvorderlappen (HVL) transportiert. Eine herausragende Rolle spielt dabei der CRF (Corticotropin releasing factor).

b) Die Releasing Faktoren stimulieren verschiedene Hormonbildungszellen des HVL. Für die Streßreaktion ist hier besonders das ACTH (adrenocorticotropes Hormon) interessant.

c) Das ACTH beeinflußt vor allem die Bildung und Freisetzung von Glucocorticoiden (insbesondere Cortisol). Die Glucocorticoide sorgen dafür, daß den Zellen des Körpers Glucose zur Verfügung steht, z.B. durch Gluconeogenese der Leber (Umwandlung von Aminosäuren in Glucose). Außerdem aktiviert das Cortisol auch die Freisetzung von Glyzerin und Fettsäuren, um weiteren Zellbrennstoff bereitzustellen.

d) Die Glucocorticoide der Nebennierenrinde wiederum wirken auf verschiedene Erfolgsorgane ein und beeinflussen Hypothalamus bzw. Hypophysenvorderlappen im Sinne negativer Rückkoppelung. (NITSCH, 1981c).

Die Nebennierenrinde (NNR) produziert eine Vielzahl verschiedener Steroide, die an das Blut abgegeben werden. Den Hauptanteil bildet mit ca. 70% das Cortisol, dessen Abbauprodukt 17-OHCS einen wichtigen Streßindikator darstellt. Die Hauptwirkungen des Cortisols bestehen in der Beeinflussung des Eiweiß- und Kohlehydratstoffwechsels durch Förderung der Gluconeogenese und Glykogendeponierung in der Leber. Weiters beeinflußt es zelluläre und humorale Abwehrvorgänge (Verhinderung von Immun- und Entzündungsreaktionen als zusätzliche Entlastung des Organismus). Die Funktion, die diese Hormone letztendlich erfüllen, ist die Vorbereitung auf körperliche Aktivität

durch Aufbau und Mobilisierung von Energie und die Vorbereitung auf Verletzungen, die als Begleiterscheinungen körperlicher Auseinandersetzung auftreten können.
Zusätzlich wird unter Streß in der Nebennierenrinde die Produktion von Mineralcorticoiden, wie Aldosteron, forciert. Sie wirken auf den Mineralstoffwechsel, indem sie das Gleichgewicht zwischen Kalium und Natrium sichern. Bei Streßeinwirkung kommt es zu einer sparsameren Ausscheidung von Na^+-Ionen und in Folge zu einer Erhöhung des Blutvolumens und zur Blutdrucksteigerung. Die Nebennierenrinde produziert neben den Coritcoiden auch noch Endorphine. Diese Hormone setzen die Schmerzempfindung herab, um in Streßsituationen den Organismus zu entlasten.
Neben dem Hypothalamus-Hypophysen-Nebennierenrinden-System wurde seit CANNONS Untersuchungen der Adrenalin-Notfallsreaktion vor allem auch das Hypothalamus-Nebennierenmark-System als Träger der neurohumoralen Streßreaktion eingehend untersucht (vor allem durch LEVI). Das zentrale endokrine Organ in diesem System, das Nebennierenmark (NNM) als Teil der Nebennieren, wird durch präganglionäre Axone des Sympathikus aktiviert und bildet die meist unmittelbar in das Blut abgegebenenen Catecholamine Adrenalin (Epinephrin) und Noradrenalin (Norepinephrin). Dabei wird zu rund 80% Adrenalin und 20% Noradrenalin gebildet.
Die wichtigsten Auslöser der Catecholaminreaktion sind emotionale Erregung und Muskeltätigkeit. Die Wirkung der Catecholamine (adrenerge Transmitter) ist allgemein gesehen ähnlich der ergotropen Reaktion bei Steigerung des Sympathikustonus. Adrenalin setzt Speicherglykogen aus der Leber in Blutglukose um, d.h. es mobilisiert Reserven und erhöht den Blutzuckerspiegel. Weiters erhöht es die Schlagrate und Schlagkraft des Herzens, fördert die Durchblutung der Skelettmuskulatur und verengt die Hautgefäße. Noradrenalin erhöht den diastolischen Blutdruck und erweitert die Bronchien (BÖSEL, 1987).
Adrenalin und Noradrenalin entfalten an manchen Zielorganen gleichartige, an anderen gegensätzliche Wirkungen. Dies wird zum Teil mit einer verschiedenartigen Wirkung auf unterschiedliche Rezeptoren (α-, β-Rezeptoren) in Verbindung gebracht. Während aus einer Stimulation der α-Rezeptoren Vasokonstriktion oder Darmerschlaffung folgen, führt eine Erregung der β-Rezeptoren beispielsweise zu Tachykardie.
Mit zunehmender Streßbewältigung läßt die Aktivierung nach, was zu einer Steigerung des Testosterons führt. Bleibt die Belastung bestehen oder scheitern die Bewältigungsversuche so kann dies durch corticoid-bedingte Immunsuppression zu Organschäden führen.

2.5 Psychologische Streßkonzepte

2.5.1 Grundlegendes

Im Mittelpunkt psychologischer Konzepte stehen nicht physiologische Vorgänge sondern psychische Streßsymptome, wie bestimmte Veränderungen des Wohlbefindens, der kognitiven Funktionsabläufe oder von Handlungsvollzügen. Die Verwendung des Streßbegriffs ist vor allem in den psychologischen Theorien sehr uneinheitlich (Tabelle 4).

Tabelle 4: Begriffliche Kontexte in psychologischen Theorien

Begriff	Kontext
Psychischer Streß	Betonung der Symptomatik
Subjektiver Streß	Bezug zu bewußtem Erleben
Psychogener Streß	psychische Prozesse bei der Entstehung
Kognitiv-mentaler Streß	geistige Beanspruchung
Emotionaler Streß	Wohlbefinden, Aktivierungsniveau

Auch die Abgrenzung des psychologischen Streßbegriffs zu verwandten Begriffen (wie Beanspruchung, Emotion, Frustration, Konflikt, Angst, etc.) ist nicht einheitlich festgelegt, oder ob Streß den genannten Begriffen über-, unter- oder gleichzuordnen ist. Ein Klärung scheint hier nur vor dem Hintergrund eines breiter angelegten theoretischen Konzeptes möglich zu sein.

Drei Hauptströmungen lassen sich in der psychologischen Streßforschung feststellen:

- ♦ Tiefenpsychologisch orientierte Ansätze
- ♦ Homöostatische Ansätze
- ♦ Kognitiv-psychologische Ansätze

2.5.2 Tiefenpsychologisch orientierte Ansätze

Die tiefenpsychologisch orientierten Ansätze haben ihren Ursprung in den Arbeiten SIGMUND FREUDS zur Angst (1936) als auch in der Theorie der Abwehrmechanismen von ANNA FREUD (1946). Die Hauptgesichtspunkte lassen sich folgendermaßen darstellen (vgl. ALEXANDER, 1950; NITSCH, 1981c; TROCH, 1979):

Ein – meist sich aus der frühkindlichen Eltern-Kind-Beziehung ergebender – Stressor (»Trauma«, »Versagung«) führt zu Angst (»aktualneurotische Reaktion«), auf die wiederum mit intrapsychischen Abwehrbildungen (z.B. Verdrängung von Triebimpulsen und Wunschvorstellungen) im Sinne eines Bewältigungsversuchs reagiert wird. In späteren Belastungssituationen, z.b. im Erwachsenenalter, können die gewissermaßen nur oberflächlich beherrschten Konflikte erneut aufbrechen und verhaltensbestimmend werden (»neurotische Dekompensation«). Überdies können sich psychosomatische Erscheinungen in Form symbolischer Reaktionen (z.B. Erbrechen) und Symptomverlagerungen vom psychischen in den somatischen Bereich (»Konversion«) einstellen (vgl. NITSCH, 1981c).

2.5.3 Homöostatische Ansätze

Das physiologische Prinzip der Homöostase wurde auch zur Beschreibung eines psychologischen Streßzustandes herangezogen. Zumeist wurde dieser Ansatz in Ausnahmesituationen, wie Katastrophen oder Kriegsereignissen, untersucht.

GROEN (1971) beschäftigte sich mit dem Zusammenhang von sozialer Veränderung und psychosomatischen Krankheiten auf dem Hintergrund von Besatzung und Emigration im Zweiten Weltkrieg. „Stress is a change in the internal or external situation (environment) of the organism of such intensity or duration that it requires from the organism more than usual adaption (defense) mechanisms to maintain its life or homeostasis" (GROEN, 1971, S. 95). GROEN nimmt an, daß innerhalb sozialer Gruppen ein dynamisches Gleichgewicht herrsche, das einander widersprechende Gefühle, Einstellungen und Intentionen des Individuums durch Rollenvorschriften und symbolisches Verhalten auffängt. Diese sozialen Interaktionen werden bei GROEN & BASTIAANS (1975) als ein Feedbacksystem mit internen Wahrnehmungs- und Beurteilungsprozessen und nach außen gerichtetem Verhalten dargestellt. Die moderne Gesellschaft zeichnet sich durch eine Vielzahl psychosozialer Signale aus. Psychosozialer Streß wird vor allem durch mangelnde Vorhersagbarkeit zukünftiger Ereignisse ausgelöst. Streß durchbricht das Gleichgewicht zwischenmenschlicher Kommunikation und zerstört das interne Gleichgewicht, d.h. die individuelle Gesundheit (vgl. KNOBLOCH, 1977).

Im systemtheoretischen Ansatz J. G. MILLERS (1965) über die Natur lebender Systeme hat der Begriff „steady state" zentrale Bedeutung. Ein Input oder Output von Energie oder Information, der über die Normallage hinaus führt

(Über- oder Unterbelastung der Informationsverarbeitungskapazität), konstituiert einen Streßzustand und führt zu Deformation (strain). Das System reagiert auf Streß mit kompensatorischen Aktivitäten. MILLER postuliert dabei, daß Strategien zur Kompensation von Streßeffekten nach dem Ökonomieprinzip eingesetzt werden. Erst wenn Reaktionen mit wenig Aufwand versagen, werden aufwendigere regulatorische Prozesse durchgeführt. MILLER bestimmt Streß als ein universelles Lebensphänomen, und die Einbeziehung der Systemtheorie ermöglicht es, phänomenologisch unterschiedliche Bereiche in einer einheitlichen Sprache und Theorie vergleichbar zu machen. MILLERS Konzeption erlaubt die Analyse von System-Umwelt-Relationen nicht nur unter dem Aspekt der Anpassung des Systems an variable Umweltbedingungen, sondern auch unter dem Aspekt der Anpassung der Umwelt an die „Bedürfnislage" des Systems (vgl. WICHMANN, 1978)

Einen etwas differenzierteren Ansatz mit Einbeziehung des Homöostase-Prinzips liefert das Schwellenmodell von COFER & APPLEY (1964). Sie gehen von einem Zustand des „well-being" aus, der bei Gefährdung Energien zur Abwehr von Streß freisetzt. Die unterschiedlichen Stufen der Abwehr werden verschiedenen Schwellen zugeordnet.

1. Auslöse-Schwelle (instigation-threshold)
   In problematischen Situationen reichen die habituellen Bewältigungstechniken nicht aus, um die Situation zu meistern. Es werden neue Bewältigungstechniken erprobt.
2. Frustrations-Schwelle (frustration-threshold)
   Das Individuum erkennt, daß es die Situation nicht bewältigen kann und erlebt dadurch Bedrohung und Angst.
3. Streß-Schwelle (stress-threshold)
   Diese ist erreicht, wenn weder durch aufgaben- noch durch subjektbezogenes Verhalten eine Änderung erreicht werden kann. An die Stelle von aufgabenbezogenem Verhalten treten ausschließlich Selbstschutzreaktionen. Gefahr wird wahrgenommen und es kann zu Panikreaktionen kommen.
4. Erschöpfungs-Schwelle (exhaustion-threshold)
   Tatsächliche oder antizipierte Erschöpfung führt zur letzten Stufe. Der Erlebnisbereich ist gekennzeichnet durch Hilflosigkeit und Hoffnungslosigkeit sowie durch Ermüdung und Hemmung. Die Aktivitätskurve fällt steil ab.

Die Stufen dieses Prozesses sind nicht als starr anzusehen, sondern zeigen einen großen individuellen Variationsbereich, der durch persönlichkeitsspezifische Faktoren, wie der Ausprägung der Frustrationstoleranz oder der motivationsabhängigen Verletzbarkeit gekennzeichnet ist.
Was die Aussagekraft homöostatischer Ansätze unbefriedigend werden läßt, liegt zumeist an der Struktur psychischer Phänomene an sich. WHITEY (1962, zit. nach JANIS & LEVENTHAL, 1968) faßt folgende Gründe dafür zusammen:
a) Es gibt keine adäquate Möglichkeit, die psychologische Bedingung zu definieren, die dem „steady state" entspricht.
b) Es wäre notwendig Toleranzgrenzen für ein gesundes und wirkungsvolles Funktionieren aufzustellen, was auf physiologischer Ebene leichter ist als auf psychologischer.
c) Bei psychologischem Streß ist es notwendig, die höheren geistigen Prozesse unter Einschluß der gelernten Verhaltensweisen, des Intelligenzniveaus und anderer Faktoren mit einzubeziehen.

2.5.4 Kognitiv-psychologische Ansätze

Die dritte Hauptströmung der psychologischen Streßforschung hat sich in engem Bezug zur kognitiven Psychologie entwickelt. Hier sind vor allem die Arbeiten der LAZARUS-Gruppe seit den 50er Jahren hervorzuheben sowie die von MCGRATH, der ein ähnlich differenziertes und geschlossenes System entwickelt hat.
Betrachtet man die vielgestaltigen kognitionspsychologischen Konzepte zusammenfassend, so findet man folgende Grundannahmen:
1. Ausgangspunkt ist die Person-Umwelt-Beziehung. Es gibt keine festen Reiz-Reaktions-Mechanismen, sondern eine psychologisch vermittelte und aktiv gestaltete Beziehung.
2. Entscheidende Grundlage der Streßentstehung sind subjektive Wahrnehmung und Bewertung.
3. Diese Bedeutungszuschreibungen werden in vorangegangenen Lernprozessen vorgeformt und je nach Motivationslage abgerufen (vgl. NITSCH, 1981c).

Auch die psychologische Streßforschung geht von der Abfolge *Streßreiz – Streß – Streßreaktion – Streßfolgen* aus. In jeder Stufe gibt es jedoch Feedback-Schleifen, deren Folgen wieder zu neuen Stressoren werden können. Besonders wichtig sind aber die zwischengeschalteten Bewertungsprozesse. Das Ausmaß des Stresses hängt somit nicht von Reizmerkmalen sondern von deren

Bewertung ab. Auch die Streßreaktionen sind psychisch vermittelt. Die Reaktion wird sich nach der subjektiven Einschätzung der Schwere der Störung, ihrer Dauer und ihres Einflusses auf das Handeln richten. Ebenso hängen die Streßfolgen von der Bewertung der Wirksamkeit der jeweiligen Reaktion ab.

Die subjektiven Bewertungsprozesse können weiters die zeitliche Abfolgestruktur der Streßsequenz durch gedankliche Vorwegnahme zukünftiger Ereignisse oder durch Vergegenwärtigung zurückliegender Ereignisse gänzlich auflösen. Durch diese Verknüpfung von Bewertung und Antizipation, hängt die Einschätzung von Streßzuständen von den antizipierten Möglichkeiten der Bewältigung ab.

Selbst Streß ohne einen Reiz ist möglich. Es genügt unter Umständen schon die Wahrnehmung eines Ankündigungssignals oder einer symbolischen Repräsentation des Stressors um antizipatorischen Streß auszulösen (Bedrohungskonzept der LAZARUS-Gruppe).

2.5.4.1 Das transaktionale Streßkonzept von LAZARUS (1966, 1995)

Das für die psychologische Streßforschung wichtigste und bahnbrechende Konzept stammt von LAZARUS und Mitarbeitern. In über 30jähriger Forschungsarbeit wurde dieses Konzept immer differenzierter ausgearbeitet und zählt heute zu den grundlegenden Arbeiten psychologischer Theorien.

Streß entsteht in diesem Konzept dadurch, daß bei Personen durch einen Umweltreiz Prozesse ausgelöst werden, die zu einer Bewertung der Lage führen, in der sie sich befinden. „Cognitive-relational theory defines stress as a particular relationship between the person and the environment that is appraised by the person as taxing or exceeding his or her resources and endangering his or her well-being" (LAZARUS & FOLKMAN, 1984, S. 19).

Streß wird bei LAZARUS als „relationales Konzept" gesehen, das bestimmte Beziehungen zwischen der Person und ihrer Umwelt beschreibt. Zwischen beiden Systemen bestehen komplexe Wechselwirkungsprozesse, die als „Transaktionen" bezeichnet werden. Damit ist ein „reziprokes Verursachungsmodell" (LAUX & VOSSEL, 1979) konstruiert, das beinhaltet, daß einerseits die Umwelt auf die Person einwirken kann, andererseits die Person wiederum ihre Umwelt kontinuierlich beeinflußt und verändert.

LAZARUS & LAUNIER (1981) sehen das Konzept als Integration von interaktionistischem und transaktionistischem Ansatz. Im interaktionistischen Ansatz geht es um Wechselwirkungen von Einzeleffekten, um eine Suche nach

Determinanten. Der transaktionistische Ansatz in dem die Interaktion zwischen Personen- und Situationsmerkmalen optimalerweise integriert werden soll, beinhaltet mehrere Elemente: (a) wechselseitige Beeinflussung von Person und Situation, d.h. die Situation wirkt nicht nur auf die Person ein (S-R-Sequenz), sondern die Person bestimmt auch die Situation, (b) Veränderbarkeit kausalantezedenter Variablen als separate Entitäten, (c) Verschmelzung von Person und Umwelt zu einer neuen Einheit (das Ganze ist mehr als die Summe seiner Teile), (d) prozessuale oder dynamische Vorgänge in einer streßvollen Beziehung (das Geschehen in dieser Person-Umwelt-Beziehung über die Zeit und über die Situationen) als aktueller Austausch zwischen Person und Umwelt und als Transformation und Veränderung dieses Austausches über die Zeit hinweg (LAZARUS, 1995).

Die theoretischen Annahmen des Streßkonzepts von LAZARUS beinhalten zwei Kernkomponenten:
♦ die kognitive Bewertung (appraisal)
♦ die Bewältigung (coping)

Eine kognitive Bewertung zeigt das gleichbleibende und sich verändernde Verhältnis, das sich zwischen Individuum und Umwelt abspielt. Die kognitive Bewertung ist dabei in gewisser Hinsicht stabil. Da die Bewertung von der subjektiven Wahrnehmung abhängig ist, ist sie nicht bei allen Personen gleich. Die Bewertungskategorien beziehen sich dabei entweder auf das Wohlbefinden oder auf die verfügbaren Bewältigungsfähigkeiten einer Person.

Streß entsteht, wenn eine Situation als bedrohlich beurteilt wird (primary appraisal) und in diesem Beurteilungsprozeß keine Möglichkeiten zur Vermeidung oder Beseitigung der Bedrohung gefunden wird (secondary appraisal). Verarbeitet wird die so entstandene Angst durch innerpsychische Prozesse (coping), die den Konflikt zwischen der Bedrohungsbeurteilung (primary apparaisal) und der Beurteilung fehlender Maßnahmen (secondary appraisal) lösen sollen. Solche innerpsychischen Prozesse resultieren in einer Aufmerksamkeitsveränderung, die zu einer verstärkten Beschäftigung mit der Bedrohung oder aber auch zu einer Abwendung (Vermeidung) von der Bedrohung führen kann. Dadurch entsteht eine dritte Beurteilungsphase, die zu einer Neubewertung (reappraisal) der Ausgangssituation führt und möglicherweise durch direkte Aktionen (aktive Beseitigung oder Flucht) den ursprünglichen Konflikt lösen kann.

Primäre Einschätzung

Mit primärer Einschätzung kennzeichnet LAZARUS (1995) einen Vorgang „(...) innerhalb dessen die Bedeutung einer Transaktion mit der Umwelt für das eigene Wohlbefinden eingeschätzt wird" (S. 212). Hierbei gibt es drei Kategorien: irrelevant, positiv oder streßreich. Wird das Ereignis als irrelevant bewertet, scheint es momentan keine Auswirkungen zu haben. Eine positive Bewertung bedeutet, daß sich die Person in positiver Lage sieht und Anpassungsbemühungen als nicht erforderlich scheinen. Die streßreiche Bewertung läßt sich in drei Subtypen unterscheiden: Schädigung/Verlust (Bewertung eines schon stattgefundenen unangenehmen Ereignisses), Bedrohung (Antizipation von Schädigung / Verlust) oder Herausforderung (zwar streßbezogene, aber positiv gefärbte Bewertung, aufgrund der Möglichkeit einer erfolgreichen Bewältigung).

Bezüglich einer Vorhersage, welche Bewertung in erster Linie vorgenommen wird, meint LAZARUS (1995): „Eine Person wird eine Situation als Bedrohung wahrnehmen, wenn sie ihre Umwelt als feindselig und gefährlich erlebt und keine Kompetenz zu ihrer Meisterung besitzt. Hingegen dürfte die Einschätzung als herausfordernd wahrscheinlicher sein, wenn Anforderungen als schwierig, aber nicht unerfüllbar gesehen werden und wenn eine Person vermutet, daß der Einsatz bereits vorhandener oder noch zu erwerbender Fertigkeiten eine echte Chance zur Meisterung eines Ereignisses bietet" (S. 213). Da jede Situation laufend neuen Bewertungen unterzogen wird, kann auch der Fall eintreten, daß eine Situation bei der nächsten Bewertung zu einem anderen Ergebnis führt.

Die primäre Einschätzung beeinflußt vor allem auch Intensität und Qualität der emotionalen Reaktion. Eine positive Einschätzung führt so zu positiven emotionalen Reaktionen, Einschätzungen als streßvolle Erfahrung führen zu negativen emotionalen Reaktionen.

Sekundäre Einschätzung

Wird als Resultat der primären Einschätzung eine Situation als streßreich bewertet, beginnt ein adaptiver Bewältigungsprozeß. Hier werden die Bewältigungsfähigkeiten und -möglichkeiten der Situation bewertet. Die sekundäre Einschätzung bestimmt die Streßbewältigungsmaßnahmen und verringert oder erhöht entsprechend der zur Verfügung stehenden Maßnahme die subjektive Bedrohung oder das Erlebnis der Schädigung.

Komponenten dieser Einschätzungsphase sind bewußte oder unbewußte Entscheidungen einer Person, was zu tun ist, ein Informationserwerb über persönliche und soziale Ressourcen, auf die zurückgegriffen werden kann, Wissen, inwieweit die Bewältigungsformen mit spezifischen Anforderungen zusammenpassen, und die Kenntnis, daß mit dem Bewältigungsverhalten neue Probleme entstehen können.

Die sekundären Einschätzungen lassen sich zwar funktional von den primären Einschätzungen abgrenzen, beeinflussen sich jedoch gegenseitig. Dies begründen LAZARUS & LAUNIER (1981) folgendermaßen: „Die Fähigkeiten, die eine Person für verfügbar hält, werden psychologisch den vorhandenen Gefahren und Schädigungen gegenübergestellt und bilden einen entscheidenden kognitiven Faktor in der Entstehung der psychologischen Streßreaktion" (S. 240).

Bewältigungsverhalten (Coping)

Unter dem Begriff Coping versteht LAZARUS alle Anstrengungen, die getan werden, um externe und interne Anforderungen sowie Konflikte zwischen ihnen zu beseitigen, tolerieren oder reduzieren. Das Bewältigungsverhalten besteht aus einer flexiblen, problemlösenden oder instrumentellen Funktion, sowie aus der Selbstregulation von negativen emotionalen Zuständen. Bewältigungsprozesse dienen daher zum einen der Verbesserung der Situation durch Anpassung der eigenen Aktionen oder Veränderung der bedrohlichen Situation, zum anderen zur Kontrolle, Aufrechterhaltung des Wohlbefindens und zum sozialen Funktionieren durch Veränderung der physischen und erlebnismäßigen Komponenten der durch Streß erzeugten Emotionen (vgl. LAZARUS, 1995).

Eine genauere Betrachtung des LAZARUS'schen Copingansatzes wird im Kapitel zur Streßbewältigung dargestellt (siehe Abschnitt 2.6.5.1).

Neueinschätzung (reappraisal)

In vielen Situationen werden die Einschätzungsprozesse auch mehrmals durchlaufen, wobei es nach Ausführung bestimmter Bewältigungsreaktionen zu einer Neueinschätzung der Situation kommt. Besteht nun die Einschätzung einer Person in der Erkenntnis, daß die ihr zur Verfügung stehenden Bewältigungsstrategien nichts zur Reduktion der Bedrohung beitragen, entsteht der Wunsch dieser Bedrohung zu entfliehen (secondary appraisal). Als Neueinschätzung der Situation im Stadium des primary appraisal wird die Situation weiters als bedrohlich bewertet. Andererseits führt die Entscheidung für ein bestimmtes erfolgsversprechendes Bewältigungsverhalten zu einer

Veränderung der primären Einschätzung im Sinne einer Reduktion der Bedrohung. Weiters ist es auch möglich eine „defensive Neueinschätzung" im Sinne einer Verleugnung der Gefahr anzuwenden.

Jeder Einschätzungsprozeß wird durch situationale und personale Faktoren beeinflußt. Je eindeutiger und besser einschätzbar sich beispielsweise die objektive Situation gestaltet, desto mehr dürfte die subjektive Einschätzung auch von den tatsächlich vorliegenden Gegebenheiten abhängig sein. Bei ambivalenten Umweltkonstellationen besteht dagegen mehr Spielraum für persönliche Interpretationsprozesse und demzufolge wird dann die Einschätzung mehr von persönlichkeitsspezifischen Faktoren beeinflußt sein.

Als die wichtigsten situativen Einflußgrößen werden von LAZARUS hervorgehoben:
♦ Durchschaubarkeit der aktuellen situativen Gegebenheiten
♦ Lokalisierbarkeit und Beschaffenheit der Bedrohungsquelle
♦ Informationen, die über die Situation vorliegen
♦ Persönliche und situationale Ressourcen, über die man in der gegebenen Situation verfügen kann
♦ Situationale Zwänge, die bestimmte Bewältigungsmöglichkeiten einengen oder verhindern
♦ Bedrohungsgrad der Situation

Zu den personalen Einflußfaktoren werden folgende gezählt:
♦ Persönliche Motivation wie Aggressionsbedürfnis oder Bedürfnis nach Nähe, die bestimmen, was für das Individuum in der konkreten Situation „wichtig" oder „unwichtig" ist.
♦ Die Einschätzung der eigenen Kompetenzen und Bewältigungsmöglichkeiten, wie z.B. in den Konstrukten der „Kontrollüberzeugung" nach ROTTER (1966) oder der „erlernten Hilflosigkeit" nach SELIGMAN (1979) beschrieben.

Darüber, wie sich diese Bedingungen auf die konkreten Bewältigungsaktivitäten auswirken, gibt es nur wenig konkrete Aussagen. Allgemein gilt, daß mit dem Grad der wahrgenommenen Bedrohung die Wahrscheinlichkeit wächst, daß passive, vermeidende oder „primitive" Bewältigungsformen auftreten (vgl. LÜTJEN, 1986).

Kritik am Streßmodell von LAZARUS

Ein Hauptproblem dieses Modells liegt in seiner Zirkularität, die LAZARUS & LAUNIER (1978) selbst zugestehen, da sich Einschätzungen erst nachträglich durch Interferenzschlüsse oder Selbstberichte erfassen lassen.
Weiters ist der Begriff der Bedrohung bei Lazarus sehr allgemein gefaßt (WICHMANN, 1978). MCGRATH (1970) hingegen nennt drei Auftretensbedingungen von Bedrohungen: Bestehen einer substantiellen Imbalance zwischen den situativen Anforderungen und den Bewältigungsmöglichkeiten, Wahrnehmung dieser Imbalance, Bedeutsamkeit von Mißerfolgskonsequenzen. Ebenso ist die mangelnde Spezifikation der für den Streßprozeß vorausgesetzten Diskrepanz von Anforderungen der Umwelt und Möglichkeiten der Person kritisierbar (DUNCKEL, 1985). BRAUKMANN & FILIPP (1984) führen an, daß die Kriterien einer Belastungssituation als Ausdruck eines gestörten Passungsgefüges zwischen Person und Umwelt fehlen. Zu Kritikpunkten von MECHANIC siehe Abschnitt 2.5.4.3.

2.5.4.2 *Das Streßmodell von* MCGRATH *(1970)*

Neben dem Modell von LAZARUS ist jenes von MCGRATH das bedeutendste im Bereich der kognitiven Psychologie. Für MCGRATH besteht ein Potential für Streß dann, wenn ein Individuum in einer Umweltsituation eine Anforderung an sich gestellt sieht, deren Erfüllung die Fähigkeiten und verfügbaren Hilfsmittel der Person zu überschreiten droht, wobei Bedingungen gegeben sein müssen, die einen erheblichen Unterschied in den Vorteilen und Nachteilen erwarten lassen, je nachdem, ob sie sich der Anforderung stellt oder nicht.
Gegeben ist eine bestimmte Situation, die das Individuum daraufhin einschätzt, ob sie bedrohlich ist oder werden kann, bzw. ob sie positive Komponenten besitzt oder erwarten läßt. Die Wahrnehmung und Bewertung der Situation impliziert die Antizipation möglicher Konsequenzen. Das Resultat der Erwägung ergibt den zugeschriebenen Bedeutungsgehalt, die subjektive Sichtweise der Situation, wodurch die Entscheidung weitgehend determiniert wird. Ist die Auswahl aus möglichen und verfügbaren Handlungsalternativen getroffen, dann beginnt der Ausführungsprozeß. Aus dem Verhalten ergeben sich Rückwirkungen auf die Situation. Die anfängliche Einschätzung der Situation kann objektiv falsch oder richtig sein, entscheidend ist in jedem Fall die subjektive Bedeutungsweise. Der Entscheidungsprozeß wird durch die gegenwärtige Verfassung und die zur Verfügung stehenden Ressourcen des Individuums beeinflußt. Das Niveau ergibt sich aus dem Zusammenwirken der

Aufgabenschwierigkeit, dem Übungsfortschritt und den individuellen bzw. den sozialen Standards. Bei mehrfacher Zyklenrepetition sind Änderungen vor allem im subjektiv gesetzten Anspruchsniveau wahrscheinlich (ROGGE, 1981). Drei wesentliche Grundpositionen sind ausschlaggebend:
1. eine positiv - monotone Beziehung von „arousal" und Leistungsniveau
2. eine Abhängigkeit des „arousal" von der Unsicherheit und der damit zusammenwirkenden Bedeutungseinschätzung der Konsequenzen sowie
3. eine Erfahrungsgrundlage, die sich aus vorangegangenen Erlebnissen und Erfolgs- bzw. Mißerfolgsquoten früherer Verhaltensweisen konstituiert.

MCGRATH unterscheidet sechs Klassen von Stressoren:
- Aufgabe
- Rolle
- Handlungsrahmen
- physikalische Umwelt
- soziale Umwelt
- Person

Alle können vom betroffenen Individuum als potentielle Streßquellen eingeschätzt werden und zwar auch in kombinierter Form. Die Schwierigkeiten, die einer erfolgreichen Bewältigung von Streß entgegenstehen, resultieren aus der Menge der potentiellen Stressoren und ihren Kombinationsmöglichkeiten, der Vielzahl oder dem Mangel an verfügbaren Verhaltensalternativen sowie aus der Bestimmung des tatsächlich günstigsten Reaktionszeitpunktes. Es ist daher nicht mehr nur vom Stressor und der Reaktion auszugehen, sondern von einem ganzen System (vgl. ROGGE, 1981).

2.5.4.3 Weitere interaktionistische und transaktionistische Ansätze

Anders als LAZARUS oder MCGRATH plädiert MECHANIC (1970) dafür, die kognitiven Prozesse nicht in den Mittelpunkt der Streßanalyse zu stellen. Er zweifelt an der Nützlichkeit solchen Vorgehens, da die Messung innerpsychischer Dynamismen in eine methodische Sackgasse führen würde. Seiner Ansicht nach ist die Veränderung des Appraisal-Prozesses in vielen Situationen entweder unmöglich zu messen oder sogar irrelevant. MECHANIC definiert daher Streß aus der Perspektive der Geschicklichkeit und Fähigkeit eines Individuums, denn diese machen die Bewältigung einer Anforderung und damit auch objektive Vorhersagen möglich. Ein weiterer Kritikpunkt MECHANICS bezieht sich auf die Berücksichtigung der Zeitdimension. Er ist der

Ansicht, daß bewußtes Appraisal am wahrscheinlichsten in Streßsituationen auftritt, die eine lange Antizipationszeit aufweisen und durch ein hohes Maß an Motivation und Verletzbarkeit gekennzeichnet sind.

KAHN (1970) schlägt eine 4-Stufenfolge des Streßgeschehens vor, die als Minimalkonsens für die gesamte Streßforschung Gültigkeit haben sollte. Welches dieser vier Elemente als Streß bezeichnet wird, ist unwichtig, solange Einigkeit über die Struktur des Ablaufs besteht.

1) Objective Environment (objektive Merkmale der physikalisch-sozialen Umwelt),
2) Received Demand (bewußter oder unbewußter Vorgang der Wahrnehmung und Bewertung),
3) Response (physiologische, affektive und Verhaltensvariablen sozialer Interaktionen),
4) Effects (Rückwirkungen der Reaktionen)

COOPER (1981) ist ein Forscher, der das transaktionistische Modell unterstützt. Nach seiner Ansicht ergibt das Konzept Streß nur dann einen Sinn, „wenn Streß als Ungleichgewicht im Kontext einer Individuum-Umwelt-Transaktion" betrachtet wird (COOPER, 1981, S. 23). Für das Streßgeschehen wesentlich sind die Einstellungen und Eigenschaften, die vergangenen Erfahrungen sowie die Stressoren und situativen Hintergrundfaktoren.

Für SCHWARZER (1987) ist der Verlauf der Streßwahrnehmung ein Informationsverarbeitungsprozeß von dem Handlungen und Gefühle abhängig sind. Persönlichkeitsmerkmale beeinflussen die Herstellung von „Situationsmodellen", als welche er LAZARUS' primäre Bewertung sieht. Die sekundäre Bewertung wird von SCHWARZER als „Selbstmodell" bezeichnet. Darin bilden sich die Erwartungen an die Situation als auch die verfügbaren Handlungsalternativen ab.

2.5.4.4 Handlungstheoretischer Ansatz von NITSCH (1981c) und GREIF (1983)

Die psychologische Handlungstheorie geht – in Weiterentwicklung des transaktionistischen Ansatzes – von der aktiven Einflußnahme der handelnden Personen auf die Umwelt aus. Die Wechselwirkungen zwischen aktiv handelnder Person und objektiver Umwelt werden betont. Ein Kernstück dieses theoretischen Ansatzes ist die zentrale Aussage der hierarchisch-sequentiellen Organisation des Handelns (Beschreibung des sichtbaren Verhaltens als auch der dahinter stehenden steuernden oder regulierenden kognitiven Prozesse) (vgl. dazu GREIF, 1983; HACKER, 1973; VOLPERT, 1974).

Die Aufbereitung der Handlungstheorie zur Untersuchung der Beziehung zwischen Bewertungsprozessen und psychischem Streß bearbeitet NITSCH (1981c) in der Annahme eines Anpassungsproblems. Eine Anpassungskrise liegt dann vor, wenn die Handlungsfähigkeit oder die eigene Existenz in Frage gestellt ist. Es entsteht Anpassungsdruck und intrapsychische Spannung und in Folge Anpassungsnotwendigkeit. Diese ist umso größer, je größer die positiven gegenüber den negativen Folgen einer Wiederherstellung des Gleichgewichts eingeschätzt werden und ebenso größer, je größer die negativen gegenüber den positiven Folgen des Ertragens einer Gleichgewichtsstörung eingeschätzt werden. Hier erfolgt auch eine Verknüpfung von psychischem Streß und Motivation. Die nächste Komponente im Anpassungsgeschehen sind die Anpassungsschwierigkeiten, die sich aus dem Verhältnis von Anforderung und Fähigkeit ergeben. SCHÖNPFLUG (1979) beschreibt als Streßzustand, wenn man aus einem Problemzustand nicht mehr herausfindet. Anpassungsschwierigkeiten treten aber nicht nur beim Vergleich von Anforderung und Fähigkeit auf (Überforderungshypothese), sondern auch wenn die Bewältigung mehr fordert, als man will (Überanstrengungshypothese). Zusätzlich zu den Anpassungsschwierigkeiten können auch noch Anpassungsunsicherheiten auftreten (was ist am Besten zu tun, schafft man es, welche Folgen, welche Dauer, etc.). Diese entstehen, wenn die Informationen keine eindeutige Einschätzung der Anpassungsnotwendigkeiten oder -schwierigkeiten erlauben oder wenn Informationen zwar eindeutig, aber widersprüchlich sind, und somit kognitive Dissonanzen auftreten (FESTINGER, 1957). Letztendlich wird es auch ausschlaggebend sein, was man sich selbst als Ziel setzt (subjektive Situationsklärung), was zur Attributionsforschung überführt (HEIDER, 1958; WEINER, 1974). NITSCH faßt seine Gedanken folgendermaßen zusammen: „Nach den vorangegangenen Überlegungen ist vielmehr zu schließen, daß Person-, Umwelt- oder Aufgabenfaktoren nur dann zu subjektiven Stressoren werden, wenn sie erhöhte Anpassungsnotwendigkeiten oder erhöhte Anpassungsschwierigkeiten signalisieren bzw. wenn sie in hochvalenten Situationen Bewältigungsungewißheit oder in hochproblematischen Situationen Bedeutungsungewißheit erzeugen" (1981c, S. 103).

GREIF (1983) beschreibt in seinen Ausführungen den für das LAZARUS-Konzept zentralen Bedrohungsbegriff, der in seiner Diktion „aversive Prognose" lautet. Diese Befürchtungen über zukünftige unangenehme Zustände weisen vier Komponenten auf:

a) Erwartung von Eintreten oder Andauern eines unangenehmen Zustandes mit großer subjektiver Wahrscheinlichkeit.

b) Subjektiv hohe Intensität und subjektiv lange Zeitdauer.
c) Die Vermeidung des Zustandes wird als wichtig bewertet.
d) Das Eintreten des Zustandes wird als nah empfunden.

Mit diesen Präzisierungen auf handlungstheoretischer Basis scheinen Streßprozesse inhaltlich noch genauer faßbar zu werden. DUNCKEL (1985) geht in seiner Dissertation noch einen Schritt weiter und zeigt auf, daß die von NITSCH genannten Aspekte des Streßgeschehens sehr weit mit der Problemdefinition von SÜLLWOLD (1959, zit. nach DÖRNER, 1974) übereinstimmen. Daraus leitet er ab, daß die „auf den Gegenstand "Problem" bezogenen denkpsychologischen Ansätze bzw. theoretischen Ansätze der Problemlöseforschung zur Analyse des Streßgeschehens" (S. 34) herangezogen werden sollen. Zur Diskussion dieses Ansatzes sei auf DUNCKELS Arbeit verwiesen.

2.5.4.5 Theorie der Ressourcenerhaltung von HOBFOLL (1991, 1993)

Die Theorie von HOBFOLL (1991) stellt eine moderne Alternative zu LAZARUS' transaktionalem Modellansatz dar. Im Gegensatz zu LAZARUS, der die kognitive Bewertung in den Vordergrund stellt, sind für HOBFOLL die Streßbewältigung und die Beweggründe ausschlaggebend. Menschen streben nach dem, was sie wertschätzen, versuchen es zu erhalten und Verluste zu vermeiden. Das Verlustvermeidungsprinzip ist nach Ansicht HOBFOLLS stärker als das Gewinnstreben. Im Unterschied zu LAZARUS, der Streßbewertungen in drei Subtypen einteilt (Bedrohung, Schädigung, Herausforderung), tritt Streß bei HOBFOLL nur dann auf, wenn Ressourcen bedroht werden, verlorengehen oder fehlinvestiert werden.
Als Ressourcen werden betrachtet:
- Gegenstände (Nahrungsmittel, Kleidung, Wertsachen, etc.)
- Bedingungen (Ehe, berufliches Fortkommen, Status, etc.)
- Persönlichkeitsmerkmale (stabile Fähigkeiten, persönliche Überzeugungen, Gefühle, etc.)
- Energien (Geld, Zeit und Wissen)

HOBFOLLS Theorie bezieht auch die Entwicklung der menschlichen Persönlichkeit mit ein. Sowohl Erfahrungen von Verlusten als auch Erfolge und Mißerfolge bei der Bewältigung können zu Verwundbarkeiten, aber auch zum Aufbau von Widerstandskräften führen (SCHWARZER, 1993). HOBFOLL & VAUX (1993) beschreiben auch die wichtige Rolle des sozialen Kontextes als individuelle Ressourcen.

2.5.4.6 Integrativer Ansatz von URSIN und Mitarbeitern (1993)

URSIN versucht in seinem Ansatz eine Integration von endokrinologischen, neurophysiologischen und kognitiven Streßkonzepten. Streßreaktionen auf Verhaltens- und physiologischer Ebene sind für die Anpassung an sich ständig verändernde Umweltbedingungen notwendig. LEVINE & URSIN (1991) unterscheiden drei Komponenten:
a) Streßreize: hauptsächlich psychisch-emotionale Belastungen, wie z.b. Gefahrensignale, ungewohnte Situationen, reale oder antizipierte Bedrohungen
b) Streßbewertendes oder -verarbeitendes System: kognitive Ebene
c) Streßantwort

Streßreize lösen im Organismus eine Alarmreaktion aus und ein kaskadenartig ablaufender Prozeß wird in Gang gesetzt. Innerhalb von Millisekunden nach der Streßexposition ändert sich der Aktivierungszustand. Der Streßstimulus wird gefiltert und nach seiner potentiellen Bedrohung bewertet. Dann folgt die Erwartung und Einschätzung der eigenen Ressourcen zur Streßbewältigung. Als Hauptstreßfilter sehen URSIN & OLFF (1993) einerseits Abwehrmechanismen und andererseits Copingmechanismen, die zu unterschiedlichen Zeitpunkten einsetzen. Erfolgreiche Bewältigung führt nach URSIN zu einer Reduzierung der generellen Aktivierung. Verfehlt das Coping seine Wirkung, führt die anhaltende Aktivierung nach einiger Zeit zu psychosomatischen Beschwerden.

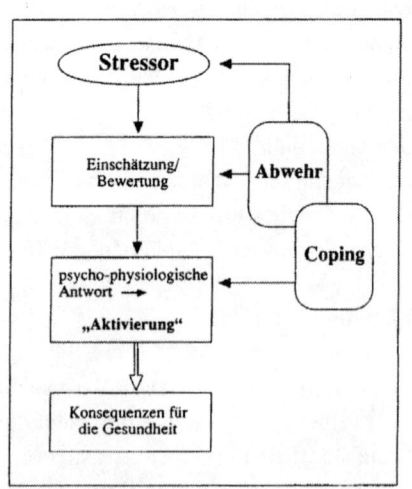

Abbildung 5: Streßmodell von URSIN (zit. nach SCHEDLOWSKI, 1994)

2.5.4.7 Zusammenfassendes Modell von PERREZ & REICHERTS (1992)

PERREZ & REICHERTS (1992) führen verschiedenste Aspekte mehrerer Modelle zusammen:

Tabelle 5: Zusammenfassendes Modell von PERREZ & REICHERTS (1992)

Objektive distinktive Charakteristika von Streß
1. Verlust: die Entfernung einer erwünschten Quelle von Belohnung oder positiver Verstärkung (z.b. Verlust einer Beziehung) 2. Bestrafung: das Auftreten einer aversiven Situation (z.b. Angriff, Verkehrsunfall)
Objektive Dimensionen von Situationen
1) Bedeutung: die inhärente Streßhaftigkeit einer Situation 2) Kontrollierbarkeit: die inhärenten Kontrollmöglichkeiten innerhalb einer Situation 3) Veränderbarkeit: die Möglichkeit, daß die Situation sich selbst verändern wird (also aufgrund ihrer eigenen Dynamik, z.B. das Wetter) 4) Ambivalenz: das Maß, in dem eine Situation zu wenig Information birgt, um die klare Bedeutung der Situation feststellen zu können 5) Wiederauftreten: die inhärente Wahrscheinlichkeit einer Streßsituation, wiederholt aufzutreten
Subjektive Dimensionen von Situationen
(1) Bedeutung: die subjektive Bedeutung einer Situation, die zu ihrer Streßhaftigkeit beiträgt, jedoch individuell bestimmt wird (2) Kontrollierbarkeit: die subjektive Bewertung der persönlichen Fähigkeit, die streßhafte Situation zu kontrollieren (3) Veränderbarkeit: die subjektive Bewertung, daß die Situation sich von selbst verändern wird (also ohne jedes Zutun der Person) (4) Ambivalenz: die subjektive Bewertung der Ambivalenz und Unsicherheit der Situation (5) Wiederauftreten: die subjektive Bewertung des Wiederauftretens einer Streßsituation (6) Vertrautheit: das Ausmaß an persönlicher Erfahrung mit einer solchen Situation

2.6 Streßbewältigung (Coping)

Das Streßgeschehen beinhaltet letztendlich auch immer die Frage nach Bewältigungsformen und -möglichkeiten der Streßsituation. Kaum eine Streßtheorie befaßt sich nicht auch mit Aussagen zum Bewältigungsvorgang. Insofern gesehen ist die hier vorgenommene Trennung in einen streßtheoretischen Teil und einen Teil zur Streßbewältigung in manchen Fällen etwas aufwendig, da einigen Modellen (z.B. LAZARUS) der Bewältigungsprozeß inhärent ist. Jedoch hat es sich als günstig erwiesen, beide Teile getrennt zu betrachten, da es einige Ansätze gibt, die ihr Hauptaugenmerk auf den Bewältigungsprozeß gelegt haben, und die streßtheoretischen Annahmen mehr im Hintergrund bleiben.

In diesem Rahmen sind einige Begriffsklärungen zu unternehmen. Zu unterscheiden sind einzelne, ganz konkrete Bewältigungsakte, eine theoretische Zusammenfassung von solchen Bewältigungsakten aufgrund phänomenologischer oder funktionaler Ähnlichkeiten zu übergeordneten Bewältigungsformen, das aktuelle Zusammenwirken verschiedener Bewältigungsformen in Form eines Bewältigungsmusters und die Koordination des Einsatzes verschiedener Bewältigungsakte, -formen oder -muster über die Zeit mit Hilfe einer bestimmten Bewältigungsstrategie (TRAUTMANN-SPONSEL, 1988). Leider werden diese verschiedenen Begriffskombinationen sehr uneinheitlich benutzt.

2.6.1 Definition von Bewältigung

In der Alltagssprache wird mit dem Begriff Bewältigung in der Regel die erfolgreiche Auseinandersetzung mit einer Belastung bezeichnet (BRAUKMANN & FILIPP, 1984), was jedoch gegenüber wissenschaftlichen Konstrukten mit erfolgreichen Ergebnissen verbunden ist. Um Bedeutungsvermischungen zu vermeiden, wäre es günstiger, von Bewältigungsversuchen zu sprechen. Auch der englische Begriff „coping" läßt bei der Übersetzung ins Deutsche mehrere Begriffsausdeutungen zu. In der Psychologie wird er häufig mit „Bewältigung" bzw. „Streßbewältigung" übersetzt. Das für den Begriff bestimmende Stammverb „cope" wird in LANGENSCHEIDTS Wörterbuch mit „bewältigen, meistern, es aufnehmen, gewachsen sein" übersetzt, was wiederum einen Erfolg impliziert. BEUTEL deutet es als „aktive Auseinandersetzung mit belastenden oder problematischen Situationen sowie eines positiven Gelingens oder einer Parität zwischen Fähigkeiten und Anforderungen" (BEUTEL, 1988, S. 313).

Im Folgenden sind einige wichtige Definitionen illustrierenderweise zusammengestellt.

LAZARUS & FOLKMAN (1984) definieren Bewältigung als „(...) constantly changing cognitive and behavioral efforts to manage specific external and / or internal demands that are appraised as taxing or exceeding the resources of the person" (S.141). Grundsätzlich verstehen sie darunter verschiedenartige Anstrengungen mit dem Ziel, die Anforderungen einer Streßsituation zu überwinden.

Auf tiefenpsychologischer Basis definiert HAAN (1977) Bewältigung als „Ich-Prozesse", die das Spannungsgleichgewicht zwischen Umwelt und Person durch flexible realitätsadäquate Anpassung regulieren. Daneben gibt es noch Abwehr und Fragmentierung, die realitätsinadäquate Reaktionen des Ichs darstellen.

NITSCH (1981c) setzt Bewältigung mit Anpassung gleich. „Streßreaktionen haben ihren Funktionssinn in der Aufrechterhaltung oder Wiederherstellung eines (u. U. neuen) Anpassungszustandes" (S. 105).

JANKE, ERDMANN & KALLUS (1985) definieren Bewältigung als psychische Vorgänge, „(...) die planmäßig und/oder unplanmäßig, bewußt und/oder unbewußt beim Auftreten von Streß in Gang gesetzt werden, um diesen Zustand zu vermindern und/oder zu beenden" (S. 7).

2.6.2 Systematisierungsversuche von Bewältigungsmodellen

Die Belastungsforschung ist, sicherlich auch aufgrund ihres Ursprungs in der Streßtheorie, ein ähnlich uneinheitliches Forschungsfeld mit einer kaum überschaubaren Anzahl an methodischen, inhaltlichen und strukturellen Ansätzen.

BEUTEL (1988) gibt eine Übersicht über die wichtigsten Rahmenkonzepte, die als Basis unterschiedlicher Modellvorstellungen die Theoriebildung beeinflußt haben (Tabelle 6).

BRÜDERL, HALSIG & SCHRÖDER (1988) erstellten eine Übersicht von unterschiedlichen theoretischen Zugangsweisen bei der Beschreibung und Klassifikation von Bewältigungsverhalten (Tabelle 7).

Tabelle 6: Rahmenkonzepte der Streßbewältigung (nach BEUTEL, 1988)

Theoretischer Rahmen	daraus entwickeltes Konzept der Streßverarbeitung	Autoren
Verhaltensbiologie	Menschliches Coping ist ein Spezialfall der Adaption lebender Systeme. Ziele sind Informationsgewinnung über die Umwelt, Aufrechterhaltung der inneren Organisation, Wachstum und Autonomie.	WHITE (1974) MURPHY & MORIARTY (1976)
Person-Umwelt-Beziehung	Streßverarbeitung dient der Wiederherstellung eines gestörten Person-Umwelt-Passungsgefüges	FRENCH ET AL. (1974) BRAUKMANN & FILIPP (1984)
Biokybernetik	Streßbewältigung ist ein Selbst- und Umwelt-Regulationsprozeß. Minderregulation bzw. Fehlregulation verlängern oder erschweren die Streßexposition.	SCHÖNPFLUG (1979) SCHULZ (1979)
Sozialpsychologie	Bewältigung ist ein sozialer Prozeß. Belastende Ereignisse und spezifische Streßverarbeitungsmöglichkeiten werden gesellschaftlich definiert und vermittelt.	MECHANIC (1974)
Kognitive Emotionstheorie	Coping ist Problemlösen und besteht vorrangig aus kognitiven und behavioralen Prozessen (Planung, Ausführung und Bewertung).	LAZARUS & FOLKMAN (1984)
Kognitive Verhaltenstherapie	Trainierbarkeit von Bewältigungsfertigkeiten im Sinne von Informationsverarbeitungsprozessen	BECK (1976) JAEGGI (1979)
Akute Entscheidungskonflikte / Lebenskrisen	Umwälzende Lebensereignisse jeder Art erzeugen Streß durch ihr Veränderungspotential. Coping ist eine soziale Readjustierung.	HOLMES & RAHE (1967) BRAUKMANN & FILIPP (1984)

Tabelle 7: Theoretische Zugangsweisen zum Bewältigungsverhalten (BRÜDERL et al., 1988, S. 26)

Theoretischer Rahmen	Autoren
Neobehaviorismus	LEVINE, WEINBERG & URSIN, 1978
Persönlichkeitspsychologie	BYRNE, 1964; MCCRAE & COSTA, 1986; KROHNE, 1978
Neopsychoanalyse	HAAN, 1977; FOLKINS, 1970; HOUSTON, 1977
Verhaltensbiologie	WHITE, 1974; COELHO, HAMBURG & ADAMS, 1974
Attributionstheorie	WORTMAN, 1976
Handlungstheorie	KOMMER & RÖHRLE, 1981
Verhaltenstheorie	THOMAE, 1968
Informationsverarbeitung	HOROWITZ, 1979; JOHNSON, 1975; JOHNSON & LEVENTHAL, 1974
Aufmerksamkeitssteuerung	MILLER, 1980
Psychophysiol. Selbstregulation	SCHÖNPFLUG, 1979; SCHULZ, 1979
Problemlöseprozesse	MEICHENBAUM, HENSHAW & HIMEL, 1982
Rollenbelastungen	PEARLIN & SCHOOLER, 1978; JANIS & MANN, 1977
Soziologische, familienpsychologische Modellbildung	MCCUBBIN, JOY, CAUBLE, COMEAU, PATTERSON & NEEDLE, 1980; COBB, 1976
transaktionistische Modelle	LAZARUS & LAUNIER, 1981; LAZARUS, 1999

Schon der Versuch die Bewältigungskonzepte Kategorisierungen zu unterwerfen, läuft auf völlig unterschiedliche Ergebnisse hinaus. Nach BEUTEL (1988) und FLETCHER (1991) lassen sich Coping-Modelle in Trait-, State-, interaktionale und transaktionale Ansätze einteilen. Trait-Modelle beinhalten zeitlich stabile Verarbeitungsstrategien, die von auftretenden Belastungssituationen relativ unabhängig sind. Man könnte auch von persönlichkeitsorientierten Ansätzen sprechen. Bei den State-Modellen spielt vor allem die Situationsbezogenheit des Coping-Verhaltens eine Rolle, ohne jedoch Aussagen über die intraindividuelle Stabilität treffen zu können. Der interaktionale Ansatz geht von unabhängigen Beiträgen der Person, Situation und deren Wechselwirkung auf die Streßbewältigung aus. Den transaktionalen Ansatz kennzeichnet die Prozeßhaftigkeit des Copings, indem Bewältigungsversuche Situationen verändern, und umgekehrt sowie Veränderungen der Situation weitere adaptive Bemühungen beeinflussen. Weiters wären handlungstheoretische Modelle anzuführen, die als Erweiterung des transaktionalen Ansatzes von der aktiven Auseinandersetzung im Coping-Prozeß sprechen. TRAUTMANN-SPONSEL (1988) teilt die Bewältigungsmodelle ein in Bewältigung als Prozeß, als Versuch zur Veränderung, als funktionelles Verhalten und als nicht-automatisiertes Verhalten. BACHLER & MATZKA (1990) hingegen führen eine sehr globale Einteilung nach Anpassungsgüte und Anpassungsweise durch. PEARLIN & SCHOOLER (1978) haben eine funktionale Dreiteilung von Bewältigungsprozessen vorgeschlagen: Veränderung der Situation, kognitive Kontrolle des Streßereignisses, Kontrolle der aus der Situation resultierenden Streßgefühle. HEIM (1986) unterscheidet handlungsbezogene Formen, kognitionsbezogene Formen, emotionsbezogene Formen.

Im Detail liefern empirische Ansätze aufgrund völlig unterschiedlicher Coping-Strategien mit jeweils unterschiedlichen Terminologien eine Fülle von nicht vergleichbaren Bewältigungskonzepten. BEUTEL (1988) zeigt z.B. auf, daß bei 5 verschiedenen Konzepten mit insgesamt 18 Bewältigungsstrategien nur eine in inhaltlicher und terminologischer Weise übereinstimmt (Suche nach sozialer Unterstützung).

2.6.3 Historischer Hintergrund der Bewältigungsforschung

2.6.3.1 Physiologische Modelle aus Tierversuchen

LAZARUS & FOLKMAN (1984) beschreiben in ihrer Monographie als eine historische Quelle der Bewältigungsforschung von DARWIN beeinflußte Tierversuche. Das Tiermodell betont das Vermeidungs- und Fluchtverhalten, wodurch die physiologische Erregung zu verringern versucht wird. LAZARUS & FOLKMAN kritisieren vor allem die Eindimensionalität des Erregungskonzepts.

2.6.3.2 Psychoanalyse

Der Abwehrbegriff von SIGMUND FREUD kann als weiterer historischer Ursprung der Bewältigungsforschung angesehen werden (vgl. BERGMANN, 1985; BRÜDERL, HALSIG & SCHRÖDER, 1988; LAZARUS & FOLKMAN, 1984). Laut psychoanalytischer Theorie dient der mit Abwehr definierte Prozeß als Schutzmechanismus des Ich vor unangenehmen Vorstellungen, Inhalten, Impulsen aus dem Es. Während SIGMUND FREUD (1926) die Abwehr nur auf Triebimpulse beschränkte, weitet ANNA FREUD (1946) den Begriff auf affektive Komponenten aus. Außerdem spricht sie von „permanenten Abwehrerscheinungen" gleich einem „ständigen Charakterzug" (Eigenheiten des Wesens, körperliche Haltung). Jedoch sind es nicht nur personenspezifische Reize, die die Abwehr bestimmen, sondern auch Außenweltreize, so daß ein Individuum „(...) wenn es seine Existenz erhalten will, die Abwehr nach beiden Seiten gleichzeitig üben" muß (A. FREUD, 1946/1984, S. 138).

BRÜDERL, HALSIG & SCHRÖDER (1988) fassen die Grundgedanken dieses Ansatzes folgendermaßen zusammen: „Es handelt sich bei der Abwehr und den damit in Zusammenhang stehenden Vorgängen um Mechanismen, die das Ich (im Sinne der FREUD'schen Topologie) vor einem Konflikt schützen. Dieser Konflikt kann aus unerfüllbaren Ansprüchen und Anforderungen innerhalb des psychischen Apparates oder aus Anforderungen oder Bedrohungen der Umwelt bestehen. Dabei wird angenommen, daß Angst als Auslöser für das Einsetzen dieser Abwehrmechanismen dient" (S. 27).

2.6.4 Streßbewältigungsmodelle auf tiefenpsychologischer Basis

2.6.4.1 *Psychodynamischer Ansatz von NORMA HAAN (1963, 1977, 1982)*

Bezugnehmend auf den späten FREUD (1938) und beeinflußt von der amerikanischen Ich-Psychologie geht HAAN davon aus, daß sich die Funktionen des Ich nicht in der Regulation intrapsychischer Konflikte erschöpfen, sondern das Ich genauso auf externe Ereignisse reagiert. Mit ihrem Konzept versuchte sie eine Vermittlung zwischen der Theorie von FREUD und PIAGETS (1952) Modell der Assimilation und Akkomodation. HAAN (1963, 1969, 1977) unterscheidet in ihrem Modell zehn Arten von Ich-Prozessen die in drei Formen vorkommen können: Bewältigung, Abwehr, Fragmentierung (siehe Tabelle 8).

Bewältigungsprozesse schließen Wahlfreiheit, Zwecke und flexible Anpassung an die Realität ein und erlauben einen adäquaten affektiven Ausdruck. Abwehrprozesse dagegen sind rigide. Sie bedeuten Realitätsnegierung, Affektunterdrückung und können zu Affektstaus führen. Fragmentierungsprozesse beschreiben automatisierte, ritualisierte, ich-zentrierte und irrational ausgedrückte Reaktionsweisen, die ebenso wie die Abwehrprozesse Realitätsverneinung unterstützen. Die Unterscheidung von Abwehr und Fragmentierung scheint aus der klinischen Praxis zu stammen (neurotische versus psychotische Reaktionsweisen) (SCHERER, WALLBOT, TOLKMITT & BERGMANN, 1985).

Wenn ein Problem auftritt, gibt es eine Hierarchie der Nützlichkeit. Eine Person bewältigt anstehende Anforderungen solange sie kann. Ist eine Koordination der verschiedenen strukturellen Aspekte nicht mehr möglich, um das innerseelische Gleichgewicht aufrechtzuerhalten, werden bestimmte Aspekte der Realität verzerrt bzw. abgewehrt und schließlich ausgeblendet bzw. abgespalten. „The person will cope if he can, defend if he must, and fragment if he is forced" (HAAN, 1977; zit. in RÜGER, BLOMERT & FÖRSTER, 1990, S. 32). Die individuelle Wahl einer der drei Formen macht HAAN abhängig von der Problemsituation und davon, welche Ich-Prozesse im Allgemeinen von einer Person bevorzugt werden.

LAZARUS & FOLKMAN (1984) stellen die Unterscheidung HAANS in Frage und wenden ein, daß die Kategorisierungen eher wertende Beurteilungen als beschreibende Aussagen darstellen. Unbestimmt ist auch, was bewältigt oder abgewehrt werden muß. Diese Unbestimmtheit ist allerdings Konsequenz der psychodynamischen Sichtweise, nach der alle Ich-Prozesse betroffen sind, und die Frage nach dem Wie vordringlicher ist, als die Frage, worauf reagiert wird.

Tabelle 8: Taxonomie der Ich-Prozesse nach HAAN (1977, S. 35)

Generic processes	Modes		
	Coping	Defense	Fragmentation
Cognitive functions			
1. Discrimination	Objectivity	Isolation	Concretism
2. Detachment	Intellectuality	Intellectualizing	Words salads, neologism
3. Means-end sysbolization	Logical analysis	Rationalization	Confabulation
Reflexive-intraceptive functions			
4. Delayed response	Tolerance of ambiguity	Doubt	Immobilization
5. Sensitivity	Empathy	Projection	Delusional
6. Time reversion	Regression-ego	Regression	Decompensation
Attention-focusing functions			
7. Selective awareness	Concentration	Denial	Distraction, fixation
Affective-impulse regulations			
8. Deversion	Sublimation	Displacement	Affective pooccupation
9. Transformation	Substitution	Reaction formation	Unstable alternation
10. Restraint	Suppresion	Repression	Depersonalization, amnesic

2.6.4.2 Theorie der „adaptiven Ich-Mechansimen" von VAILLANT (1977, 1993)

Bei VAILLANT ist die erfolgreiche Anpassung abhängig von der Entwicklungsreife der eingesetzten Abwehrmechanismen. Seine Idee der ontogenetischen Entwicklungsabfolge von Abwehrmechanismen geht bis FREUD zurück. Die Funktion dieser unbewußten Prozesse besteht darin, Konflikte zwischen Triebansprüchen, verinnerlichten Geboten und Verboten und der Realität zu lösen.

Coping bezeichnet er als flexibles und erfolgreiches Anpassungsverhalten. Dem stehen Verhaltensweisen gegenüber, die zu schlechter oder pathologischer Anpassung führen. Allen drei Formen liegen dieselben Abwehrmechanismen zugrunde. Diese 18 Abwehrmechanismen teilt VAILLANT (1977) in vier Reifungsebenen ein.

Führen die Abwehrmechanismen zur Konfliktvermeidung und Repression werden sie als „maladaptiv" bezeichnet (Niveau I – III). Streben sie jedoch eine mögliche Konfliktlösung an und vermindern die Regression, werden sie als „coping" bezeichnet (Niveau IV).

**Tabelle 9: Hierarchie der Abwehrmechanismen nach VAILLANT
(1977, zit. nach EBNER, 1999)**

Niveau I - „Psychotische Mechanismen"	Niveau II - „Unreife Mechanismen"
1. Wahnhafte Projektion	4. Projektion
2. Verleugnung	5. Schizoide Phantasie
3. Verzerrung	6. Hypochondrie
	7. Passiv-aggressives Verhalten
	8. Ausagieren

Niveau III - „Neurotische Mechanismen"	Niveau IV - „Reife Mechanismen"
9. Intellektualisierung	14. Altruismus
10. Verleugnung	15. Humor
11. Verschiebung	16. Aufschub
12. Reaktionsbildung	17. Antizipation
13. Dissoziierung	18. Sublimation

2.6.4.3 Weitere Ansätze auf psychodynamischem Hintergrund

Ein weiterer Ansatz zur Erforschung von Abwehrmechanismen entwickelte sich aus der Wahrnehmungsforschung. POSTMAN & BRUNER (1948) gingen von der Beobachtung aus, daß angstbesetzte Reize häufig höhere Wahrnehmungsschwellen haben als neutrale Reize. Dieser Effekt wird als Wahrnehmungsabwehr bezeichnet und mit der psychoanalytischen Kategorie der Verdrängung in Beziehung gesetzt. Dieser Effekt konnte in zahlreichen Studien in Bezug auf verschiedene Wahrnehmungsmodalitäten und Reizmaterialien nachgewiesen werden (einen Überblick dazu bei ERIKSEN & PIERCE, 1968). Weiters wurden individuelle Unterschiede im Ausmaß der Wahrnehmungsabwehr beobachtet, die mit unterschiedlichen Wahrnehmungsstilen erklärt wurden: Verdrängung (Repression) versus Sensitivierung (Sensitization). Dies führte zu einem eigenständigen persönlichkeitsorientierten Ansatz, der von BYRNE (1964) bzw. KROHNE (1975) ausgearbeitet wurde (siehe dazu Kapitel 2.6.6.1).

2.6.5 Bewältigungsmodelle auf kognitionspsychologischer Basis

2.6.5.1 Das Konzept der Bewältigung bei LAZARUS (1981, 1995)

Die Schwierigkeiten, eine befriedigende Systematik von Bewältigungsprozessen auszuarbeiten, zeigen die Revisionen, die LAZARUS an seiner Klassifikation von Bewältigungsmechanismen durchgeführt hat.
In seinen früheren theoretischen Arbeiten betonte LAZARUS zwei große Hauptkategorien von Bewältigungsmechanismen: instrumentelle Aktivitäten und direkte Aktionstendenzen (palliative Bewältigungsformen). LAZARUS & LAUNIER (1981) führen dann die vier Bewältigungsmodi ein, die unten ausführlich behandelt werden. FOLKMAN & LAZARUS (1980) wählen eine zusätzliche Kategorisierung in „problemorientiert" und „gefühlsorientiert". Diese Klassifizierung ist im Zusammenhang mit dem ersten von LAZARUS publizierten Erhebungsinstrument für Bewältigungsprozesse, der „Ways of Coping Checklist" (ALDWIN, FOLKMAN, SCHAEFER, COYNE & LAZARUS, 1980) entstanden (vgl. LÜTJEN, 1986).
Nach LAZARUS' jüngsten Veröffentlichungen (1995, 1999) besteht das Bewältigungsverhalten aus einer flexiblen, problemlösenden oder instrumentellen Funktion, sowie aus der Selbstregulation von negativen emotionalen Zuständen. Bewältigungsprozesse dienen zum einen der Verbesserung der Situation durch Anpassung der eigenen Aktionen oder Veränderung der bedrohlichen Situation, zum anderen zur Kontrolle, Aufrechterhaltung des Wohlbefindens und zum sozialen Funktionieren durch Veränderung der physischen und erlebnismäßigen Komponenten der durch Streß erzeugten Emotionen.
LAZARUS und seine Mitarbeiter (1981, 1984) klassifizieren die Bewertungsprozesse nach zeitlicher Orientierung, nach instrumentellem Schwerpunkt und nach Funktion.

Die zeitliche Orientierung

Bewältigungsprozesse können auf gegenwärtige oder vergangene Ereignisse (Schädigung / Verlust) als auch auf zukünftige Ereignisse (Bedrohung / Herausforderung) gerichtet sein. Auf die Gegenwart bezogene Formen kennzeichnen sich durch „Überwinden, Tolerieren, Erholen oder Neuinterpretation im gegenwärtigen Situationszusammenhang".

Der instrumentelle Schwerpunkt

Das Individuum hat die Wahl zwischen zwei instrumentellen Schwerpunkten für die Bewältigung. Einerseits kann er sich auf sich selbst konzentrieren oder auf die Umwelt. Hier lassen sich Ähnlichkeiten mit PIAGETS (1952) Theorie der Anpassungsprozesse finden, der zwischen Akkomodation und Assimilation unterscheidet.

Die Funktion des Bewältigungsverhaltens

Folgende Funktionen werden unterschieden:
♦ Änderung der gestörten Transaktion – Problemlösefunktion
♦ Regulierung der Emotion

Die Bewältigung kann darauf gerichtet sein, die gestörte Person-Umwelt-Beziehung zu ändern, wobei der Schwerpunkt entweder auf das Selbst oder auf die Umwelt gerichtet wird. Die zweite Möglichkeit besteht in der Bewußtmachung und in der anschließenden Regulierung der Emotion. Diese zweite Kategorie ist wichtig, da starke Emotionen, wie zum Beispiel Angst, häufig Bewältigungprozesse überlagern, indem sie zu Ablenkung oder selektiver Aufmerksamkeit führen.

Die Bewältigungsmodi

LAZARUS (1995) unterscheidet vier grundlegende Bewältigungsformen: Informationssuche, direkte Aktion, Aktionshemmung, intrapsychische Bewältigung.

Unter *Informationssuche* versteht LAZARUS (1995) die Herausfilterung jener Charakteristika einer streßreichen Situation, die eine Person zur Wahl bestimmter Bewältigungsstrategien oder zur Neueinschätzung der Schädigung oder Bedrohung benötigt. Die instrumentelle Funktion der Informationssuche ist Voraussetzungen zu schaffen, um eine Handlung durchführen zu können. Die emotionsregulierende Funktion der Informationssuche besteht in Form von Linderung einer streßreichen Situation, was zu einer Steigerung des Wohlbefindens führt, z.B. durch Prozesse der Rationalisierung oder Rechtfertigung einer bereits getroffenen Entscheidung. Dies kann jedoch dazu führen, daß die negativen Seiten der verfügbaren Information übersehen werden. Dieser Bewältigungsmodus wird vor allem in mehrdeutigen ungewissen Situationen angewendet.

Die *direkten Aktionen* umfassen alle Aktivitäten mit Ausnahme von kognitiven, mit denen eine Person streßvolle Situationen in den Griff zu bekommen versucht. Diese können sowohl auf die eigene Person als auch auf die Umwelt gerichtet sein, da beide potentiell veränderbar sind und zur Verbesserung einer streßreichen Person-Umwelt-Beziehung beitragen. Ziel solcher direkter Aktionen kann sein: vergangenes Leid zu bewältigen oder künftige Gefahren zu vermeiden.

Die *Aktionshemmung* beschreibt einen Spezialfall der direkten Handlung. Charakterisiert durch Inaktivität, stellt er die Unterdrückung eines Handlungsimpulses dar. Die Aktionshemmung ist dann angemessen, wenn eine Handlung nur Schaden anrichten würde.

Intrapsychische Bewältigungsformen sind all jene kognitiven Prozesse, die der Regulation von Emotionen dienen. Beim instrumentellen intrapsychischen Coping unternimmt das Individuum Selbstbeobachtungen, um sich seiner Kompetenzen zu vergewissern. Diese beziehen sich nicht nur auf Mechanismen der Selbsttäuschung oder der Abwehrmechanismen, sondern auch auf Vermeidung und Versuche der Distanzierung von einer Bedrohung, welche das Gefühl der subjektiven Kontrolle über die Bedrohung vermitteln (vgl. BACHLER & MATZKA, 1990).

HAAN (1982) kritisiert an der LAZARUS'schen Klassifikation, daß er „intrapsychische" Bewältigungsformen konzeptuell von kognitiv-informationssuchenden Formen trennt, indem er die intrapsychischen Strategien primär als Abwehrprozesse versteht. Weiters meint HAAN, daß direkte Aktion und Aktionshemmung nicht zwei separate Kategorien sondern zwei Pole eines Kontinuums darstellen.

2.6.5.2 Weitere kognitive Bewältigungsmodelle

Ein weitere interessanter Ansatz ist im Konzept von WHITE (1974) zu sehen. Er verwendet, ähnlich wie HAAN, die Begriffe Bewältigung, Abwehr und Fähigkeit (anstatt Fragmentierung). Diese Strategien sind Anpassungsmöglichkeiten. Durch das übergeordnete Konzept der Anpassung unterscheidet er sich aber von den psychodynamischen Theorien.

Eine etwas andere Einteilung tätigen FRENCH, RODGERS & COBB (1974) mit ihrem „person-environment-fit"-Konzept (P-E-fit). In ihrem eher formalen Ansatz bezeichnen die Autoren Coping als Änderung der Anforderungen oder Unterstützungsmöglichkeiten aus der Umwelt oder der Motive und Fähigkeiten der „objektiven" Person. Unter Meisterung verstehen sie eine Veränderung der faktischen Umstände, wohingegen eine Veränderung der Person als Anpassung

bezeichnet wird. Eine Änderung der subjektiven Person-Umwelt-Passung (P-E-fit) wird als Abwehr bezeichnet.
MILLER (1980) teilt in fünf Bewältigungsstrategien ein:
1. Rationale Bewältigung der Bedrohung
   Vorbereitung auf streßvolle Ereignisse
2. Unmittelbare Streßreduktion
   Minimierung der inneren Spannung und Angst
3. Verleugnung
   Kann vollständig (vergessen) oder teilweise erfolgen (nicht wahrhaben wollen)
4. Neudefinition der Situation
   Annahme, daß die Bedrohung ohne Konsequenzen bleibt
5. Verhaltensstörungen
   Treten erst nach Versagen aller anderer Mittel auf. Verhaltensstörungen können entweder das Endresultat von nicht bewältigtem Streß, eine Bewältigungsstrategie oder beides sein.
6. Aggression

Welche Strategie gewählt wird, ist abhängig von Faktoren wie dem körperlichen Zustand, der Persönlichkeit, der Konstitution, der Hilfe von außen etc. Es ist auch möglich, mehrere Bewältigungsstrategien gleichzeitig einzusetzen sowie über eine Reihe von Einzelaktionen die Bewältigung zu steuern. Nach jeder Aktion wird eine neue Beurteilung der Situation durchgeführt.

MOOS & BILLINGS (1982) versuchen die Einflüsse der LAZARUS'schen Konzeption mit anderen Modellen, vornehmlich dem von HAAN, zu verbinden. Sie unterschieden drei Hauptkategorien der Bewältigung:

Tabelle 10: Bewältigungskategorien nach MOOS & BILLINGS (1982, S. 219)

Einschätzungsorientierte Bewältigung	♦ logische Analyse ♦ kognitive Umdefinierung ♦ kognitive Vermeidung
Problemorientierte Bewältigung	♦ Informations- oder Ratsuche ♦ Problemlöseaktivitäten ♦ „alternative Belohnungen"
Gefühlsorientierte Bewältigung	♦ affektive Regulation ♦ resignierendes Akzeptieren ♦ emotionale Entladung

Obwohl diese Taxonomie wesentliche Elemente der bisher behandelten Coping-Ansätze zu vereinen sucht, kann auch diese Zusammenstellung nicht den Eindruck einer gewissen Beliebigkeit verhindern, da die Kategorien nicht genauer theoretisch hergeleitet oder integriert werden. Von BRAUKMANN & FILIPP (1984) wird hierzu das allgemeinpsychologische Konzept der Aufmerksamkeitsorientierung angeführt (LÜTJEN, 1986). Auch Kontrollüberzeugungen spielen bei Bewältigungsprozessen eine wichtige Rolle. KRAMPEN (1982) definiert sie als generalisierte Erwartungshaltungen eines Individuums darüber, ob es durch sein eigenes Verhalten Verstärker und wichtige Ereignisse in seinem Leben beeinflussen kann (internale Kontrolle) oder nicht (externale Kontrolle). KRAMPEN macht eine weitere Unterscheidung zwischen Externalität durch Gefühle der Machtlosigkeit und Abhängigkeit von mächtigen Personen und Externalität aufgrund einer fatalistischen Einstellung, nach der wichtige Ereignisse von Glück, Zufall oder Schicksal abhängig sind. Daran anschließend gilt als weitere wichtige Einflußgröße die Kausalattribution. In der Attributionstheorie wird die Wahrnehmung der Ursachen von eigenem und fremdem Verhalten und deren Auswirkungen auf Erleben und Verhalten untersucht. HEIDER (1958) gilt als Begründer der Attributionstheorie. Er teilt die Determinanten der bei einer Person wahrgenommenen Handlung in Kräfte der Person (internal) und Kräfte der Umwelt (external) auf. WEINER, FRIEZE, KUKLA, REED, REST & ROSENBAUM (1972) stellen ein zweidimensionales Klassifikationsschema vor: Die Dimension "Ort der Kontrolle" beinhaltet die Zurückführung eines Ereignisse auf die Kategorien HEIDERS (internal / external). Die Dimension Stabilität wird durch zeitliche Faktoren (stabil / variabel) beschrieben. ABRAMSON, SELIGMAN & TEASDALE (1978) erweiterten das Modell um die Dimension der Spezifität (global / für eine Person spezifisch) und MILLER & NORMAN (1979) führen eine vierte Dimension ein, die sich auf die subjektive Wichtigkeit des Ereignisses bezieht. WEINER, RUSSELL & LERMAN (1978) unterscheiden letztlich noch zwischen absichtlichen und unabsichtlichen Attributionen.

2.6.5.3 Handlungstheoretische Bewältigungsansätze

Die Handlungstheorie betrachtet die ständige Kontrolle und Korrektur der Handlung im Hinblick auf ein Ziel und ein inneres Modell der Zielerreichung. Ausgehend vom Modell der Test-Operate-Test-Exit (TOTE) – Einheiten von MILLER, GALANTER & PRIBRAM (1960) entwickelte HACKER (1973) eine Modifikation mit Vergleichs-Veränderungs-Rückkopplungs (VVR)–Einheiten.

Handlungspläne, die das Verhalten steuern, lassen sich als solche VVR-Einheiten darstellen. Organisiert sind diese Einheiten nicht in linearer Form, sondern hierarchisch. Darauf aufbauend stellte VOLPERT (1974) Kriterien für effizientes Handeln auf, die auf die adäquate Ausbildung von Handlungsplänen in sachlicher und zeitlicher Hinsicht bezogen sind. Auf diesen handlungstheoretischen Grundlagen bilden NITSCH & HACKFORT (1981) ein Modell, wobei sie von zwei grundlegenden Aktionen bei der Streßbewältigung ausgehen:
- Bedingungskontrolle
  Einfluß auf die Bedingungen, die zum Streß geführt haben
- Symptomkontrolle
  Direkte Einflußnahme auf das Symptom

Ähnlich wie LAZARUS nehmen NITSCH & HACKFORT eine Schwerpunktsetzung auf die Person selbst oder auf die Umwelt an.

Nach der Verhaltensregulationstheorie von SCHÖNPFLUG (1979) entsteht Streß nur dann, wenn minder- oder fehlregulatorische Bewältigungsmaßnahmen auf emotional belastende Handlungsunsicherheiten folgen.

2.6.6 Persönlichkeitsorientierte Ansätze (Trait-Konzepte)

Die meisten persönlichkeitsorientierten Theorien verstehen sich nicht als Widerspruch zu den transaktionistischen Auffassungen. Sie gehen ebenfalls, in unterschiedlichem Ausmaß, auf die Situationsabhängigkeit und die gegenseitige Beeinflussung von Person, Umwelt und Situation ein. Jedenfalls steht aber die handelnde Person im Mittelpunkt. KROHNE & ROGNER (1985) gehen davon aus, daß die prozeßorientierte Coping-Forschung einer dispositionellen Behandlung nicht im Wege steht. Grundsätzlich tendieren die persönlichkeitsorientierten Ansätze zur Festlegung von Copingstrategien. Dabei werden individuelle Unterschiede in der Wahrnehmung, in der Kategorisierung von Ereignissen und Unterschiede in den Einstellungen mit dem Bewältigungsprozeß verknüpft.

2.6.6.1 Repressors-Sensitizers-Konzept

Basierend auf Ansichten der Neopsychoanalyse und der Wahrnehmungsforschung (siehe Abschnitt 2.6.4.3) entwickelte sich ein Konzept, das von der Dichotomie Repression (Verdrängung) und Sensitization (Sensitivierung) ausgeht. Repression bedeutet, daß angstauslösende oder allgemein emotional negativ assoziierte Reize oder Situationen in der Wahrnehmung zurückgewiesen oder daran gehindert werden, in den bewußten Bereich vorzudringen. Der Gegenpol der Sensitivierung war immer schon begrifflich unklarer. Auf der Wahrnehmungsebene bezeichnete man diesen als Wahrnehmungsvigilanz, charakterisiert durch besonders kurze Reaktionszeiten auf angstauslösende Reize. Sensitizer neigen dazu, sich emotional negativ assoziierten Reizen oder Situationen zuzuwenden, ihnen verstärkt Aufmerksamkeit zu widmen, sich ihnen gegenüber besonders empfänglich und sensibilisiert zu verhalten. Diese Sensitivierung wird von BYRNE (1964) auch zu den Abwehrmechanismen gezählt. Schon 1961 entwickelte BYRNE ein Fragebogenverfahren zur Erfassung dieser beiden Dispositionen. In weiterer Folge spielte dieses Konzept eine zentrale Rolle in der Bewältigungsstilforschung.

KROHNE (1975) ordnet die psychoanalytischen Abwehrmechanismen in folgender Weise den Dimensionen Repression und Sensitization zu:

Tabelle 11: Zuordnung von Abwehrmechanismen durch KROHNE (1975, S. 58)

Repression	Sensitization
• Verdrängung	♦ Isolierung
• Verleugnung	♦ Intellektualisierung
• Reaktionsbildung	♦ Kompensation
• Verschiebung	♦ Depression (Selbstaggression)
• Sublimierung	♦ Projektion
• Identifikation (soziale Erwünschtheit)	♦ Phantasien und Tagträume
	♦ Zwangsneurotische Reaktionen
• Rationalisierung	
• Psychosomatische Störungen	

Letztendlich ist dieses Konzept ein eindimensionales bipolares Persönlichkeitskonstrukt. An beiden Polen befinden sich Individuen, die mit einem defensiven Bewältigungsverhalten in Ich-bedrohenden Situationen reagieren. Ein defensives Bewältigungsverhalten ist nach KROHNE (1978) definiert durch Rigidität, häufiges Auftreten und leichte Auslösbarkeit.

KROHNE & ROGNER (1985) nennen drei grundlegende Unterschiede der beiden Dispositionen:
♦ Richtung der Aufmerksamkeit
♦ Ausmaß der Antizipation künftiger Gefahr
♦ Art der ausgeübten Kontrolle

Tabelle 12 listet Unterschiede der beiden Bewältigungstypen auf.

Tabelle 12: Unterschiede zwischen Repressors und Sensitizers (KROHNE & ROGNER, 1985; zit. nach BACHLER & MATZKA, 1990)

Represser	Sensitizer
• vergessen viel leichter einen streßrelevanten Stimulus • beschäftigen sich weniger mit einer drohenden Gefahr • reagieren eher mit Verleugnung, Verweigerung und Blockierung • haben ein geringes Bedürfnis nach Strukturierung und Berechenbarkeit von Gefahren • sehen sich selbst und andere eher positiv • berichten verbal weniger Streß, zeigen jedoch intensivere Streßreaktionen	♦ richten ihre Aufmerksamkeit verstärkt auf streßrelevante Informationen ♦ beschäftigen sich vermehrt mit einer drohenden Gefahr ♦ orientieren sich in Leistungssituationen chronisch an Mißerfolgen ♦ haben ein starkes Bedürfnis nach Strukturierung und Berechenbarkeit von Gefahren ♦ sehen sich selbst und andere eher negativ ♦ kontrollieren verstärkt Informationen und das eigene Verhalten

KROHNE & ROGNER (1985) führen zwei weitere Gruppen ein. Die „Nicht-Defensiven" liegen im Mittelbereich zwischen den beiden Polen. Sie bewältigen Streßinformationen flexibel und eher situationsangemessen und ihre Handlungen sind realitätsgerecht. Die „erfolglosen Bewältiger" zeigen zwar variables Bewältigungsverhalten, berücksichtigen aber nur wenig die Situation. Sie werden von den Autoren mit „Hochängstlichen" gleichgesetzt. Durch diese Erweiterung erreichen KROHNE & ROGNER eine Trennung zwischen ängstlicher und nicht defensiver Variabilität.

WEINSTEIN, AVERILL, OPTON & LAZARUS (1968) kritisieren, daß der Unterschied zwischen Repressern und Sensitzern lediglich aus verbalen Angstmaßen, nicht jedoch aus unterschiedlichen physiologischen Indikatoren resultiert. ASENDORPF, WALLBOTT & SCHERER (1983) meinen, daß das R-S-Konstrukt nicht klärt, ob Represser tatsächlich Angst verdrängen oder einfach weniger ängstlich sind. WHITE & WILKINS (1973) vermuten, daß die Wahrnehmungsabwehr bei Repressern durch die Wahrnehmung des eigenen physiologischen Erregungszustandes determiniert sein könnte. BOUCSEIN &

FRYE (1974) merken an, daß der Zusammenhang zwischen physiologischer Reagibilität und dem R-S-Maß abhängig ist von den situativen Bedingungen, die vermutlich die Stärke des Streßerlebnisses beeinflussen und daß es extrem hohe Korrelationen mit den Konstrukten Ängstlichkeit, emotionale Labilität und Neurotizismus zeigt. HARE (1966) zeigte, daß Represser eine höhere physiologische Reagibilität auf Streßreize zeigen als Sensitizer. Auch EPSTEIN & FENZ (1967) und STEIN (1971) sind der Ansicht, daß extreme angstauslösende Bedingungen bei Repressern zu einer höheren physiologischen Reagibilität führen als bei Sensitizern. Weniger starke angstauslösende Bedingungen führen zu keinen Unterschieden oder umgekehrten Reagibilitätsausprägungen (vgl. AMELANG & BARTUSSEK, 1990).

2.6.6.2 Typologisierung nach Typ A und Typ B von FRIEDMAN & ROSENMAN

Das von FRIEDMAN & ROSENMAN (1975) entwickelte Konzept der Typologisierung nach A und B ging aus den klinischen Beobachtungen der beiden Ärzte vor allem im Zusammenhang mit kardiovaskulären Krankheiten hervor. Hierbei konzentrierten sie sich in ihren Studien vor allem auf den Typ A. Die Haltung eines A-Typs ist geprägt durch „eine Gruppe von Emotionen und Gewohnheiten, die man bei jedem Menschen antrifft, der sich aggressiv, unablässig und chronisch bemüht, immer mehr Aufgaben in immer weniger Zeit zu schaffen, und dabei gegen den Widerstand der Dinge oder der anderen Menschen kämpft, wenn es nötig ist" (FRIEDMAN & ROSENMAN, 1975, S. 73). Nach Untersuchungen von BRENGELMANN & MICHL (1982) ist der A-Typ stark neurotisch, leistungsorientiert und mäßig introvertiert. In Streßsituationen mit Kontrollverlust ist er leicht verwundbar und zeigt einen hohen Erregungsgrad. Ein B-Typ ist das Gegenteil des A-Typs. ROSENMAN & CHESNEY (1982) definieren Typ-B-Verhalten als „...relatively relaxed, deferent, satisfied and unhurried" (zit. nach DELISTRATY, GREENE, CARLBERG & RAVER, 1992, S. 264). Dieser kann zwar genauso ehrgeizig und auf beruflichen Erfolg orientiert sein, aber seine Persönlichkeit gibt ihm mehr Sicherheit.
LAZARUS & FOLKMAN (1984) beschreiben das Modell des Typ-A-Verhaltens mit drei zusammenhängenden und interagierenden Konzepten:
- set of beliefs about oneself and the world
- a set of values converging in a pattern of motivation or commitment
- a behavioral lifestyle

SCHWARZER (1987) faßt die Merkmale des Typ-A-Verhaltens in sechs Punkten zusammen:

Tabelle 13: Charakteristika des Typ-A-Verhaltens (SCHWARZER, 1987)

Typ - A - Verhalten
• intensives Bedürfnis, selbstgesetzte oder unscharf definierte Ziele anzustreben
• Tendenz mit anderen in Wettbewerb zu treten
• besondere geistige und körperliche Handlungsbereitschaft
• ständiges Bedürfnis nach Anerkennung und Vorwärtskommen
• Tendenz, die Ausführung aller Handlungen zu beschleunigen
• ständige Involviertheit in unterschiedliche Aktivitäten unter Zeitdruck

Das Konstrukt des Typ-A-Verhaltens ist trotz des hohen Grads an Aufmerksamkeit, der ihm gewidmet wurde, wissenschaftlich als nicht ganz unproblematisch anzusehen, da es nach PRICE (1982) an Präzision der Charakteristika und am theoretischen Hintergrund mangelt. Unklar ist, wie die einzelnen Komponenten des Typ-A-Verhaltens zusammenhängen, wie sie erworben und aufrechterhalten werden. PRICE (1982) führt dies auf die atheoretische Natur der epidemiologischen und klinischen Forschung zurück. In einer Metaanalyse aus 100 Studien explorierte sie 31 Typ-A-Verhaltenscharakteristika, von denen lediglich 9 in einem Fünftel dieser Studien übereinstimmend erwähnt werden (in der Reihenfolge der Bedeutung):

(a) Konkurrenzverhalten
(b) Zeitdruck
(c) Aggressivität
(d) Antrieb
(e) Streben nach Erfolg
(f) besorgt oder an Termine gebunden
(g) Ehrgeiz oder Wunsch nach Weiterkommen
(h) beschleunigtes Tempo
(i) Ungeduld

Aufgrund der uneinheitlich verwendeten Typ-A-Verhaltenscharakteristika und des mangelnden Theoriehintergrundes schlägt PRICE (1982) ein kognitives Modell sozialen Lernens vor, in dem die Beziehungen der einzelnen Typ-A-Verhaltensmuster aufgezeigt werden.

Auf physiologischer Ebene weisen Personen mit Typ-A-Verhalten nach FLETCHER (1991) in Streßsituationen eine stärkere sympathische Nervenerregung auf: So findet man während des Tages höhere Katecholamin-Spiegel als bei Typ-B-Personen. Aus Zwillingsstudien geht hervor, daß die psychophysiologische Reaktivität teilweise genetisch determiniert ist. Andere Studien sprechen von Konditionierbarkeit. Weiters zeigen Typ-A-Personen in unkontrollierbaren Situationen erhöhte Adrenalin- und Kortisolausschüttungen. In kontrollierbaren Situationen ist die erhöhte Adrenalinausschüttung verbunden mit einer unterdrückten Kortisolausschüttung. Typ-A-Personen leiden nach ROSENMAN & CHESNEY (1982) vor allem unter solchen Stressoren, deren Kontrollierbarkeit (internal vs. external) nicht lokalisiert werden kann. Typ-A-Personen neigen dazu trotz größerer körperlicher Streßreaktionen deutlich weniger Belastungsempfindungen anzugeben, da sie als Coping-Strategien häufiger Verleugnung und Verdrängung einsetzen. Diese Verleugnung bzw. Verdrängung negativer Aspekte streßiger Situationen führt zu einer vermehrten Ausdauer gegenüber Streß und zu einer verspäteten medizinischen Hilfesuche. Nach ENGEBRETSON & MATTHEWS (1992) stehen nicht alle Typ-A-Charakteristika in Zusammenhang mit vaskulären Krankheiten, sondern nur einzelne Dimensionen. Für einen ischämischen Insult stellt z.B. die Dimension „Anspannung" (tenseness) einen unabhängigen Risikofaktor dar (KIM, YOON, LEE, YOO, KIM, CHOI-KWON & LEE, 1998).

Im Rahmen dieses Typologisierungskonzeptes sind Tausende von Studien durchgeführt worden, die anstatt zu einer Klärung des Konstrukts eher zu mehr Verwirrung geführt haben. Manche Forscher schlagen vor, das Konstrukt überhaupt aufzugeben, da die widersprüchlichen Ergebnisse keine ausreichende theoretische Grundlage liefern.

2.6.6.3 Habituelle Streßbewältigungsmaßnahmen nach JANKE, ERDMANN, BOUCSEIN & KALLUS (1985)

JANKE und seine Mitarbeiter entwickelten ein Konzept (1985), bei dem sie 19 verschiedene Streßbewältigungsstrategien unterscheiden. Sie konzentrieren sich dabei nicht nur auf kognitive Prozesse, sondern auch auf verhaltensorientierte. Diese Bewältigungsmaßnahmen sind nach Angaben der Autoren relativ unabhängig und zeitlich stabil. Die Strategien lassen sich in drei klar und drei weniger klar umrissene Faktoren einteilen.

Tabelle 14: Die Faktoren des Streßmodells von JANKE et al. (1985)

Faktor	Bezeichnung
1	Emotionale Betroffenheit und Aufgeben
2	Aktive Kontrollversuche von Belastungssituationen und -reaktionen
3	Kognitive Bewältigung durch Bewertungsveränderung
4	Ausweichen und Ablenkung
5	Hilfeerwartung durch andere
6	Alternativverstärker

Die Autoren gehen von folgenden theoretischen Grundannahmen aus:
- Eine Streßphase wird mit Prozessen beantwortet, die als Ziel ihre psychosomatische Ausgangslage wieder erreichen wollen, oder, die eine weitere Abweichung von der Ausgangslage verhindern. Dies beinhaltet sowohl biologisch-physiologische Anpassungsmechanismen als auch psychische Vorgänge.
- Zeitkonstanz
Die Streßbewältigungsmaßnahmen sind als habituelle Persönlichkeitsmerkmale aufzufassen. Dieser Annahme folgt eine hinreichende Wiederholungszuverlässigkeit.
- Situationskonstanz
Die Art der Belastungssituation übt nur einen geringen Einfluß auf die spezifische Streßbewältigung aus.
- Reaktionskonstanz
Die Streßbewältigungsmaßnahmen werden nicht spezifisch zur Reduktion bestimmter Belastungsreaktionen benutzt.
- Mehrdimensionalität
Es können mehrere voneinander unabhängige Streßbewältigungsmaßnahmen unterschieden werden.
- Unabhängigkeit
Die Streßbewältigungsmaßnahmen werden von anderen Persönlichkeitsmerkmalen nicht entscheidend beeinflußt.
- Die Streßbewältigungsmaßnahmen sind den Personen so weit bewußt, daß sie verbal abfragbar sind.

Die Streßsituation zeigt in Abhängigkeit der Streßbewältigungsmaßnahmen folgende Auswirkungen:
Maßnahmen wie *Bagatellisieren* und *Herunterspielen durch den Vergleich mit anderen* korrelieren negativ mit einer subjektiven Streßreaktion.
Maßnahmen wie *Selbstbemitleidung, Resignation, Vermeidungstendenz, gedankliche Weiterbeschäftigung* korrelieren positiv mit einer subjektiven Streßreaktion.
Bei beiden lassen sich aber bezüglich objektiver / vegetativer Meßwerte keinerlei bzw. nur unsystematische Beziehungen feststellen. Ein Vergleich mit der R-S-Skala ergab, daß der Faktor „emotionale Betroffenheit und Aufgeben" eher mit der Tendenz zur Sensitization verknüpft ist und der Faktor „kognitive Bewältigung durch Bewertungsveränderung" eher mit Repression.
Die Streßverarbeitungsweisen lassen sich nach ihrer Art, Zielrichtung und Funktion und ihrer Wirksamkeit unterscheiden:

- Nach der Art unterscheidet man einerseits aktionale bzw. handlungsbezogene Strategien wie Flucht, Angriff, soziale Kontaktaufnahme und komplexe Handlungen, die auf Veränderung bzw. Beseitigung von Belastungssituationen und/oder -reaktionen abzielen. Andererseits gibt es intrapsychische Strategien, die aus kognitiven Prozessen wie Ablenkung, Abwertung, etc. bestehen.
- Nach Zielrichtung und Funktion ist eine Unterscheidung möglich, ob sich Maßnahmen auf die Belastungsreaktion oder eher auf die Belastungssituation und damit indirekt auf die Belastungsreaktion richten.
- Nach der Wirksamkeit können Verarbeitungsweisen in streßerniedrigende und streßerhöhende eingeteilt werden.

JANKE et al. versuchen die Streßbewältigungsmaßnahmen auf zwei Grundtendenzen zurückzuführen: aktive Bewältigung (direkte Kontrolle von Belastungssituation und psychischen Reaktionen) versus passive/defensive Bewältigung. Eine differenziertere Einteilung in drei Gruppen mit positiven Strategien und eine Gruppe mit negativen Strategien nehmen JANKE & ERDMANN (1997) in der Revision zum SVF-120 vor. Schon ORENDI (1982) trennt offensive von defensiven Strategien. Unter offensiven Strategien versteht sie individuelle Beeinflussung der Situation durch Beseitigung oder Reduktion der streßauslösenden Bedingungen und individuelle Beeinflussung der Situation durch Aneignung von Fertigkeiten und Kenntnissen. Defensive Strategien sind gekennzeichnet durch individuelle Veränderung der Wahrnehmung, der Bewertung der Anforderungen und der Folgen des

Verhaltens sowie Vermeidung oder Neubewertung der Situation und Ausblenden der zu erwartenden negativen Folgen. JANKE et al. schränken ein, daß ihr Konzept für die individuelle Diagnostik nur sehr beschränkt einsetzbar ist. Die theoretischen Grundannahmen seien noch nicht genügend empirisch überprüft.

2.6.6.4 Zusammenfassende Aspekte bei BEUTEL (1988)

BEUTEL nimmt an, daß personale Ressourcen das Bewältigungsgeschehen maßgeblich beeinflussen. Er unterscheidet die personalen Ressourcen in interne und externe. Als psychologische oder interne Copingressourcen bezeichnet man Persönlichkeitsvariablen, die helfen sollen, Belastungssituationen zu widerstehen oder zu bewältigen. Externe Ressourcen beziehen sich auf hilfreiche Aspekte der Umgebung. Im Unterschied zu den Verarbeitungsstrategien handelt es sich hier um übergreifende Persönlichkeitsvariablen, denen spezifische Verarbeitungsstrategien zugrunde liegen (BEUTEL, 1988).

Diese Persönlichkeitsvariablen, die BEUTEL (1988) in Selbstkonzeptvariablen und Ich-Funktionen unterteilt, können sich günstig oder ungünstig auf die Streßverarbeitung auswirken (siehe Tabelle 15).

Tabelle 15: Persönlichkeitsvariablen nach BEUTEL (1988, S. 72)

Selbstkonzeptvariablen	Ich-Funktionen
♦ Selbstwertgefühl	♦ Intelligenz
♦ Selbstwirksamkeit	♦ Ich-Stärke
♦ Hardiness (Streßresistenz)	♦ Problemlösefähigkeiten
♦ interpersonales Vertrauen	♦ Selbstbehauptung
♦ Optimismus	♦ Toleranz von Ambiguität
♦ Vorerfahrung in Bewältigung	♦ Frustrationstoleranz
♦ aktive Copingorientierung	♦ soziale Kompetenz
♦ Kontrollüberzeugungen	♦ Sensitization
♦ religiöse Überzeugungen	♦ Feldorientierung
♦ Gesundheitsüberzeugungen	♦ Repression
♦ Fatalismus	
♦ Hilflosigkeit	
♦ Hoffnungslosigkeit	

☐ eher förderlich   ▓ eher hinderlich   ▒ a priori unentscheidbar

2.6.6.5 Streßanfälligkeit versus Widerstandsfähigkeit

Menschen reagieren zum Teil sehr unterschiedlich auf Streßereignisse. Verschiedene Einschätzungen und Reaktionen führen zu anderen Ergebnissen. Dies führte die Forschung zum Konzept der Streßanfälligkeit (Vulnerabilität) versus Streßresistenz (Widerstandsfähigkeit). Auf Seite der Reaktionen ist die Anfälligkeit laut NITSCH (1981d) abhängig einerseits von der Intensität der Streßreaktion (beschleunigte Auslenkung aus dem Gleichgewicht, verstärkte Auslenkung und/oder länger anhaltende Auslenkung) und andererseits von der Generalität der Streßreaktion. Das Konstrukt der Streßanfälligkeit hat sich aus der noch zu behandelnden Erforschung von chronischem Streß bzw. ungünstigen Lebensbedingungen und kritischen Lebensereignissen entwickelt. Schon in den 40er Jahren führten HARROWER & GRINKER (nach GRINKER, 1967) einen Streßtoleranz-Test mit Kriegsheimkehrern durch, der ein Maß für die Fähigkeit, Streßstimuli auszuhalten, angeben sollte. Laut BODENMANN (1997) ist die aktuelle Streßreaktion weiters abhängig vom vorherigen Streßniveau und der Fähigkeit der Streßbewältigung. AX (1967, zit. nach KNOBLOCH, 1977) führt die Streßtoleranz auf Motivation und beide Merkmale auf physiologische Lernerfahrungen zurück. Die Bedeutung früher Lernerfahrungen für die Ausbildung durch Einwirkung der Schlüsselpersonen in der Erziehung wird durch GROEN & BASTIAANS (1975) hervorgehoben, wobei sie auch einen genetischen Anteil berücksichtigen. In ähnlicher Weise sprechen auch WERNER & SMITH (1992) von umgebungs- und konstitutionell bedingten Grundlagen der Widerstandsfähigkeit. In einer über 30jährigen prospektiven Studie versuchte WERNER herauszufinden, welche Faktoren ausschlaggebend sind für die Unterschiede in der Bewältigung von konstitutionellen Risikofaktoren und belastenden Lebensereignissen. Ihre Ergebnisse deuten daraufhin, daß sich Personen gegenüber ungünstigen Lebensumständen als resistent erweisen, wenn sie während des ersten Lebensjahres die Gelegenheit hatten, eine stabile Bindung zu einer konstanten Betreuungsperson aufzubauen. Später bilden sie ein Autonomieverhalten aus, daß sie in Risikosituationen nach Unterstützung suchen läßt. Erfolgreiche Adaption ist nur bei einem fließenden Gleichgewicht zwischen belastenden Lebensereignissen und protektiven Faktoren möglich. Überwiegen die streßvollen Ereignisse, kann auch das widerstandsfähigste Individuum Probleme entwickeln.

2.7 Streßursachen

Die Bedingungen, die Streß auslösen können, sind aufgrund der Komplexität des Phänomens an sich, ebenso vielfältig und uneinheitlich. In der Forschung ist man sich einig, daß Streß kurzfristig wie langfristig ungünstige Wirkungen auf die psychische und physische Gesundheit des Menschen haben kann. Letztendlich haben sich auch ganze Forschungszweige der Untersuchung und Theorienbildung (Krisentheorie, life-event-Forschung) von Stressoren gewidmet. Aufgrund der vielen wissenschaftlichen Zugangsweisen ist es dementsprechend schwierig eine allgemein gültige Einteilung der Stressoren vorzunehmen. MÜLLER-LIMMROTH (zit. nach TROCH, 1979) schlägt eine Einteilung in physische, psychische, mentale und soziale Stressoren vor. Physische Stressoren können einerseits jede Art körperlicher Aktivität sein, weiters physikalische Bedingungen wie Lärm, Hitze, Kälte oder auch körperliche Prozesse wie z.b. eine Immunreaktion auf Viren. Unter mentalen Stressoren versteht man jegliche geistige Anforderung. Psychische und soziale Stressoren sind wesentlich schwieriger zu trennen. Psychische Stressoren interagieren meist im sozialen Feld mit Umweltbedingungen des Individuums. Hierzu können Überforderung, Unterforderung, Entscheidungszwang, Angst, Konflikte, soziale Isolierung, etc. zählen, vor allem aber auch die kognitive Bewertung von Ereignissen.

JANKE et al. (1985) differenzieren fünf Gruppen von Stressoren:
- Äußere Stressoren (Lärm, Gefahrensituationen)
- Behinderung bei der Befriedigung von primären Bedürfnissen
- Leistungsstressoren (Überforderung nach Zeitdruck)
- Soziale Stressoren (interpersonale Probleme)
- Konflikte (Ungewißheit über Erfolg oder Mißerfolg von Bewältigungsversuchen

ELLIOT & EISDORFER (1982) teilen Stressoren nach zeitlichen Gesichtspunkten ein in:
- Akute zeitlimitierte Ereignisse (z.B. bevorstehende Operation)
- Streßvolle Ereignissequenzen (eine Ereignis initiiert weitere Ereignisse, z.B. Kündigung)
- Chronisch intermittierende Streßereignisse (periodisch wiederkehrende Ereignisse, z.B. Nachbarschaftsstreitigkeiten)
- Chronische Streßbedingungen (z.B. Chronischer Arbeitsstreß)

2.7.1 Krisentheorie

Im Mittelpunkt des krisentheoretischen Ansatzes steht immer eine akut belastende Lebenssituation, die das psychische Wohlbefinden eines Individuums oder einer sozialen Gruppe ernsthaft geschädigt hat. Der krisentheoretische Ansatz hat sich in enger Verbindung zur Praxis entwickelt, während der Streß- oder Copingansatz eine eher theoretisch-forschungsorientierte Geschichte aufweist. Ein Spezialfall dieser krisentheoretischen Behandlung ist die (unten genauer dargestellte) „life-event-Forschung".

Das erste ausführliche Krisenmodell wurde von G. CAPLAN (1961, 1964) formuliert. Im Rahmen seiner gemeindepsychologischen Forschungen stellte er fest, daß vor dem Ausbruch akuter psychischer Erkrankungen bedeutsame Lebensveränderungen in der psychosozialen Lebenssituation von Patienten stattgefunden haben. CAPLAN betrachtete eine Krise als „Imbalance zwischen der Schwierigkeit und Wichtigkeit eines Problems und den Ressourcen, die momentan zur Verfügung stehen, um damit fertig zu werden" (CAPLAN, 1964, S. 39; zit. und Übers. nach LÜTJEN, 1986).

GOLAN (1983) beschreibt die wichtigsten Grundlagen der Krisentheorie in 10 Punkten:

1. Krisensituationen betreffen den Lebensverlauf von Einzelnen, Familien, Gruppen, sogar von "Gemeinwesen und Staaten", und haben ihren Anfang in einem bedrohlichen Ereignis, das durch äußere Einwirkungen oder "inneren Druck" entstanden sein kann.
2. Das bedrohliche Ereignis stört das innere Gleichgewicht eines Menschen und versetzt ihn in einen Zustand der Verletzlichkeit. In einer Reihe "voraussagbarer" Phasen versucht das Individuum, sein Gleichgewicht wieder zu erlangen, durch vertraute Problemlösungsstrategien, bei Mißerfolg durch "Notfallmechanismen".
3. Eine akute Krise ist erreicht, wenn diese Mechanismen versagen und ein "auslösender Faktor" endgültig zu psychischer Desorganisation führt.
4. Während dieses Verlaufes erlebt das betroffene Individuum die belastenden Ereignisse primär als bedrohlich, als einen Verlust oder als eine Herausforderung (vgl. die Parallele zum LAZARUS-Modell).
5. Die unterschiedlichen Ereignisbewertungen rufen unterschiedliche emotionale Reaktionen hervor: bei Bedrohung steigt die Angst, bei Verlust folgen Depression und Trauer, die Herausforderung zieht gleichzeitig gesteigerte Angst und Hoffnung nach sich.

6. Eine Krisensituation stellt keine pathologische psychische Erscheinungsform dar, sondern sie ist als reale Umweltauseinandersetzung eines Menschen zu betrachten. Durch eine Krise können allerdings alte unbewältigte psychische Konflikte wiederbelebt werden.
7. Jede Krise setzt sich aus einem Ablauf "voraussagbarer Stadien" zusammen, d.h. emotionale Reaktionen und sonstige Verhaltensweisen lassen sich allgemein vorherbestimmen; es kann aber auch ein Fehlen bestimmter Phasen konstatiert werden, was auf Stagnation in der Bewältigung schließen läßt.
8. Die Phase der akuten Desorganisation oder des Ungleichgewichts ist in der Regel auf 4-6 Wochen begrenzt.
9. In der Zeit der Krise ist der Mensch besonders empfänglich für Hilfsangebote, da seine üblichen Abwehrmechanismen geschwächt sind und sich die normalen Bewältigungsmuster als unzureichend erwiesen haben. Deswegen stellt eine Krise auch eine günstige therapeutische Interventionsmöglichkeit dar.
10. In der abschließenden Reintegrationsphase kann das Individuum eine neue Entwicklungsstufe erreichen, so daß nachfolgende kritische Lebenssituationen besser bewältigt werden können. Erfährt das betroffene Individuum in der akuten Phase jedoch zu wenig Unterstützung, kann durch die Krise auch eine gravierende psychopathologische Entwicklung eingeleitet werden (zit. nach LÜTJEN, 1986).

An dieser Charakterisierung wird deutlich, daß psychische Krisen nicht ausschließlich als akute persönliche Notlagen verstanden werden, die für das Individuum nur "störenden" oder schädigenden Einfluß haben. Krisen bieten auch immer die Chance zu psychischer Neuorganisation oder persönlichem Wachstum.

GOLAN unterscheidet auf phänomenologischer Ebene drei Arten von Krisen:
- Natur- und Zivilisationskatastrophen
- Entwicklungs- und Übergangskrisen
- Situationsbedingte Krisen

Zum ersten Typus zählen unterschiedliche Ereignisse wie Überschwemmungen, Wirbelstürme, Zugunglücke oder Kriege. Von Entwicklungskrisen spricht GOLAN, wenn ihr Anlaß in Ereignissen eines „normalen" Lebenszyklus zu suchen ist. Hier läßt sich auch an ERIKSONS (1966) Entwicklungstheorie anknüpfen. Als Übergangskrisen sind diejenigen kritischen Wendepunkte benannt, die dem individuellen Lebenszyklus eine

neue Ausrichtung geben. Situationsbedingte Krisen sind dadurch charakterisiert, daß sie in der Regel durch ein unerwartetes oder zufälliges bedrohliches Ereignis ausgelöst werden.
Wie GOLAN dargestellt hat, sollen Krisen in einer Reihe voraussagbarer Phasen ablaufen.
CAPLAN (1964) entwickelte ein 4-Phasenmodell. Auf jeder dieser Stufen kann eine Spannungsreduktion oder eine Lösung des Problems zu einer Verbesserung des Krisenverlaufs beitragen.

Tabelle 16: CAPLANS (1964) Phasenmodell der Krisenbewältigung

Phase 1	Spannungssteigerung mit Anstoß zur habituellen Problemlösung
Phase 2	weitere Spannungssteigerung mit Zuständen von Verwirrung und Hilflosigkeit
Phase 3	Mobilisierung der letzten Kräfte und von Notfall-Mechansimen
Phase 4	Zusammenbruch mit größter psychischer Desorganisation

CAPLANS Modell umschreibt einen sich zunehmend verschlimmernden Krisenverlauf. Dem stehen nun andere Konzeptionen gegenüber, die einen positiven Abschluß von Krisenereignissen betonen. HOROWITZ (1979) entwickelte ein eher kognitiv orientiertes Modell. Demnach folgt dem Auftreten von negativen Ereignissen ein „Aufschrei", danach werden Versuche der Verleugnung des Ereignisses unternommen. Dem folgen „Einbruch-Erlebnisse" wie Angst-Attacken, Alpträume, etc. Die „Durcharbeiten"-Phase und die Abschlußphase der „Wiederherstellung" beschreiben dann die Wendung ins Positive.
LÜTJEN (1986) versucht ein differenzierteres Modell aufzustellen, das er aus der Integration der Konzepte von HAMBURG, HAMBURG & DE GOZA (1953), HOROWITZ (1979), KÜBLER-ROSS (1971), PARKES (1978) und WEISMAN (1979) entwickelte (siehe Tabelle 17).
Zusätzlich zu den 4 Phasen läßt sich die Abfolge danach strukturieren, ob das Individuum aus subjektiver Notwendigkeit eher zu assimilieren (die Gegebenheiten an die persönlichen Verarbeitungsstrukturen anzupassen) gezwungen ist, oder ob es langsam seine Verarbeitungsmechanismen an das Ereignis akkomodieren, also konstruktiv anpassen kann. Diese Entwicklung von assimilierenden zu akkomodierenden Phasen läßt sich inhaltlich auch als Übergang von Notfall- zu Genesungsmechansimen verstehen (vgl. HAMBURG et al., 1953).

Tabelle 17: Phasenmodell der Krisenbewältigung von LÜTJEN (1986, S. 65)

PHASE	EINZELMECHANISMEN BEI EHER POSITIVEM VERLAUF	EINZELMECHANISMEN BEI EHER NEGATIVEM VERLAUF
1. Mobilisierung	Alarm (PA) Aufschrei (HO)	existentielle Notlage (WE)
2. Abwehr	Verleugnung (HA, HO, KR) Verdrängung (HA) Gefühlskontrolle (HA) Regression (HA) Schuldgefühle, Wut und Zorn (PA, KR)	wahnhafte Realitätsverleugnung (HA) Einbruch (HO)
3. Verarbeitung	Durcharbeiten (HO) Gewöhnung und Milderung (WE) Verhandeln (KR) Wiederherstellung von Selbstwert und persönlichen Beziehungen, Mobilisierung von Hoffnung, Übergang von Passivität zur Aktivität (HA)	Identifizierung mit dem verlorenen Objekt, Verlust des Selbst (PA) Rückfall (WE) Grübeln über Verlust (HA, PA)
4. Abschluß	Zustimmung (KR) Vollendung (HO) Aufbau einer neuen Identität (PA)	Verschlechterung, Verfall (WE) Depression (KR) prolongierter Gram, exzessive Reaktionsformen (PA)

"ASSIMILIERENDE" PHASEN: 1, 2
"AKKOMODIERENDE" PHASEN: 3, 4

HA = Hamburg et al. 1953
HO = Horowitz 1979
KR = Kübler-Ross 1971
PA = Parkes 1978
WE = Weisman 1979

2.7.2 Kritische Lebensereignisse – Life-event-Forschung

Der bekannteste Forschungszweig, der sich mit der Phänomenologie und den Konsequenzen von Streßursachen beschäftigt ist die sogenannte „life-event-Forschung" oder Erforschung kritischer Lebensereignisse. Besondere Bedeutung erlangte die Erforschung kritischer Lebensereignisse durch die Publikationen von HOLMES & RAHE, insbesondere durch die Einführung der Social Readjustment Rating Scale (1967, siehe Tabelle 18). HOLMES & RAHE definieren „life-events" in diesem Rahmen als solche, „deren Eintritt entweder eine bedeutsame Veränderung im aktuellen Lebensmuster des Individuums erfordert oder auf eine solche hindeutet" (S. 217).
Die Forschergruppe um BARBARA DOHRENWEND sieht streßreiche Lebensereignisse als „objective occurences of sufficient magnitude to bring about changes in the usual activities of most individuals who experience them" (DOHRENWEND, KRASNOFF, ASKENASY & DOHRENWEND, 1982; zit. nach TURNER & WHEATON, 1995, S. 29).

FILIPP (1995b, S.24) führt folgende Kriterien von kritischen Lebensereignissen an:
1. eine raumzeitliche, punktuelle Verdichtung eines Geschehensablaufs
2. Stadien des relativen Ungleichgewichtes
3. die Tatsache ihrer emotionalen Nichtgleichgültigkeit

Diese raumzeitliche, punktuelle Verdichtung eines Geschehensablaufes innerhalb und außerhalb einer Person kann im Strom der Erfahrungen lokalisiert werden. Stadien des relativen Ungleichgewichtes entstehen, wenn die Kongruenz zwischen Person und Umwelt ein Mindestmaß unterschreitet und eine Neuorganisation des Person-Umwelt-Gefüges erforderlich macht, um adaptives Funktionieren zu gewährleisten. Die Quelle des entstandenen Ungleichgewichtes kann sowohl in der Person (z.B. Verlust religiöser Überzeugungen) als auch in der Umwelt (z.B. Verlust eines Angehörigen) liegen.

HULTSCH & CORNELIUS (1995) differenzieren über die Lebensspanne und historische Zeit hinweg drei interagierende Klassen von Lebensereignissen:
1. altersbezogene
2. zeitbezogene
3. non-normative Lebensereignisse.

Tabelle 18: Die Social Readjustment Rating Scale von HOLMES & RAHE
(1967; zit. nach JORASCHKY & KÖHLE, 1981, S. 181)

Biographische Ereignisse	Adaptationsleistung in Punktwerten
1. Tod des Ehepartners	100
2. Scheidung	73
3. Eheliche Trennung	65
4. Gefängnis	63
5. Tod eines nahen Angehörigen	63
6. Persönliche Verletzung/Krankheit	53
7. Heirat	50
8. Kündigung	45
9. Eheliche Wiederversöhnung	45
10. Pension	45
11. Geänderter Gesundheitszustand eines Familienmitgliedes	44
12. Schwangerschaft	40
13. Sexuelle Schwierigkeiten	39
14. Hinzukommen eines neuen Familienmitgliedes	39
15. Geschäftliche Neuorientierung	39
16. Veränderungen im finanziellen Status	38
17. Tod eines nahen Freundes	37
18. Geänderte Arbeitsinhalte	36
19. Veränderte Häufigkeit der Auseinandersetzung mit dem Ehepartner	35
20. Darlehen über 25.000,–DM	31
21. Vorzeitige Kündigung eines Darlehens	30
22. Veränderte Verantwortung bei der Arbeit	29
23. Sohn oder Tochter verlassen Heim	29
24. Schwierigkeiten mit Verwandten	29
25. Außergewöhnliche persönliche Erfolge	28
26. Ehefrau beginnt oder beendet Arbeit	26
27. Beginn oder Ende von Schule	26
28. Veränderte Lebensbedingungen	25
29. Revidieren persönlicher Einstellungen	24
30. Schwierigkeiten mit dem Chef	23
31. Veränderte Arbeitszeiten oder -bedingungen	20
32. Veränderungen des Wohnsitzes	20
33. Veränderungen in der Schule/Ausbildung	20
34. Veränderte Form der Erholung	19
35. Veränderung in kirchlichen Aktivitäten	19
36. Veränderung in sozialen Aktivitäten	18
37. Darlehen weniger als 25 000,–DM	17
38. Veränderte Schlafgewohnheiten	16
39. Geänderte Häufigkeit familiärer Zusammentreffen	15
40. Veränderte Eßgewohnheiten	13
41. Ferien	13
42. Weihnachten	12
43. Kleinere Gesetzesübertretungen	11

Altersbezogene Lebensereignisse werden Heirat, Geburt eines Kindes, Schulanfang, Pubertät, Menopause, Eintritt in den Ruhestand und all jene Ereignisse bezeichnet, die mit der ontogenetischen Entwicklung des Individuums korrespondieren und eine hohe Korrelation mit dem chronologischen Alter aufweisen. Der Eintritt solcher Ereignisse kann auf biologischen Faktoren und/oder auf sozialen Normen beruhen. Die auf die historische Zeit bezogenen Lebensereignisse, stellen z.B. Krieg, technologischer Wandel, ökonomische Krisen, Völkerwanderungen, u.a. dar.

Die non-normativen Ereignisse, die nur lose mit ontogenetischen und soziokulturellen Veränderungen zusammenhängen, umfassen einerseits Lebensereignisse, die auf relativ kleine Gruppen einer Population begrenzt sind, wie z.B. Fluten, Dürrezeiten, temporäre Arbeitslosigkeit, oder andererseits die für einzelne Personen hinsichtlich ihres Zeitpunktes im Lebenslauf einzigartig sind, wie z.b. Scheidung, Tod des Ehegatten, beruflicher Auf- bzw. Abstieg.

Jede Klasse enthält weitere deskriptive Unterscheidungscharakteristika hinsichtlich Lebensereignis (z.B. Erwünschtheit, Kontrollierbarkeit, Vorhersehbarkeit) und zeitlicher Ablauf (Zeitpunkt, Dauer, synchroner Verlauf).

FILIPP stellte in jüngster Zeit (1995b) ein sehr differenziertes heuristisches Analysemodell der Auseinandersetzung mit und Bewältigung von kritischen Lebensereignissen dar (siehe Abbildung 6).

Es werden mehrere zeitliche Ebenen, die physikalisch definierte Zeit, die historische Zeit (z.B. Einordnung von Wirtschaftskrisen) und/oder die subjektive Zeit (psychologische Zeit) verwendet.

Die einzelnen Analyseeinheiten können in folgender Weise klassifiziert werden:
1. Vorauslaufende Bedingungen (Antezedenzmerkmale)
2. Konkurrente Bedingungen in der Person (Personenmerkmale)
3. Konkurrente Bedingungen in der Situation (Kontextmerkmale)
4. Lebensereignis X als die zu einem Zeitpunkt sich konkretisierende und beobachtbare Zäsur in der Person-Umwelt-Beziehung (Ereignismerkmale)
5. Prozesse der Auseinandersetzung mit und Bewältigung von Lebensereignis X auf unterschiedlichen Ebenen des Verhaltenssystems der Person (Prozeßmerkmale)
6. Effekte der Auseinandersetzung mit und Bewältigung von Lebensereignis X, die sich sowohl in der Person wie auch in der Lebenssituation manifestieren (Konsequenzmerkmale)

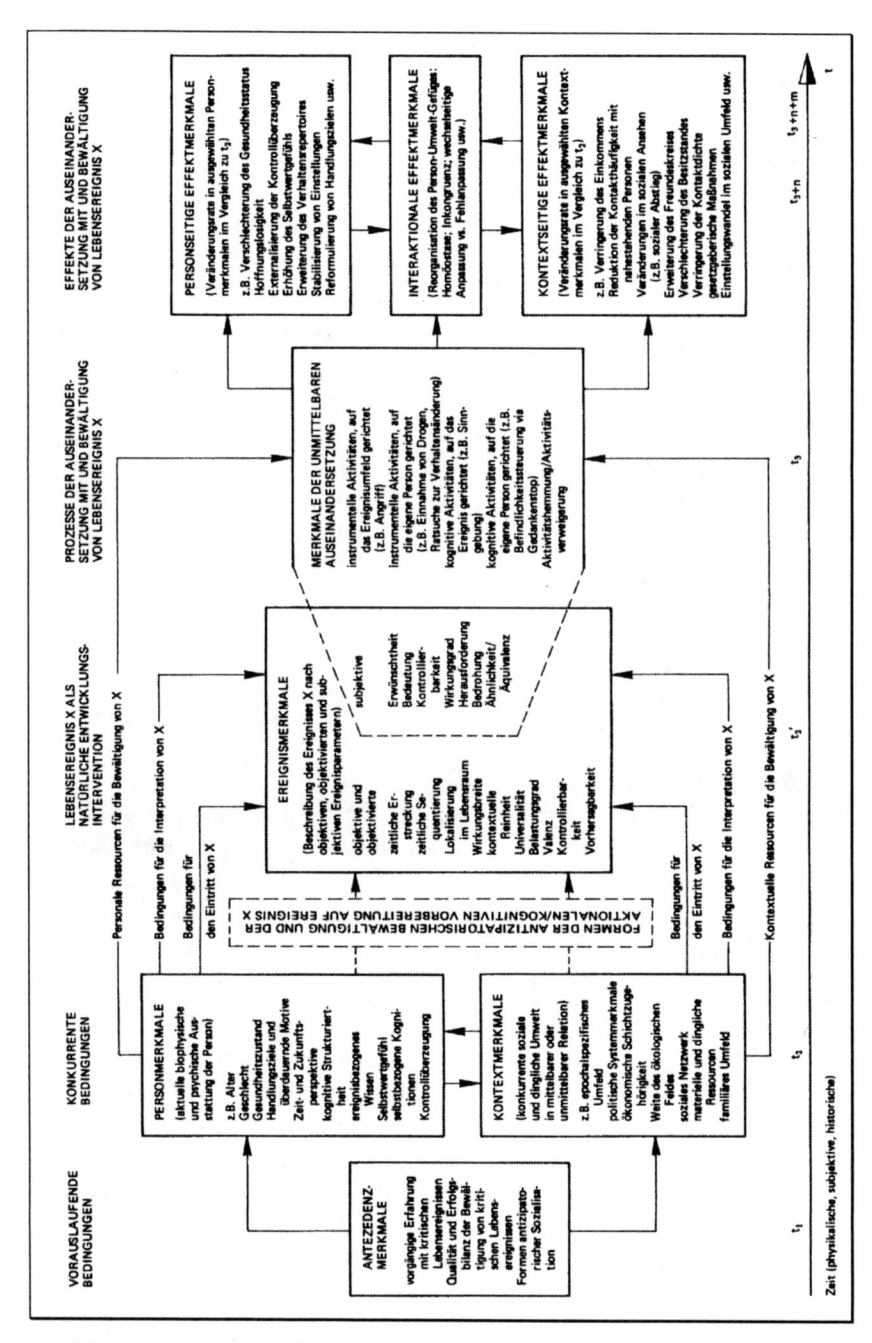

Abbildung 6: Analysemodell für kritische Lebensereignisse von FILIPP (1995b, S. 10)

Die *Antezedenzmerkmale* (vorauslaufenden Bedingungen) stellen eine Art Bewältigungsgeschichte dar. Hierzu gehören vorgängige Erfahrung, Qualität und Erfolgsbilanz der Bewältigung und Formen antizipatorischer Sozialisation. Sie stellen Prädiktoren für die Art und Effektivität der Bewältigung von kritischen Lebensereignissen dar. Die Wahrscheinlichkeit, ein kritisches Lebensereignis effektiv zu bewältigen, steigt, wenn eine Person auf bereits bewährte Bewältigungsmuster zurück greifen kann, eine hohe Bewältigungskompetenz aufgrund einer hohen Erfolgsbilanz bei der Bewältigung bisheriger Ereignisse aufweist und Wissen über künftige Ereignisse sowie deren Bewältigung besitzt.

Als *Personmerkmale* gelten physische und psychische Ausstattung zu einem gegebenen Zeitpunkt. Personenmerkmale ermöglichen eine hohe Vorhersagewahrscheinlichkeit über die subjektive Ereigniswahrnehmung und -bewertung, über Veranlagungen zu bestimmten Risiken und über den Einsatz physischer und psychischer Ressourcen (Verhaltensrepertoire, Temperaments-merkmale, Kontrollüberzeugungen). Mittels demographischer Persönlichkeitsmerkmale läßt sich die spezifische Qualität von Lebensereignissen mit einer gewissen Wahrscheinlichkeit vorhersagen.

Kontextmerkmale können die Wahrnehmung und Einschätzung von Lebensereignissen bedingen, Ressourcen bei der Auseinandersetzung mit und Bewältigung von Lebensereignissen darstellen und Bindungen für den Eintritt bzw. Nicht-Eintritt bestimmter Ereignisse sein. Historische Ereignisse, wie z.B. Naturkatastrophen und Kriege, erhöhen die Eintretenswahrscheinlichkeit bestimmter weiterer kritischer Lebensereignisse, wie z.B. den Tod von Angehörigen. Eine starke Einbindung in ein soziales Beziehungsgefüge und das damit einhergehende hohe Ausmaß an sozialer Unterstützung erhöht die Wahrscheinlichkeit kritische Lebensereignisse zu bewältigen.

Bei den *Ereignismerkmalen* wird zwischen objektiven, objektivierbaren und subjektiven Ereignisparametern unterschieden. Objektive Ereignismerkmale sind unabhängig von subjektiven Einschätzungen, wie z.B. die zeitliche Dauer. Als objektivierbare Ereignismerkmale werden angesehen: Belastungsgrad (z.B. Lärm), die Valenz (Ausmaß der Erwünschtheit), die Kontrollierbarkeit und Vorhersagbarkeit. Subjektive Ereignisparameter stellen individuelle Prozesse der Wahrnehmung und Einschätzung von Lebensereignissen als für die Person kritisch, belastend, bedeutend, erfreulich, herausfordernd, u.v.a. dar.

Bei den *Prozeßmerkmalen* werden Formen der unmittelbaren Auseinandersetzung auf zwei Dimensionen unterschieden. Die erste Dimension charakterisiert den Fokus (Ereignis, Umwelt, Person), auf den diese Formen der

unmittelbaren Auseinandersetzung gerichtet sind. In der zweiten Dimension, der Handlungsebene, sind instrumentell-zielgerichtete Handlungen von kognitiven Aktivitäten abgehoben beschrieben.
Die Aktivitätshemmung und Aktivitätsverweigerung stellen eine sich über die zwei Dimensionen erstreckende, eigenständige Kategorie dar. Diese Form der unmittelbaren Bewältigung kann zu unterschiedlichen Zeitpunkten der Auseinandersetzung auftreten und in ihrer Intensität von einer momentanen Lähmung bis hin zu tiefgreifender Hilflosigkeit reichen.
Da nach FILIPP (1995b) das Theoriedefizit der kritischen Lebensereignisse nicht erlaubt, *Konsequenzmerkmale* für das Gelingen der Bewältigung von Belastungen im sozialen Funktionieren und im Wohlbefinden der Person zu sehen, schlägt sie unverbindliche, prozessuale, personenseitige, interaktionale und kontextseitige Effektmerkmale vor (siehe Abbildung 6).

2.7.3 Chronischer Streß

Aufgrund ihrer besonderen Natur haben kritische Lebensereignisse die Forschung mehr beschäftigt als längerdauernde, nicht so außergewöhnliche, chronische Streßereignisse. WHEATON (1997) definiert Chronischen Streß folgendermaßen: „(1) does not necessarily start as an event, but develops slowly and insidiously as a continuing problematic condition in our social environments and roles and (2) typically has a longer time course than life events, from onset to resolution" (S. 53).
Chronischer Streß ist ein fortdauerndes Problem ohne eigentliches Ende, das in der Struktur der sozialen Umwelt ihren Ursprung hat. WHEATON nennt neun Formen für chronischen Streß:

- Bedrohungen
- Anforderungen
- Strukturelle Zwänge
- Komplexität
- Unsicherheit
- Konflikt
- Beschränkung von Wahlmöglichkeiten
- Geringe Wertschätzung
- Verlust von Ressourcen

2.7.4 Weitere wichtige Ursachen

BODENMANN (1997) unterscheidet drei wichtige Kategorien für Streßursachen:
➢ Kritische Lebensereignisse (s.o.)
➢ Entwicklungsaufgaben (siehe Krisentheorie)
➢ Tägliche Widrigkeiten (daily hassles)

Unter den täglichen Widrigkeiten werden meist kleine unbedeutende Ereignisse verstanden, die aber in Summe und mit anderen Gegebenheiten zu einem größeren Streßprozeß führen können. Sie sind charakterisiert durch: Unvorhersehbarkeit, geringere Intensität, höhere Frequenz, betreffen meist Einzelpersonen.

Laut WEBER & KNAPP-GLATZEL (1988) tragen tägliche Belastungen über die Zeit nicht minder zur Genese physischer Störungen bei, als die großen kritischen Lebensereignisse.

Weitere, hier nur erwähnte, Ansätze beziehen sich auf Rollenbelastungen (PEARLIN, 1983), Lebensschwierigkeiten (BROWN & HARRIS, 1978) oder Traumas (NORRIS, 1992).

2.8 Streßuntersuchung – Streßerfassung

2.8.1 Grundlegende Fragen

Die Weitläufigkeit und Komplexität der Streßmaterie bringt mit sich, daß die Untersuchung und Erfassung von Streß vor große Probleme gestellt wird. NITSCH (1981d) führt drei Hauptproblembereiche an, die die Streßforschung zu bewältigen hat und die im Folgenden behandelt werden sollen:

Das Problem der Untersuchungsstrategie

Hierbei spielt das Dilemma zwischen wissenschaftlicher Reinheit und praktischer Brauchbarkeit sowie zwischen theoretischer Systembildung und methodischer Exaktheit eine große Rolle. Sieht man von Details der Versuchsplanung ab, so lassen sich Grundstrategien bei Streßuntersuchungen danach unterscheiden, ob der Schwerpunkt auf der Erfassung von Merkmalsverbreitungen oder auf Merkmalszusammenhänge gelegt wird. Bei Verbreitungs- oder Verteilungsanalysen (epidemiologische Studien) geht es darum, Häufigkeit und Verbreitung von Streßdeterminanten und Streßfolgen zu ermitteln. Zusammenhangsanalysen dagegen zielen auf die Aufdeckung von

Bedingungs-Folgen-Ketten, wobei deren praktische Bedeutsamkeit erst einmal außer acht gelassen wird. Die einfachste und in der Streßforschung gebräuchlichste Art der Zusammenhangsanalyse stellen Korrelationsstudien dar.

Das Problem der Operationalisierung

Bei der Operationalisierung streßrelevanter Merkmale stellen sich folgende Probleme: die kontrollierte Einführung von Streß in die Untersuchungssituation und die quantitative Erfassung des jeweiligen Streßzustandes.
NITSCH führt folgende Möglichkeiten zur Streßinduktion an:
a) Über die Eigenerfahrung durch Ankündigung oder Einführung eines Stressors, was als wirksamste Methode gilt.
b) Über die Vorstellung von bestimmten Stressoren oder Streßzuständen. Die Wirksamkeit hängt in diesem Fall von der Vorstellungsfähigkeit und der Compliance des Probanden ab. Zu nennen wäre hier der Streßverarbeitungsfragebogen von JANKE et al. (1985).
c) Über die Beobachtung anderer Personen in Streßsituationen (z.B. Filmdarbietung). Die Wirksamkeit hängt von der Möglichkeit des Hineinversetzens, der Identifizierung ab.
d) Über die Mitteilung streßender Ereignisse durch andere in persönlicher Kommunikation. Hier hängt die Wirksamkeit von der positiven emotionalen Beziehung zwischen Sender und Empfänger ab.

Jedoch ergeben sich bei der Streßinduktion Probleme zur Glaubwürdigkeit der Situation, zur Eindimensionalität von Stressoren, zu individuellen Unterschieden in der Anfälligkeit gegenüber Stressoren und in der Kontrolle der Motivation.

Neben der Streßinduktion liegt das zweite grundlegende Problem in der Streßmessung selbst. Es stellen sich Fragen nach geeigneten Indikatoren und geeigneten Meßtechniken.

Das Problem der Untersuchungsauswertung

Das Spektrum möglicher Probleme bei der Auswertung von Streßuntersuchungen reicht von fehlerhaften Ausgangsdaten bis hin zu Unschärfen in den statistischen Verfahren der Datenverarbeitung. Grundsätzlich lassen sich drei Problembereiche abgrenzen:
1) mangelnde statistische Qualität der Ausgangsdaten
2) Ausgangswertabhängigkeit von Veränderungswerten
3) Integration von Daten, die auf unterschiedlichen Meßdimensionen und Meßniveaus liegen (NITSCH, 1981d).

2.8.2 Streßindikatoren

Bei der Bestimmung von Streßindikatoren stehen nach NITSCH (1981d) folgende Ansätze im Vordergrund:
a) Reizvariablen als Streßindikatoren
   Es wird dabei von einer definierten Beziehung zwischen bestimmten Reizen (Stressoren) und resultierendem Streßzustand ausgegangen. Aus dem Vorliegen von Streßreizen wird ein entsprechender Streßzustand erschlossen.
b) Reaktionsvariablen als Streßindikatoren
   Hierbei besteht die Annahme einer definierten Beziehung zwischen Streßzustand und Streßreaktion, so daß bestimmte Reaktionen einen vorangegangenen Streßzustand anzeigen.

Sowohl Reiz- als auch Reaktionsindikatoren werden durch verschiedenste Methoden erhoben. Die psychologische Wissenschaft hat seit jeher versucht, Streß mittels psychometrischer Testverfahren zu erfassen. Die Anzahl der Testverfahren ist in den letzten Jahren und Jahrzehnten sprunghaft angestiegen. So wird vermutet, daß es allgemein über 10.000 psychologische Testverfahren gibt. Sucht man in der für den deutschen Sprachraum ausschlaggebenden Datenbank *Psyndex Plus* mit dem Modul *Testfinder* nach dem Begriff Streß, so erhält man 304 Eintragungen. Erweitert man die Suche auf Wortverbindungen mit den Wortstämmen „streß-, bewältig-, belast- und coping-" so erhält man ganze 944 (!) Ergebnisse (Stand März 2001). Demnach ist die im Folgenden dargestellte Aufstellung von Testverfahren nur eine kleine Auswahl der wichtigsten, bekanntesten und gebräuchlichsten Instrumente.
Den *Reizindikatoren* sind vor allem Verfahren zur subjektiven Situationsbeschreibung zuzuordnen, wobei äußere Belastungsverfahren durch Selbstaussagen erfaßt werden.
[Die Auswahl ist angelehnt an BRÜDERL (1988), COHEN et al. (1995), FILIPP & BRAUKMANN (1995), NITSCH (1981d), RÜGER et al. (1990), TESTZENTRALE (1996)].

Tabelle 19: Psychometrische Testverfahren zur Erfassung von Reizindikatoren

Testverfahren	Abkürzung	Autoren
Skalen zur Selbsteinschätzung von Reizvariablen		
Arbeitsbeschreibungsbogen	ABB	Neuberger & Allerbeck (1978)

Arbeitswissenschaftliche Erhebungsverfahren zur Tätigkeitsanalyse	AET	Rohmert & Landau (1979)
Belastungsfragebogen	BELA	Boucsein, Erdmann & Albrecht (1978)
Fragebogen zu Arbeitsanalyse	FAA	Frieling & Hoyos (1978)
Fragebogen zur Bewältigung kritischer Lebensereignisse		Billings & Moos (1981)
Fragebogenskalen zur Erfassung der subjektiven Belastung		Weyer & Hodapp (1975)
Forschungsinstrument zur Erfassung bedeutender Lebensereignisse	FEBL	Ahammer, Angleitner, Braukmann, Filipp & Olbrich (1979)
Impact of Event Scale	IES	Horowitz, Wilner & Alvarez (1979)
Impact of Study Stress Scale	ISSS	Horowitz et al. (1980)
Life Change Inventory	LCI	Costatini, Braun, Davis & Iervolino (1974)
Life Crisis History	LCH	Antonovsky & Kats (1967)
Life Events Inventory	LEI	Cochrane & Robertson (1973)
Life Experiences Survey	LES	Sarason, Johnson & Siegel (1978)
Recent Life Change Questionnaire	RLCQ	Rahe (1975)
Schedule of Recent Experience	SRE	Hawkins, Davies & Holmes (1957)
Social Readjustment Rating Scale	SRRS	Holmes & Rahe (1967)
Skalen zur Fremdeinschätzung von Reizvariablen		
Geriatric Social Readjustment Questionnaire	GSRQ	Amster & Krauss (1974)
Life Event Record		Hibler (1975)
Life Event Schedule	LES	Brown (1974)
Life Events and Difficulties Schedule	LEDS	Brown & Harris (1978)
Münchner Ereignis Liste		Wittchen, Essau, Hecht, Teder, Pfister (1989)
PERI Life Events Scale	PERI-LES	Dohrenwend, Askenasy, Krasnoff & Dohrenwend (1978)
Standardized Event Rating System	SEPRATE	Dohrenwend, Raphael, Schwartz, Stueve & Skodol (1993)
Structured Event Probe and Narrative Rating Method		Dohrenwend, Raphael, Schwartz, Stueve & Skodol (1993)
Structured Events Questionnaire	SEQ	Brown (1974)

Einen Überblick über die wichtigsten *Reaktionsindikatoren* gibt MCGRATH (1970).
Er bildet folgende vier Gruppen:
a) Somatische Indikatoren
b) Erlebnisindikatoren
c) Verhaltensindikatoren
d) Leistungsindikatoren
Somatische oder physiologische Indikatoren sind aufgrund ihrer Mehrdeutigkeit und Abhängigkeit von verschiedensten Einflußgrößen mitunter sehr problematisch. Eine besondere Schwierigkeit besteht in der Beeinflussung der Meßgrößen durch den Meßvorgang selbst. Zu den meist erfaßten somatischen Indikatoren zählen physikalische Parameter (wie Blutdruck, Pulsfrequenz, Pulswellengeschwindigkeit, Atemfrequenz, Hauttemperatur), bioelektrische Parameter (Elektroenzephalogramm, Elektrokardiogramm, Elektromyogramm, elektrodermale Aktivität), biochemische Parameter (Stoffwechselabbauprodukte und Hormonkonzentrationen – Katecholamine, Corticosteroide, Serotonin, Endorphine – sowie immunologische Parameter) als auch vokale Frequenzparameter (neuerdings bekannt geworden durch eine vom israelischen Geheimdienst entwickelte und vor einigen Jahren dem kommerziellen Markt zugänglich gemachte Software zur Messung von Veränderungen der Frequenzbänder der menschlichen Stimme unter Streßbedingungen; in seiner ursprünglichen Form als moderner Lügendetektor angewandt).
Eine weitere Gruppe reaktionsbezogener Indikatoren stellen durch Selbstaussageverfahren erfaßte Erlebnisindikatoren dar.

Tabelle 20: Psychometrische Verfahren zur Erfassung von Reaktionsindikatoren

Testverfahren	Abkürzung	Autoren
Globale Streß-Skalen		
Perceived Stress Index	PSI	Jacobs & Thornton (1970)
Perceived Stress Scale	PSS	Cohen, Kamarck & Mermelstein (1983)
Stress Appraisal Measure	SAM	Peacock & Wong (1990)
Subjective Stress Scale	SSS	Neufeld & Davidson (1972)

Verfahren zur Erfassung von Bewältigungsstilen (Selbsteinschätzung)		
Coping- & Defense-Skalen	CDS	Joffe & Naditch (1977)
Coping Humor Scale		Martin & Lefcourt (1983)
Coping Mechanisms Questionnaire		McCrae (1984)
Coping Skala		Sidle, Moos, Adams & Cady (1969)
Coping Skala		Billings, Cronkite & Moos (1983)
Coping Strategies Inventory	CSI	Quayhagen & Quayhagen (1982)
Coping-Inventory		Horowitz & Wilner (1980)
Coping-Items		Pearlin & Schooler (1978)
Coping-Skala		Gilbert & Holohan (1982)
Erholungs-Belastungs-Fragebogen	EBF	Kallus (1995)
Fragebogen zur Erhebung von Streßerleben und Streßbewältigung im Kindesalter	SSK	Lohaus, Flee, Freytag & Klein-Heßling (1996)
Fragebogen zum Umgang mit belastenden Situationen im Verlauf	UBV	Reicherts & Perrez (1993)
Operationalisierung der Bewältigung von Ärger und Feindseligkeit		Harburg, Blakelock & Roeper (1979)
Präoperativer Coping Fragebogen		Böhm & Dony (1984)
Regressive Coping Checklist		Kobasa (1982)
Repression-Sensitization-Traitskala	RST	Krohne et al. (1985)
Self-Control Schedule	SCS	Rosenbaum (1980)
Situativer Reaktionsfragebogen		Erdmann & Janke (1978)
Streßverarbeitungsfragebogen	SVF	Janke, Erdmann & Boucsein (1985)
Streßverarbeitungsfragebogen (SVF 120)	SVF-120	Janke & Erdmann (1997)
Ways of Coping Checklist (Revised)	WOC	Folkman & Lazarus (1988)
Verfahren zur Erfassung von Bewältigungsstilen (Fremdeinschätzung)		
Berner Bewältigungsformen	BEFO	Heim, Augustiny, Blaser & Schaffner (1991)
Inhaltsanalytische Bestimmung des Bewältigungsverhaltens		Ramshaw & Stanley (1981)
Thematischer Apperzeptionstest (Spezielle Version)	TAT	Coelho, Silber, Hamburg (1962)

Verfahren zur Erfassung der Selbsteinschätzung des Abwehrverhaltens		
Abwehrskala		Heilbrun (1982)
Defense Mechanism Inventory	DMI	Gleser & Ihilevich (1969)
Fragebogen zur Erfassung kognitiver Bewältigungsstrategien		Rösler & Kühl (1981)
Fragebogen zu Konfliktbewältigungsstrategien	FKS	Hentschel, Hickel & Hiemers (1990)
Fragebogen zur Erfassung von Abwehrmechanismen und Abwehrstilen		Bond, Gardner, Christian & Sigal (1983)
Haan-Skalen		Haan (1982)
Life Style Index		Plutchik, Kellerman & Conte (1979)

Verfahren zur Erfassung von Fremdeinschätzung des Abwehrverhaltens		
Denial Scale	HCDS	Hackett & Cassem (1974)
Ego Profile Scale		Semrad, Greenspon & Feinberg (1973)
Fremdratings adaptiver Abwehrmechanismen		Vaillant (1977)

Verfahren zur Erfassung der augenblicklichen Befindlichkeit		
Befindlichkeits-Skala	Bf-S	v. Zerssen (1976)
BMS(I)-Erfassungsbogen	BMS-(I)	Plath & Richter (1978)
Eigenschaftswörterliste	EWL	Janke & Debus (1978)
Eigenzustandsskala	EZ	Nitsch (1976)

Verfahren zur Erfassung allgemeiner Aspekte der Angst (Eigenschafts- und Zustandsangst)		
Angstbewältigungsinventar	ABI	Krohne, Kürsten & Hubel (1987)
Courtauld Emotional Control Scale	CECS	Watson & Greer (1983)
Differential Emotion Scale	DES	Izard (1972)
IPAT Anxiety Scale	8 PF	Catell & Schreier (1963)
Kinder-Angst-Test	KAT	Thurner & Tewes (1975)
Manifest Anxiety Scale	MAS	Spence & Spence (1966)
Multiple Affect Adjective Check List	MAACL	Zuckerman (1966)
State-Trait-Angst Inventar	STAI	Laux, Glanzmann, Schaffner & Spielberger (1981)

Verfahren zur Erfassung von Prüfungs-, Leistungs-, Schul- und Testangst		
Angstfragebogen für Schüler	AFS	Wieczerkowski et al. (1981)
Mannheimer Prüfungsangstfragebogen	MPF	Groffmann, Zschintzsch & Kornfeld (1978)
Schulangst-Test	SAT	Husslein (1978)
Test Anxiety Inventory	TAI	Spielberger et al. (1978)
Test Anxiety Scale	TAS	Sarason (1978)

Verfahren zur Erfassung subjektiver Beschwerden		
Beschwerde-Liste	B-L	v. Zerssen (1975)
Freiburger Beschwerdeliste	FBL	Fahrenberg (1994)
Gießener Beschwerdebogen	GBB	Brähler & Scheer (1995)
Liste psychosomatischer Beschwerden		Fleckenstein (1975)

Verfahren zur Erfassung von Einstellungen und Überzeugungen		
Fragebogen zur Erhebung von Kontrollüberzeugungen zu Krankheit und Gesundheit	KKG	Lohaus & Schmidt (1989)
Fragebogen zu Kompetenz- und Kontrollüberzeugungen	FKK	Krampen (1991)
Health Opinion Survey	HOS	Krantz, Baum & Wideman (1980)
IPC-Fragebogen zu Kontrollüberzeugungen	IPC	Krampen (1981)
Skalen zur Erfassung von Hoffnungslosigkeit	(H-Skalen)	Krampen (1994)

Verfahren für allgemeine und spezifische Krankheitsbilder und deren Verarbeitung		
Antidepressive Activity Questionnaire		Rippere (1977)
Antidepressive Behavior Measure	ABM	Parker & Brown (1979)
Erfassung des Prozesses der Krankheitsbewältigung		Jäger (1985)
Freiburger Fragebogen zur Krankheitsverarbeitung	FKV	Muthny (1989)
Illness Behavior Questionnaire	IBQ	Pilowski & Spence (1975)
Liste antidepressiver Verhaltensweisen		Hautzinger (1979)
Psychosocial Adjustment to Illness Scale	PAIS	Kaplan de Nour (1981)

Skalen zur Fremd- und Selbsteinschätzung der Adaptionsprozesse und der emotionalen Verfassung bei Herzpatienten		Davies, Osterkamp & Salm (1980)
Trierer Skalen zur Krankheitsbewältigung	TSK	Klauer & Filipp (1993)

Diese Verfahren haben als Einschränkungen vor allem Sprachgebundenheit, Zeitaufwand, Retest-Probleme und sozial erwünschte Antworten aufzuweisen. Einige der mit der Erfassung von Erlebnisindikatoren verbundenen Schwierigkeiten können zwar durch die Verwendung von Verhaltensindikatoren (z.b. die Erfassung von Mimik, Pantomimik, Gestik, Bewegungsunsicherheit) und Leistungsindikatoren (z.B. Qualität und Quantität von Aufgabenlösungen) umgangen werden, es stellen sich jedoch dann andere neue Probleme.

2.9 Streß und Krankheit

2.9.1 Allgemeine Überlegungen und Systematik

Die Annahme, daß viele Krankheiten ganz spezifische Ursachen haben, läßt sich bei genauerer Analyse nur in Ausnahmefällen aufrechterhalten. Meist spielen sehr viele Faktoren in einer komplexen Wechselwirkung und in einem Netz von Bedingungsmechanismen zusammen, gekoppelt mit reizunspezifischen Reaktionen, die dann als Produkt eine Basis zur Entstehung von Krankheiten liefern. Selbst das Entstehen von Infektionskrankheiten ist nicht allein abhängig von bestimmten Krankheitserregern, sondern zusätzlich von krankheitsbegünstigenden Vorbedingungen. Viele Krankheiten sind somit auch nicht zwangsläufige Folgen äußerer Einwirkungen, sondern sind Nebenprodukte oder bedingte Reaktionen unangemessener Anpassungsversuche des Organismus.

Grundlagen für die Entstehung von Anpassungskrankheiten sind aus biologischer Sicht nach KURTSIN (1976): (1) die übermäßige Produktion von Anpassungshormonen (Katecholamine, Glucocorticoide) mit Auswirkungen auf den Stoffwechsel und die Immunabwehr oder (2) ein zu geringer Gehalt oder ein starker Abfall adaptiver Hormone im Blut und die Veränderung der relativen Hormonkonzentration im Verhältnis der einzelnen Hormone zueinander.

Die Streßreaktion fungiert als Bindeglied zwischen psychosozialen Reizen und somatischen Krankheiten. So wird Streß als (Mit-)Ursache für organische Krankheiten wie Hypertonie, Schlaganfall, Myokardinfarkt, Asthma, Magen-Darmgeschwüre, Krebs oder auch psychiatrische Krankheiten gesehen. NITSCH beschreibt in diesem Zusammenhang Krankheiten als Fehlanpassungsfolge mit bedingenden Faktoren wie gestörtem Gleichgewicht, Blockierung von Abwehrmechanismen und mißlungene Wiederanpassungsversuche.
Mögliche Beziehungen zwischen Streß und Krankheit werden in folgender Systematik deutlich (NITSCH, 1981c):

1. Streßabhängigkeit von Krankheiten
   a) Streß als krankheitsverursachender Faktor
      Die Annahme, daß Streß als ein notwendiger und hinreichender Ursachenfaktor in der Krankheitsentstehung gilt, wird bis auf wenige Ausnahmen (Post-traumatisches Streßsyndrom) bezweifelt. Gesichert dagegen gilt, daß Streß einen nicht notwendigen, aber hinreichenden krankheitsverursachenden Faktor darstellt.
   b) Streß als krankheitsdisponierender Faktor
      Streß erhöht die Krankheitsanfälligkeit aufgrund verringerter Abwehrreserven, mangelnder Erholungsfähigkeit und unangemessener Bewältigungsversuche.
   c) Streß als krankheitsbegünstigender Faktor
      Streß beschleunigt, verschlimmert oder verlängert eine streß-unabhängig entstandene Krankheit. Er bestimmt Ausbruch und Verlauf einer Krankheit. Weiters bestimmt psychischer Streß nicht nur die Regenerationsfähigkeit, sondern auch die Regenerations- und Behandlungsbereitschaft.
2. Krankheit als Streßfaktor
   Eine Krankheit ist selbst ein Streßzustand, auf den der Organismus entsprechend reagiert. Organische Krankheiten können weitere somatische oder psychische Krankheiten nach sich ziehen.
3. Krankheitsvorbeugung und -behandlung durch Streß
   Dosierter Streß (im Sinne von Eustress) kann die Anpassungsfähigkeit an spätere Streßsituationen erhöhen (vgl. dazu das Streßimpfungstraining von MEICHENBAUM, 1975). Hierzu zählen zum Beispiel körperliche Aktivitäten oder Elemente der Verhaltenstherapie wie Reiz-Exposition oder Systematische Desensibilisierung.

Letztendlich stellt sich hier die Frage unter welchen Bedingungen führt Streß zu Krankheiten. Wiederum wird es sich dabei um ein multifaktorielles Geschehen handeln, in dem Personenmerkmale (Vulnerabilität, Typ A, etc.), Umweltmerkmale (Einflüsse physikalischer und psychischer Natur, life-events, daily hassles, etc.), direkte oder indirekte Einflüsse (krankheitsbeeinflussende Effekte unabhängig oder abhängig von Verhaltensgewohnheiten wie Rauchen, berufliches Überengagement, etc.) und spezifische oder unspezifische Wirkungen zusammenspielen.

Nicht unerheblich ist in diesem Zusammenhang die Bedeutung von „Antistressoren" (VESTER, 1976) wie Liebe, Zärtlichkeit, Kreativität oder Meditation, die durch ihre psychische als auch physiologische Wirkung die Wiederherstellung eines homöostatischen Zustandes unterstützen.

ANTONOVSKY (1987) weist auf die Wichtigkeit von „salutogenen" Kräften und Orientierungen hin, die gesundheitserzeugend oder -erhaltend wirken können:

- Self-Efficacy – Selbstwirksamkeit nach BANDURA (1977)
  Self-Efficacy beschreibt den Glauben an die eigenen Möglichkeiten Motivation, kognitive Ressourcen und Handlungen zu mobilisieren, um Kontrolle über die jeweiligen Anforderungen zu erlangen.
- Locus of Control – Kontrollüberzeugungen nach ROTTER (1966)
  Vor allem internale Kontrollüberzeugungen helfen dabei, Streßsituationen erfolgreich zu bewältigen.
- Hardiness – allgemeine Streßresistenz nach KOBASA (1979)
  Drei Komponenten sind ausschlaggebend: Engagement, Herausforderung, Kontrolle.
- Sense of Coherence – Sinn für Kohärenz nach ANTONOVSKY (1987)
  Der Sense of Coherence ist eine globale Orientierung des Individuums, daß Streßstimuli in ihrer Genese verstehbar, bewältigbar und sinnvoll sind.

2.9.2 Streß als krankheitsverursachender Faktor

Wie bereits erwähnt, ist nach NITSCH (1981c) für die Annahme, daß Streß als ein notwendiger und hinreichender Ursachenfaktor in der Krankheitsentstehung gilt, wenig gesichertes Material vorhanden. In den neuesten Diagnosekompendien der World Health Organization (WHO) und der American Psychiatric Association (APA) finden sich nun bereits einige Diagnosen, die als streßverursacht angesehen werden.

2.9.2.1 ICD-10

In der International Statistical Classification for Diseases and Related Health Problems, 10th Revision (ICD-10), werden im Kapitel V unter der Rubrik *F43 Reaktionen auf schwere Belastungen und Anpassungsstörungen* angeführt. (Die folgenden Zitate entstammen: WELTGESUNDHEITSORGANISATION, 1993):

„Die Störungen dieses Abschnittes unterscheiden sich von den übrigen nicht nur aufgrund der Symptomatologie und des Verlaufs, sondern auch durch ein oder zwei ursächliche Faktoren: Ein außergewöhnlich belastendes Lebensereignis, das eine akute Belastungsreaktion hervorruft, oder eine besondere Veränderung im Leben, die zu einer anhaltend unangenehmen Situation geführt hat und schließlich eine Anpassungsstörung hervorruft.
Obwohl auch weniger schwere psychosoziale Belastungen bzw. Lebensereignisse ("life-events") Beginn und Erscheinungsbild zahlreicher an anderer Stelle klassifizierter Störungen auslösen und beeinflussen können, ist ihre ätiologische Bedeutung nicht immer deutlich; in jedem Fall hängt sie zusammen mit der individuellen, häufig idiosynkratischen Vulnerabilität, das heißt, die "Auslösefaktoren" sind weder nötig noch ausreichend, um das Auftreten und die Art der Erkrankung zu erklären. Im Gegensatz dazu entstehen die hier aufgeführten Störungen immer als direkte Folge der akuten schweren Belastung oder des kontinuierlichen Traumas. Das belastende Ereignis oder die andauernde, unangenehme Situation sind der primäre und ausschlaggebende Kausalfaktor, und die Störung wäre ohne seine Einwirkung nicht entstanden. Dieser Abschnitt schließt Reaktionen auf schwere Belastungen und Anpassungsstörungen aller Altersgruppen, einschließlich Kinder und Jugendlicher ein."

Als differenziertere Diagnosen werden im Anschluß angeführt:

F43.0 akute Belastungsreaktion

„Eine vorübergehende Störung von beträchtlichem Schweregrad, die sich bei einem psychisch nicht manifest gestörten Menschen als Reaktion auf eine außergewöhnliche körperliche oder seelische Belastung entwickelt, und im allgemeinen innerhalb von Stunden oder Tagen abklingt. (...) Die individuelle Vulnerabilität und die zur Verfügung stehenden Bewältigungsmechanismen (Coping-Strategien) spielen beim Auftreten und beim Schweregrad der akuten Belastungsreaktion eine Rolle. Dies wird daran deutlich, daß nicht alle Personen, die eine außergewöhnliche Belastung erleben, auch eine Störung entwickeln."

F43.1 posttraumatische Belastungsstörung

„Diese entsteht als eine verzögerte oder protrahierte Reaktion auf ein belastendes Ereignis oder eine Situation außergewöhnlicher Bedrohung oder katastrophenartigen Ausmaßes (kurz oder langanhaltend), die bei fast jedem eine tiefe Verzweiflung hervorrufen würde. (...) Typische Merkmale sind das wiederholte Erleben des Traumas in sich aufdrängenden Erinnerungen (Nachhallerinnerungen, flashbacks), oder in Träumen, vor dem Hintergrund eines andauernden Gefühls von Betäubtsein und emotionaler Stumpfheit, Gleichgültigkeit gegenüber anderen Menschen, Teilnahmslosigkeit der Umgebung gegenüber, Anhedonie sowie Vermeidung von Aktivitäten und Situationen, die Erinnerungen an das Trauma wachrufen könnten. Üblicherweise findet sich Furcht vor und Vermeidung von Stichworten, die den Leidenden an das ursprüngliche Trauma erinnern könnten. Selten kommt es zu dramatischen akuten Ausbrüchen von Angst, Panik oder Aggression, ausgelöst durch ein plötzliches Erinnern und intensives Wiedererleben des Traumas oder der ursprünglichen Reaktion darauf."

F43.2   Anpassungsstörungen

„Hier handelt es sich um Zustände von subjektivem Leiden und emotionaler Beeinträchtigung, die soziale Funktionen und Leistungen behindern und während des Anpassungsprozesses nach einer entscheidenden Lebensveränderung, nach einem belastenden Lebensereignis oder auch nach schwerer körperlicher Krankheit auftreten. Die Belastung kann die Unversehrtheit des sozialen Netzes betroffen haben (bei einem Trauerfall oder Trennungserlebnis), das weitere Umfeld sozialer Unterstützung oder soziale Werte (wie bei Emigration oder nach Flucht). Die Belastung kann dabei nur den Einzelnen oder auch seine Gruppe oder Gemeinde betreffen.
Die individuelle Disposition oder Vulnerabilität spielt bei dem möglichen Auftreten und bei der Form der Anpassungsstörung eine größere Rolle als bei den anderen Krankheitsbildern von F43; es ist aber dennoch davon auszugehen, daß das Krankheitsbild ohne die Belastung nicht entstanden wäre."

Auch im Kapitel *XXI Faktoren, die den Gesundheitszustand beeinflussen und zur Inanspruchnahme von Gesundheitsdiensten führen (Z00 - Z99)* lassen sich streßbedingte Diagnosen feststellen, jedoch nicht in der Explizität der oben angesprochenen Krankheitsbilder:

Z60.0   Anpassungsprobleme bei Veränderungen der Lebensumstände
Z73   Probleme verbunden mit Schwierigkeiten bei der Lebensbewältigung
Z73.0   Erschöpfungssyndrom (Burn-out-Syndrom)
Z73.1   akzentuierte Persönlichkeitszüge; einschließlich: Typ-A-Verhalten
Z73.2   Mangel an Entspannung oder Freizeit
Z73.3   Belastung, nicht andernorts klassifizierbar

2.9.2.2 DSM-IV

Auch das Diagnostische und Statistische Manual Psychischer Störungen (DSM-IV), herausgegeben von der AMERICAN PSYCHIATRIC ASSOCIATION (1998), beinhaltet verschiedene Diagnosen, die streßbedingt entstandene Störungen beschreiben. Der Unterschied zur ICD-10 besteht in einer anderen Zuordnung. Während die ICD-10 Belastungs- und Anpassungsstörungen in einer Kategorie zusammenfaßt, findet man im DSM-IV eine Kategorie nur mit der Anpassungsstörung.

Tabelle 21: Diagnostische Kriterien für Anpassungsstörungen nach DSM-IV (zit. nach AMERICAN PSYCHIATRIC ASSOCIATION, 1998, S. 709)

Diagnostische Kriterien für Anpassungsstörungen
A. Die Entwicklung von emotionalen oder verhaltensmäßigen Symptomen als Reaktion auf einen identifizierbaren Belastungsfaktor, die innerhalb von 3 Monaten nach Beginn der Belastung auftreten. B. Diese Symptome oder Verhaltensweisen sind insofern klinisch bedeutsam, als sie (1) zu deutlichem Leiden führen, welches über das hinausgeht, was man bei Konfrontation mit diesem Belastungsfaktor erwarten würde, (2) zu bedeutsamen Beeinträchtigungen in sozialen oder beruflichen (schulischen) Funktionsbereichen führen. C. Das belastungsabhängige Störungsbild erfüllt nicht die Kriterien für eine andere spezifische Störung auf Achse I und stellt nicht nur eine Verschlechterung einer vorbestehenden Störung auf Achse I oder Achse II dar. D. Die Symptome sind nicht Ausdruck einer Einfachen Trauer. E. Wenn die Belastung (oder deren Folgen) beendet ist, dann dauern die Symptome nicht länger als weitere 6 Monate an. Bestimme, ob: Akut: Wenn die Störung weniger als 6 Monate anhält Chronisch: Wenn die Störung länger als 6 Monate andauert. Anpassungsstörungen werden entsprechend dem Subtypus codiert, der am besten die vorherrschenden Symptome charakterisiert. Die spezifischen Belastungsfaktoren können auf Achse IV codiert werden. 309.0   (F43.20)   Mit Depressiver Stimmung 309.24 (F43.28)   Mit Angst 309.28 (F43.22)   Mit Angst und Depressiver Stimmung, Gemischt 309.3   (F43.24)   Mit Störungen des Sozialverhaltens 309.4   (F43.25)   Mit Emotionalen Störungen und Störungen des Sozialverhaltens 309.9   (F43.9)   Unspezifisch

Die Prävalenz von Anpassungstörungen bei Patienten in psychotherapeutischer oder psychiatrischer Behandlung wird mit etwa 5-20% angegeben. Die diagnostischen Kriterien für Anpassungsstörungen sind in Tabelle 21 dargestellt.
Bei dem Belastungsfaktor kann es sich um ein einzelnes Ereignis handeln (z.B. Beendigung einer Liebesbeziehung), oder es können mehrere Belastungsfaktoren vorliegen (z.B. erhebliche Schwierigkeiten am Arbeitsplatz und in der Ehe). Die Belastungen können wiederkehrend (z.B. verbunden mit saisonalen Geschäftskrisen) oder kontinuierlich sein (z.B. Leben in einer kriminellen Umgebung). Die Belastungen können eine einzige Person betreffen, eine ganze Familie oder eine größere Gruppe oder Gemeinde (wie z.B. bei Naturkatastrophen). Einige Belastungen können im Zusammenhang mit spezifischen

Lebensphasen stehen (z.B. Schulbeginn, Verlassen des Elternhauses, Heirat, Elternschaft, Nichterreichen beruflicher Ziele, Rente/Pensionierung) (AMERICAN PSYCHIATRIC ASSOCIATION, 1998, S. 705).
Das DSM-IV führt aber auch die beiden anderen in der ICD-10 vorkommenden Belastungsstörungen an, jedoch unter der Kategorie Angststörungen. Die Anpassungsstörung wird differentialdiagnostisch von der Akuten Belastungsstörung (308.3) dadurch unterschieden, daß erstere durch jedwede Belastung ausgelöst werden kann, letztere aber nur durch extreme Belastungen und spezifische Faktoren. Auch die Posttraumatische Belastungsstörung (309.81) wird im DSM-IV zu den Angststörungen gezählt. Die diagnostischen Kriterien sind denen aus der ICD-10 ähnlich.
Weiters führt das DSM-IV eine Kategorie von *Psychologischen Faktoren, die Medizinische Krankheitsfaktoren beeinflussen* (316), jedoch ohne diese genauer zu beschreiben. Diese Kategorie ist wahrscheinlich ein sehr weites Feld und führt zum nächsten Abschnitt über.

2.9.3 Streß als krankheitsbegünstigender Faktor

Im Rahmen der vorliegenden Arbeit ist vor allem der Einfluß von Streß als Modulatorvariable für krankheitsbedingende Faktoren ausschlaggebend. Streß kann eine streßunabhängig entstandene Krankheit beschleunigen, verschlimmern oder verlängern. Er kann auch Ausbruch und Verlauf einer Krankheit beeinflussen.
Besonderes Augenmerk soll hier auf die Risikofaktorforschung gelegt werden. Manche Forscher, wie etwa SOKOLOW (1992), bezeichnen Streß als unabhängigen Risikofaktor für Krankheiten wie Atherosklerose. Zumeist herrscht jedoch die Ansicht vor, daß Streß auf schon vorhandene Risikofaktoren negativ einwirkt und so indirekt das Erkrankungsrisiko erhöht. Dabei wird Streß mit Erkrankungen wie koronarer Herzkrankheit, Herzinfarkt, Magen-Darmgeschwüren oder, wie in der vorliegenden Arbeit, mit Schlaganfall in Verbindung gebracht.
Das nächste Kapitel wird sich in differenzierter Weise mit den wichtigsten Risikofaktoren des Schlaganfalls und den Einflußbereichen von Streß auf diese Risikofaktoren auseinandersetzen.

3 SCHLAGANFALL UND RISIKOFAKTOREN

3.1 Schlaganfall

3.1.1 Definition

Die WHO (1988, zit. nach MORODER & LADURNER, 1999, S. 719) definiert den Schlaganfall „als rasche Entwicklung (über Sekunden bis Minuten) klinischer Zeichen einer fokalen oder globalen Störung zerebraler Funktionen mit mindestens 24 Stunden anhaltender oder zum Tode führender Symptomatik ohne erkennbare andere Ursache als einer vaskulären".

In dieser Definition sind die meisten Fälle von zerebralen Ischämien, intrazerebralen Blutungen (Hämorrhagien) und Subarachnoidalblutungen enthalten, transiente ischämische Attacken oder subdurale Blutungen werden jedoch ausgeschlossen.

Synonym für den Schlaganfall werden die Bezeichnungen Gehirnschlag, (apoplektischer) Insult, Apoplexie (zumeist für Hämorrhagie), zerebraler Infarkt oder Hirninfarkt verwendet.

3.1.2 Epidemiologie

Schlaganfälle sind in den westlichen Industrieländern nach Herzerkrankungen und Tumorerkrankungen die dritthäufigste Todesursache (WOLF, COBB & D'AGOSTINO, 1992).

Die Häufigkeit eines erstmaligen Schlaganfalls in den Industrieländern liegt bei jährlich 0,3°/oo in der 3. und 4. Lebensdekade und steigt exponentiell auf das Hundertfache von 30°/oo in der 8. und 9. Lebensdekade (MORODER & LADURNER, 1999). Die *Inzidenzrate* für den ersten Schlaganfall liegt in Europa zwischen 190 und 350 / 100 000 Einwohner pro Jahr (WILTERDINK & EASTON, 1992), in den Vereinigten Staaten bei 260 (WILLIAMS, JIANG, MATCHAR & SAMSA, 1999). Nach BONITA, BEAGLEHOLE & NORTH (1984) steigt die Inzidenz bei den 55- bis 64jährigen auf 250, bei den über 85jährigen auf 2500 an. SUDLOW & WARLOW (1997) geben niedrigere Raten von 238 bei den 45jährigen und 627 bei den 84jährigen an.

Das *Rezidivrisiko* beträgt 10% für Männer und 5% für Frauen. Das *kumulative* Erkrankungsrisiko bis zum 85. Lebensjahr beträgt für Männer 24% und für Frauen 18% (LEONHARDT & DIENER, 1996). Die *Schlaganfallprävalenz* lag 1987 im Bundesland Salzburg bei 430 pro 100 000 Einwohner (LADURNER & PRITZ, 1987), während für die Bundesrepublik Deutschland eine Rate von 545 und für die USA von 600 erhoben wurde. In der WHO-MONICA-Studie (HEINEMANN, BARTH, GARBE, WILLICH, KUNZE & FORSCHUNGSGRUPPE MONICA OSTDEUTSCHLAND, 1998) werden altersspezifische Schlaganfallerkrankungsraten von 9/100 000 für 25-34jährige, 389/100 000 für 55-64jährige und 1005/100 000 bei 65-74jährigen angegeben. Die Sterblichkeit aufgrund eines Schlaganfalls beträgt in den Industrieländern durchschnittlich 10%. Mit einer *Mortalitätsrate* von 97 Schlaganfalltoten pro 100 000 stellt der Schlaganfall ein sehr hohes Gesundheitsrisiko dar (SCHMIDT, REINHART, SCHUMACHER, HAYN, SCHMIDT, FAZEKAS, NIEDERKORN, HORNER, LECHNER, OFFENBACHER, EBER, WEINRAUCH, AUER-GRUMBACH, KLEINERT, ROOB, KOSTNER & ESTERBAUER, 1997). In den USA betrug die Mortalitätsrate 1968 noch 106/100 000 und war 1988 auf 61.2 abgesunken. Unter Einbeziehung der Altersstandardisierung wurde eine Reduktion von 128 auf 54.6 errechnet. Somit liegt die Rate in Österreich in etwa doppelt so hoch wie in den USA (MORODER & LADURNER, 1999). Seit 1985 (90/100 000) ist sogar eine Erhöhung der Rate zu verzeichnen, während im Nachbarland Schweiz die Sterberate mit 38/100 000 sehr niedrig ist (BONITA, STEWART & BEAGLEHOLE, 1990). Die Gesamtmortalität aller Insulte beträgt nach BONITA et al. (1984) 23% innerhalb der ersten Woche und 48% nach einem Jahr. Einer anderen Studie zufolge verstarben innerhalb des ersten Monats nach dem Erstinsult 16% der Patienten, die jünger als 65 Jahre waren bzw. 31% bei den über 85jährigen. Bei Subarachnoidalblutungen beträgt die Gesamtmortalität in den ersten 30 Tagen 45%, bei Hämorrhagien sogar 52% (BAMFORD, DENNIS, SANDERCOCK, BURN & WARLOW, 1990).

Das Geschlechterverhältnis in der Schlaganfallsterblichkeit Österreichs veränderte sich bei den 55- bis 64-Jährigen von 1.16 im Jahr 1955 auf 2.22 im Jahr 1990, bei den 65- bis 74-Jährigen von 1.14 auf 1.63 und bei den 75- bis 84-Jährigen von 1.08 auf 1.20 (ZHANG, SASAKI & KESTELOOT, 1996).

Zwei Drittel der überlebenden Patienten weisen bleibende Defizite auf. Nach einer Woche verbessert sich der Zustand bei 35% der Überlebenden, 39% bleiben ohne Veränderungen, bei 19% verschlechtert sich der Zustand, 3% zeigen inkonstante klinische Symptome und 4% haben eine verzögerte Verschlechterung der Symptome (CAPLAN & DIENER, 1996). In Deutschland erleiden jährlich 100 000 Menschen einen Schlaganfall, wovon ca. 15 000 zu Pflegefällen, ca. 45 000 zu Invaliden und nur ca. 15 000 voll rehabilitiert werden (DIEHM & WILHELM, 1992). HEINEMANN (1997) schätzt die Gesamtanzahl der Schlaganfälle für Deutschland sogar auf 220 000.

3.1.3 Ätiologie

Das menschliche Gehirn verbraucht nach EBHARDT (1987) 50 ml Sauerstoff und 80 mg Glukose pro Minute, was 10-20% des menschlichen Gesamtverbrauches entspricht. Ca. 2% des vorhandenen Blutes befinden sich im Gehirn (BRUST, 1996). Bei einem Schlaganfall werden diese Werte massiv unterschritten, und das Gehirn bzw. bestimmte Hirnareale können nicht mehr ausreichend mit Sauerstoff und Nährstoffen versorgt werden. Es kommt lokal zu spezifischen Mangelerscheinungen infolgedessen unversorgtes Gebiet abstirbt.

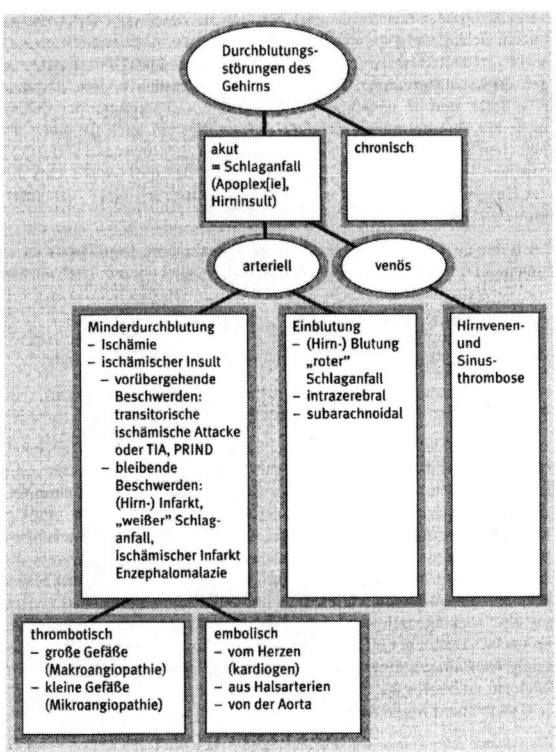

Abbildung 7: Durchblutungsstörungen des Gehirns (KRÄMER, 1998, S. 18)

Tabelle 22: Ursachen für den zerebralen Insult (URBAN & SCHWARZENBERG, 1999)

a) ischämischer Insult	b) Hirnblutung
1. Thrombose	1. hypertonische Massenblutung
2. Hirnembolie	2. »spontane« Hirnblutung
3. entzündliche Gefäßprozesse	3. Aneurysma- u. Angiomblutungen (SAB)
4. Gefäßfehl- und -neubildungen	4. Blutungen anderer Ursachen
5. Gefäßspasmen nach Subarachnoidalblutung (SAB)	

3.1.3.1 Ätiologie der Ischämie

Bei der Ischämie kann ein Hirnareal aufgrund einer Stenose des Lumens eines Blutgefäßes nicht mehr ausreichend mit Blut versorgt werden. Sauerstoff- und Glukosemangel treten infolgedessen auf. Es entsteht eine lokale Ischämie, die bei langanhaltender Dauer zur Nekrose des betroffenen Hirnareals bzw. Hirngewebes führt.

Eine zerebrale Ischämie wird hervorgerufen durch organische Erkrankungen der Gefäßwände (70% aller Schlaganfälle werden durch Arteriosklerose verursacht) sowie durch Thrombosen, Thromboembolien oder Minderdurchblutung aufgrund von Hypotonie oder Hypovolemie (CAPLAN & DIENER, 1996).

3.1.3.2 Ätiologie der Hämorrhagie und Subarachnoidalblutung

Eine Hämorrhagie wird durch das Platzen eines Blutgefäßes verursacht, wobei es zur Einblutung in das betroffene Hirnareal kommt. Ein hämorrhagischer Infarkt ist im Vergleich zur Hämorrhagie durch eine Einblutung in ein bereits durch Minderdurchblutung abgestorbenes Hirngewebe (Ischämie) gekennzeichnet (KRÄMER, 1998).

Aneurysmen und arteriovenöse Malformation sind die Hauptursachen subarachnoidaler Blutungen, während spontanen intrazerebralen Blutungen eine Gefäßruptur infolge Amyloidangiopathie, eine arteriovenöse Malformation oder eine sekundäre Einblutung in ischämische Infarktareale zugrunde liegt (MORODER & LADURNER, 1999). Intraparenchymalblutungen entstehen häufig durch eine durch Bluthochdruck bedingte Ruptur der arteriellen Gefäßwände und führen zur Bildung von Hämatomen und Blutgerinnseln (BRUST, 1996).

3.1.4 Klassifikationen des Schlaganfalls

In den Jahren 1968-1974 erlitten ca. 79% der Schlaganfallpatienten einen ischämischen Infarkt, ca. 8% eine Hirnembolie und 13% eine Hirnblutung (LEIß & BERGMANN, 1987). In den 90er Jahren war der Anteil der ischämischen Infarkte auf 80% gestiegen und der der Hirnblutungen auf 20%, davon 15% zerebrale Blutungen und 5% Subarachnoidalblutungen (KRÄMER, 1998). CAPLAN & DIENER (1996) sprechen von 10% Subarachnoidalblutungen und unterschiedlichen Zahlen für intrazerebrale Blutungen, wie z.B. 10% in den USA und bis zu 25% in Japan. Abzugrenzen sind die Infarktereignisse von Thrombosen in den inneren Hirnvenen oder den Sinusthrombosen.

3.1.4.1 Ischämische Infarkte

Ischämische Infarkte können entweder nach dem zeitlichen Verlaufes der Infarktsymptomatik oder nach der Läsionslokalisation mit Berücksichtigung der ursächlichen Gefäßveränderungen klassifiziert werden (vgl. KRÄMER, 1998).

Tabelle 23: Klassifizierung nach Symptomatik und Läsionslokalisation (vgl. KRÄMER, 1998)

Symptomatik	Läsionslokalisation

<ul><li>Klinisch "stummer" Infarkt</li><li>Transitorisch ischämische Attacke (TIA)</li><li>PRIND/RIND</li><li>PRINS (Progredienter Hirninfarkt)</li><li>Vollendeter Hirninfarkt mit weitgehender Rückbildung oder ohne nennenswerte Rückbildung</li></ul>	*Makroangiopathie*
	▪ Territorialinfarkt:
	   Anteriorinfarkt
	   Mediainfarkt
	   Kleinhirninfarkt
	   Hirnstamminfarkt
	   Posteriorinfarkt
	▪ Endstrominfarkt
	▪ Grenzzoneninfarkt
	
	Mikroangiopathie
	▪ lakunärer Infarkt
	▪ Subkortikale arteriosklerotische Enzephalopathie

3.1.4.1.1 Klassifizierung ischämischer Infarkte nach dem zeitlichen Verlauf der Infarkt-Symptomatik

Klinisch stummer Hirninfarkt – Stadium I
Klinisch stumme Hirninfarkte (silent infarction) werden durch zerebrale Läsionen hervorgerufen, die jedoch zu keinen fokalen, neurologischen Ausfällen führen. Die Prävalenz klinisch stummer Hirninfarkte beträgt nach JORGENSEN, NAKAYAMA, RAASCHOU, GAM & OLSEN (1994) 16% bei einem Lebensalter bis 54 Jahre, 22% für 55- bis 64-Jährige, 30% für 65- bis 74-Jährige und 33% bei einem Lebensalter über 75 Jahre.

Transitorisch ischämische Attacke (TIA) – Stadium IIa
Die transitorisch ischämische Attacke (TIA) bezeichnet akut auftretende neurologische Ausfälle, die innerhalb von 24 Stunden folgenlos abklingen (CAPLAN & DIENER, 1996).
Bei 90% aller von einer TIA betroffenen Patienten halten die Beschwerden weniger als sechs Stunden an, bei 50% dauert die Symptomatik weniger als 30 Minuten. Ob es zu einer Gewebsschädigung kommt oder nicht, hängt von der Dauer des bestehenden Gefäßverschlusses und vom Ausmaß der Blutversorgung des betroffenen Areals durch Kollateralkreisläufe ab (KRÄMER, 1998).
Die TIA wird als Vorbote eines Hirninfarktes betrachtet. Das Schlaganfallrisiko nach einer TIA variiert je nach Alter zwischen fünffacher und 30-facher Risikoerhöhung (KRÄMER, 1998). 10-30% erleiden in den darauf folgenden 5 Jahren einen ischämischen Insult, wobei das höchste Schlaganfallrisiko innerhalb von 3 Monaten nach einer TIA gegeben ist (CAPLAN & DIENER, 1996).

(Prolongiertes) Reversibles Ischämisches Neurologisches Defizit (RIND/PRIND) – Stadium IIb
Als RIND (Reversibles Ischämisches Neurologisches Defizit) oder PRIND (Prolongiertes Reversibles Ischämisches Neurologisches Defizit) wird eine verlängerte TIA bezeichnet, deren Symptomatik mindestens 24 Stunden, aber maximal 3 Wochen anhält und sich folgenlos zurückbildet. Das Risiko nach einem PRIND/RIND einen Hirninfarkt zu bekommen ist dem nach einer TIA ähnlich (KRÄMER, 1998).

Partiell reversible ischämische neurologische Symptomatik (PRINS) – Stadium III

Die PRINS oder der progrediente Hirninfarkt ist ein ischämischer Schlaganfall, bei dem es zu einer gleichmäßigen oder schritt- bzw. stufenweisen Zunahme der neurologischen Ausfälle kommt. Im vorderen Kreislauf (Karotisstromgebiet) ist das Maximum an neurologischen Ausfällen meist nach ein bis zwei Tagen erreicht, im hinteren Kreislauf (vertebrobasiliäres Stromgebiet) kann es innerhalb von vier Tagen zu einer zunehmenden Verschlechterung der neurologischen Symptomatik kommen (KRÄMER, 1998). Die Progredienz eines Hirninfarkts verdoppelt die Mortalität auf 40%, als auch die Wahrscheinlichkeit für Pflegebedürftigkeit.

Die Ursache eines progredienten Hirninsultes besteht in einem wachsenden Thrombus, in mehrfachen Stenosen, in wiederholten Embolien oder in primären und sekundären Einblutungen (BRANDT, CAPLAN, DICHGANS, DIENER & KENNARD, 1996; KRÄMER, 1998). JORGENSEN et al. (1994) unterscheiden zwischen früher (innerhalb von 36 Stunden) und später (innerhalb der ersten Woche) Progression mit unterschiedlichen Risikofaktoren.

Vollendeter Hirninfarkt – Stadium IV

Ein vollendeter, kompletter ischämischer Insult ist durch plötzlich auftretende neurologische Ausfälle gekennzeichnet, die sich nicht oder nur unvollständig zurückbilden (KRÄMER, 1998).
In schweren Fällen führt der komplette Insult zum Tode. Als Ursache wird bei ca. 50% eine lokale Verschlußkrankheit der extra- oder intrakraniellen Arterien oder durch eine intraarterielle Embolie verursacht und 30% durch kardiale Embolien. Die verbleibenden 20% sind von unbekannter oder verschiedener Ursache (CAPLAN & DIENER, 1996).

3.1.4.1.2 Klassifizierung ischämischer Infarkte nach der Läsionslokalisation

Hier unterscheidet man aufgrund von Gefäßveränderungen in Makroangiopathie und Mikroangiopathie sowie anhand des betroffenen arteriellen Versorgungsgebietes. Lokalisatorisch differenziert man Insulte im Stromgebiet der Arteria carotis interna (vorderer Hirnkreislauf) und solche im Versorgungsgebiet der Arteria vertebralis und basilaris (sog. hinterer Hirnkreislauf).

Mikroangiopathie

Lakunärer Infarkt

Lakunen sind multiple, umschriebene subkortikal gelegene Defekte im Versorgungsgebiet langer, penetrierender Markarterien. Lakunen weisen pathologisch-anatomisch einen Durchmesser von 2-10 mm auf. Sie entstehen durch autochtone Thrombosen der perforierenden Hirnarterien bei hypertensiver Arteriosklerose, in seltenen Fällen werden sie auch mit kardialen Embolien assoziiert (POECK, 1994; KRÄMER, 1998).

Die subkortikale arteriosklerotische Enzephalopathie (SAE)

Bei der SAE entwickelt sich eine Lipophyalinose und eine fibrinoide Nekrose der langen, penetrierenden Markarterien. Pathoanatomisch kommt es zu lakunären Infarkten und zusätzlich zu einer charakteristischen Demyelinisierung des Marklagers. Sie beginnt in 33% der Fälle abrupt durch lakunäre Insulte. Bei 14% der Patienten treten ausschließlich erneute lakunäre Infarkte auf, während hingegen bei 43% der Patienten der Verlauf schleichend bzw. chronisch progredient ist. Es kommt zu einer vaskulären Demenz vom Binswanger-Typ (POECK, 1994).

Makroangiopathie

Territorialinfarkt

Territorialinfarkte sind häufig und entstehen aus embolischen (kardiogene oder arterio-arterielle Mikroemboli) oder thrombotischen (thromboembolischen) Verschlüssen intrakranieller Hirnoberflächenarterien (Pia-Arterien), infolgedessen im Versorgungsgebiet dieser Hirnarterie ein Infarkt ausgelöst wird, soweit dieses Gebiet nicht durch Kollaterale versorgt wird. Störungen bzw. Verschlüsse im Karotiskreislauf, insbesondere der vorderen oder mittleren Hirnarterie, werden als *Anteriorinfarkt* oder *Mediainfarkt* bezeichnet. Ist der hintere oder vertebro-basiläre Kreislauf betroffen, kann es zu *Kleinhirn-, Hirnstamm-* oder *Posteriorinsulten* kommen (POECK, 1994; KRÄMER, 1998).

Endstrominfarkt und Grenzzoneninfarkt

Endstrominfarkte entstehen hämodynamisch im terminalen (nicht durch Kollateralen mitversorgten) Versorgungsgebiet der Pia-Arterien. Neurologische Symptome sind sensomotorische Hemiparese und im linksseitigen Mediaterritorium auch eine Aphasieform. *Grenzzoneninfarkte* ereignen sich im Grenzbereich zwischen den Versorgungsgebieten von zwei oder mehreren Arterien (POECK, 1994).

3.1.4.2 Hämorrhagien und Subarachnoidalblutungen

Intrazerebrale Blutung
Nach KRÄMER (1998) werden intrazerebrale, intrakranielle und extrakranielle Blutungen unterschieden. Intrazerebrale Blutungen dringen in das Gehirngewebe bzw. Hirnparenchym raumfordernd ein und zerstören es. Intrakranielle Blutungen sind in den Räumen zwischen Hirnoberfläche und der Innenseite des Schädelknochens lokalisiert. Als extrazerebrale Blutungen werden Blutungen außerhalb des Gehirns bezeichnet.
Zerebrale Hirnblutungen werden durch eine Rhexisblutung oder Diapedeseblutung verursacht. Eine Rhexisblutung wird durch eine Ruptur eines Gefäßes, wie z.B. einer kleinen Arterie, ausgelöst, infolgedessen das davon betroffene Hirnparenchym zerstört wird. Diese Rupturen sind häufig auf Angiome, Aneurysmen, hypertensive Massenblutungen oder auf andere Gefäßerkrankungen zurückzuführen. Diapedeseblutung wird eine Überschwemmung des Hirnparenchyms durch rote Blutkörperchen genannt. Sie entsteht durch Schädigung des Kapillarendothels (hämorrhagischer Infarkt), Gerinnungsstörungen, Tumore oder durch Erhöhung des kapillaren Druckes (Sinusvenenthrombose) (KRÄMER, 1998; BRANDT, DICHGANS & DIENER, 1993).

Tabelle 24: Blutungslokalisation nach Blutungsformen (vgl. BRANDT et al., 1993, S. 367)

hypertensive Massenblutung	Angiome	Gerinnungsstörung Marcumar	sekundär hämorrhagischer Infarkt	Aneurysmalblutung & Parenchymeinbruch	Amyloidangiopathie
Stammganglien 35% Marklager 25% Thalamus 20% Kleinhirn 10% Pons 5%	lobär, in > 90% supratentoriell	Kleinhirn Großhirn (lobär)	arterielles Gefäßterritorium	basal temporal und frontal subarachnoidal	kortikal, evtl. subarachnoidal multipel

Subarachnoidalblutung (SAB)
Eine Subarachnoidalblutung ist eine Blutung unter der weichen Hirnhaut in den mit Liquor gefüllten Zwischenraum zur Oberfläche des Gehirns (KRÄMER, 1998). Hauptursache einer SAB sind sacculare Aneurysmen, arteriosklerotische Aneurysmen, arteriovenöse Mißbildungen in Gehirn und Rückenmark, Sinusvenenthrombosen, dissezierende Aneurysmen sowie traumatische und mykotische Aneurysmen (HABERL & HALEY, 1996).
Der Beginn einer SAB ist plötzlich und geht mit meist okzipitalen Kopfschmerzen und in 50% der Betroffenen mit Bewußtlosigkeit einher.

Störungen autonomer Funktionen wie Übelkeit, Erbrechen, Tachy-/Bradykardie, arterielle Hypo-/Hypertonie, Schwitzen und Atemarrhythmien sowie nachfolgende Nackensteifigkeit sind weitere Symptome. Zur Klassifikation einer SAB dient die weit verbreitete Hunt and Hess Scale (1968) oder die WFNS SAH Scale (siehe Tabelle 25).

Tabelle 25: Klassifikation der SAB (aus HABERL & HALEY, 1996, S. 289)

WFNS SAH Scale[a]			Hunt and Hess Scale	
Grade	GCS[b]	Motor deficit	Grade	Criteria
I	15	Absent	I	Asymptomatic or minimal headache and slight nuchal rigidity
II	14-13	Absent	II	Moderate to severe headache, nuchal rigidity, no neurological deficit other than cranial nerve palsies
III	14-13	Present	III	Drowsiness, confusion, or mild focal deficit
IV	12-7	Present or absent	IV	Stupor, moderate to severe hemiparesis, possibly early decerebrate rigidity and vegetative disturbances
V	6-3	Present or absent	V	Deep coma, decerebrate rigidity, moribund appearance

[a] WFNS is World Federation of Neurological Surgeons.
[b] GCS is Glasgow Coma Score (Teasdale and Jennett, 1974).

Die Inzidenz einer SAB variiert nach geographischen Regionen zwischen 5 und 13 auf 100 000 Einwohner. Die SAB macht etwa 10% aller Schlaganfälle aus, wobei das Verhältnis Mann/Frau 1 : 1.5 beträgt. Die SAB repräsentiert ein Drittel bis die Hälfte aller intrakraniellen Hämorrhagien. Das Risiko für aneurysmale SAB nimmt mit dem Alter zu. Die Prognose ist abhängig vom Grad der Bewußtseinsstörung nach der akuten Blutung. Wache Patienten haben in 72% der Fälle einen günstigen Verlauf. Ihre Letalität liegt bei 13%. Komatöse Patienten haben in nur 11% der Fälle einen günstigen Verlauf, wohingegen ihre Letalität 75% beträgt (HABERL & HALEY, 1996).

Tabelle 26: Lokalisation von intrakraniellen Aneurysmen (HABERL & HALEY, 1996, S. 290)

Lokalisation	Häufigkeit
Arteria communicans anterior, Arteria cerebri anterior	40%
Arteria carotis interna	30%
Arteria cerebri media	20%
Areteria vertebralis, Arteria basilaris	10%

◆ Zuordenbares Risiko: Anzahl der Erkrankungen, die auf den Faktor zurückzuführen sind

Risikofaktoren haben eine große Bedeutung in der Prävention. Durch die Erfassung beim Patienten können präventiv Maßnahmen getroffen werden, die das Risiko einer Erkrankung reduzieren, wenn nicht sogar aufheben.

3.2.2 Wichtige epidemiologische Studien zu Schlaganfallrisikofaktoren

Die *WHO Collaborative Study* (HATANO, 1976; AHO, HARMSEN, HATANO, MARQUARDSEN, SMIRNOV & STRASSER, 1980) ist eine der umfassendsten epidemiologischen Untersuchungen zum Schlaganfall. Ziele der Studie waren die Erfassung von Inzidenz, Prävalenz, demographischen und klinischen Profilen sowie den natürlichen Verlauf der Krankheit zu dokumentieren.

Die *Framingham Study* (u.a. WOLF, KANNEL & VERTER, 1983; WOLF, D'AGOSTINO, O'NEAL, SYTKOWSKY, KASE, BELANGER & KANNEL, 1992; D'AGOSTINO, WOLF, BELANGER & KANNEL, 1994) gilt als erste große Langzeitstudie zu Herzinfarkt und Schlaganfall. Dazu wurden die Einwohner des Ortes Framingham über mehrere Generationen bezüglich Herz-Kreislauferkrankungen und deren Risiken beobachtet.

Die *Copenhagen Stroke Study* (JORGENSEN, NAKAYAMA, RAASCHOU, GAM & OLSEN, 1994) befaßte sich unter anderem vor allem mit den klinisch stummen Infarkten. Die Ergebnisse zeigten, daß die Häufigkeit von stillen Infarkten bei Patienten mit Erstinfarkt bei 29% liegt. Als Risikofaktoren wurden Alter, Hypertonie, Claudicatio intermittens und männliches Geschlecht identifiziert.

Die *Dubbo Study of Elderly* in Australien (SIMONS, MCCALLUM, FRIEDLANDER & SIMONS, 1998) untersuchte 306 Patienten mit Ischämie und 95 Patienten mit tödlich endendem Schlaganfall. Als Risikofaktoren wurden Alter, männliches Geschlecht, Depression und Hypertonie dargestellt.

Die *Rotterdam Study* (BOTS, LOOMAN, KOUDSTAAL, HOFMAN, HOES & GROBBEE, 1996) untersuchte an 7983 Patienten über 55 Jahren die Prävalenz des Schlaganfalls (sowohl selbstberichtet als auch medizinisch beobachtet).

Die ersten prospektiven europäischen Daten zur Epidemiologie des Schlaganfalls legte die *Klosterneuburger Schlaganfalldatenbank (KSDB)* vor. In diese Datenbank werden seit 1988 konsekutiv alle Insultpatienten aufgenommen, bei denen das Insultereignis nicht länger als 18 Tage zurückliegt und mit Ausfällen einhergeht, die länger als 24 Stunden dauern. Jeder Patient wird mit 327 Items registriert (BRAININ, 1997). Weitere krankenhausbasierte Datenbankregister sind die *National Institute of Neurological Disorders and Stroke (NINDS)* data bank (FOULKES, WOLF, PRICE, MOHR & HIER, 1988) oder das *Lausanne Stroke Registry* (BOGOUSSLAVSKY, VAN MELLE & REGLI, 1988). Auch das *WHO-MONICA-Projekt* (MONItoring CArdiovascular disease) lieferte epidemiologische Daten zur Schlaganfallserkrankung (HEINEMANN et al., 1998).

Die *Austrian Stroke Prevention Study* ist eine der ersten prospektiven Langzeitstudien an Gesunden, die mit Hilfe von neueren Labormethoden und nichtinvasiven bildgebenden Verfahren wie Doppler Sonographie, MRI, etc. das Schlaganfallrisiko erfaßten (SCHMIDT, REINHART, SCHUMACHER, HAYN, SCHMIDT, FAZEKAS, NIEDERKORN, HORNER, LECHNER, OFFENBACHER, EBER, WEINRAUCH, AUER-GRUMBACH, KLEINERT, ROOB, KOSTNER & ESTERBAUER, 1997).

Die vorliegende Arbeit ist Teil der *Schlaganfallpräventions-Studie* an der Christian Doppler Klinik (vormals Landesnervenklinik) Salzburg. In der seit Ende 1995 laufenden Vorsorgeuntersuchung wurden bisher über 10 000 Personen untersucht (Stand April 2001). Neben mehr als 250 medizinischen Items wurde auch das Streßverarbeitungsverhalten mittels eines Fragebogens (Streßverarbeitungsfragebogen von JANKE et al., 1985) erfaßt, um Aufschlüsse über das Zusammenwirken von Streß und gesicherten Risikofaktoren zu erhalten.

3.2.3 Übersicht über die Risikofaktoren des Schlaganfalls

In der folgenden Tabelle sind die wichtigsten zur Zeit bekannten Risikofaktoren des Schlaganfalls und (soweit eruierbar) deren relatives Risiko angeführt. Die letzte Spalte listet die in der vorliegenden Arbeit angeführten Publikationen bezüglich der jeweiligen Risikofaktoren auf. Den kursiv gesetzten Publikationen wurden die Risikowerte entnommen.

Tabelle 28: Risikofaktoren des Schlaganfalls (vgl. SACCO et al., 1997)

Risikofaktoren	Risiko	Autoren
Gut dokumentierte Risikofaktoren		
		nicht beeinflußbar
Geschlecht - männl. : weibl.	1.25 : 1	CAPLAN & DIENER (1996), KRÄMER (1998)
Alter		CAPLAN & DIENER (1996)
45-54	1.0	KRÄMER (1998)
55-64	2.5	MANOLIO et al. (1996)
65-74	6.5	WOLF et al. (1992)
75-80	11.9	
Rasse - weiß : schwarz	1 : 2	HOWARD et al. (1994), LEIß & BERGMANN (1987), KRÄMER (1998)
Erbliche / Familiäre Faktoren	1.8	JOUSILAHTI et al. (1997), KUBOTA et al. (1997), KIELY et al. (1993)
Geographischer Ort		SACCO et al. (1997)
Erbkrankheiten		KRÄMER (1998)
Unfälle		KRÄMER (1998)
Erlittener Schlaganfall	20	VIITANEN et al. (1988), KRÄMER (1998)
		potentiell beeinflußbar
Diabetes mellitus	2 – 3	CAPLAN & DIENER (1996), BOGOUSSLAVSKY (1999), GRIES & ZIEGLER (1992), FEINGOLD et al. (1992), KRÄMER (1998), LEIß & BERGMANN (1987), SACCO et al. (1997), SHINOZAKI et al. (1996)
Hyperhomocysteinämie		PERRY et al. (1995), SACCO et al. (1997)
Linksherzhypertrophie		SACCO et al. (1997)
		beeinflußbar
Hypertonie	6 – 8	CAPLAN & DIENER (1996), CURB et al. (1996), HORAN (1988), LEIß & BERGMANN (1987), JAMROZIK et al. (1994), KRÄMER (1998), LEPPÄLÄ et al. (1999), MACMAHON et al. (1990, 1994), SACCO et al. (1997), SCHETTLER & MÖRL (1991), SCHMIDT et al. (1997), SHAPER et al. (1991), WILLEIT (1996), WILLIAMS (1994)
Kardiale Erkrankungen	1.9	BRAININ (1989), CAPLAN & DIENER (1996), MAST et al. (1998), BENJAMIN et al. (1992, 1995), LEIß & BERGMANN (1987), KRÄMER (1998), MANOLIO et al. (1996), MOHR et al. (1997), RICCI et al. (1991), SACCO et al. (1997), WILLIAMS (1994), WOLF et al. (1978, 1983, 1991)
Koronare Herzkrank.	2 – 3	
Vorhofflimmern	15.9	
Myokardinfarkt	0.6	
Mitralstenose		
Infektiöse Endokarditis		

Risikofaktoren	Risiko	Autoren
Nikotinabusus	3.5	BOGOUSSLAVSKY (1999), BONITA et al. (1986), BRAININ (1989), HILLBOM et al. (1995), JAMROZIK et al. (1994), KRÄMER (1998), MAST et al. (1998), PARK et al. (1998), SHINTON & BEEVERS (1989), SCHETTLER & MÖRL (1991), WANNAMETHEE et al. (1995), WOLF et al. (1988)
Sichelzellenanämie		SACCO et al. (1997)
TIA	6 – 7	CAPLAN & DIENER (1996), KRÄMER (1998), SACCO et al. (1997)
asymptomatische Carotisstenose		MANOLIO et al. (1996), ROTHWELL et al. (1996), SACCO et al. (1997)

Weniger gut dokumentierte Risikofaktoren		
nicht beeinflußbar		
Klima		LEIß & BERGMANN (1987), SACCO et al. (1997)
potentiell beeinflußbar		
erhöhte Serumlipide/ Fettstoffwechselstörungen	2	CAPLAN & DIENER (1996), BOGOUSSLAVSKY (1999), BENFANTE et al. (1994), LAW et al. (1994), KRÄMER (1998), LINDENSTRÖM et al. (1994), PROSPECTIVE STUDIES COLLABORATION (1995), ROSSOUW & GOTTO (1993), SCANDINAVIAN SIMVASTATIN SURVIVAL STUDY GROUP (1994), SIMON et al. (1995), SACCO et al. (1997), TANNE et al. (1997)
Kardiale Erkrankungen Kardiomyopathie Mitralklappenvorfall Mitralringverkalkung Vorhofseptumaneurysma Offenes Foramen ovale Aortenstenose		BENJAMIN et al. (1992, 1995), BRAININ (1989), LEIß & BERGMANN (1987), KRÄMER (1998), MANOLIO et al. (1996), MOHR et al. (1997), RICCI et al. (1991), SACCO et al. (1997), WILLIAMS (1994), WOLF et al. (1978, 1983, 1991)
Alkohol	2 – 3	CAPLAN & DIENER (1996), BONITA (1992), CAMARGO (1989), GORELICK et al. (1987), GRONBAEK et al. (1996), LEPPÄLÄ et al. (1999), HANSAGI et al. (1995), HILLBOM et al. (1995), HILLBOM & NUMMINEN (1998), JAMROZIK et al. (1994), KRÄMER (1998), PALOMÄKI & KASTE (1993), SACCO et al. (1997), WANNAMETHEE & SHAPER (1996), WOLF et al. (1983)
Drogen		BOGOUSSLAVSKY (1999), SACCO et al. (1997)
körperliche Inaktivität		KRÄMER (1998), SACCO et al. (1997)

Risikofaktoren	Risiko	Autoren
Übergewicht/Adipositas	1.5	CAPLAN & DIENER (1996), KIELEY et al. (1994), KRÄMER (1998), REXRODE et al. (1997), SCHETTLER & MÖRL (1991), SACCO et al. (1997), SHAPER et al. (1997), WIRTH (1997)
Erhöhter Hämatokrit		DYKEN (1991), KIM & KIM (1989), KANNEL et al. (1972), WATANABE et al. (1995)
Ernährungsfaktoren		SACCO et al. (1997)
Hyperinsulinämie		SACCO et al. (1997)
Orale Kontrazeptiva		KRÄMER (1998), PAGANINI-HILL et al. (1988), PETITTI et al. (1996), SACCO et al. (1997), WILSON et al. (1985)
Hyperviskosität		SACCO et al. (1997), TSUDA et al. (1997)
Hyperkoagulabilität Fibrinolyse Fibrinogen Anticardiolipin Antikörper Genetische Ursachen		COULL ET AL. (1991), GLUECK et al. (1995), KANNEL et al. (1987), RIDKER et al. (1994), QIZILBASH (1995), SACCO et al. (1997), SUAREZ et al. (1996), SZIRMAI et al. (1993), TSUDA et al. (1997), WILHELMSEN et al. (1984), XING (1991)
Infektionen		BOVA et al. (1996)
Streß		DERICK et al. (1985), SACCO et al. (1997)
Migräne		BURING et al. (1995), SACCO et al. (1997)
Subklinische Erkrankungen Intima-media Dicke Aortenatherome infarziöse Läsionen i. MRI		BURKE et al. (1995), SACCO et al. (1997)
Sozioökonomische Faktoren		LEIß & BERGMANN (1987), SACCO et al. (1997)
Periphere arterielle Verschlußkrankheiten	3	CAPLAN & DIENER (1996)
Medikamente		MANOLIO et al. (1996)
AIDS		BRANDT et al. (1993), GAPEN (1982)
Hyperuricämie		DYKEN (1991)
Persönlichkeitsfaktoren		DYKEN (1991), KIM et al. (1998)

In den folgenden Abschnitten werden die wichtigsten Risikofaktoren eingehender betrachtet.

3.2.4 Genetik und Geschlecht

Die familiäre Häufung von Schlaganfällen kann durch Vererbung von Risikofaktoren sowie durch gemeinsame Ernährungs- und Lebensgewohnheiten erklärt werden. In der Framingham-Studie wurde eine Korrelation zwischen positiver Familienanamnese bei den Eltern und Schlaganfallrisiko im Sinne eines eigenständigen Faktors gefunden (KIELY, WOLF, CUPPLES, BEISER & MYERS, 1993). Genetische Faktoren spielen nach KUBOTA, YAMAURA, ONO, ITANI, TACHI, UEDA, NAGATA & SUGIMOTO (1997) eine gewichtige Rolle in der Pathogenese von Subarachnoidalblutungen. Die positive Familienanamnese stellte sich als stärkster unabhängiger Risikofaktor heraus. JOUSILAHTI, RASTENYTE, TUOMILEHTO, SARTI & VARTIAINEN (1997) geben ein relatives Risiko (nach multifaktorieller Variablenkontrolle) von 1.89 für Männer und 1.80 für Frauen an.

Daneben bestehen rassische Unterschiede in der Inzidenz von Schlaganfällen, so daß Afroamerikaner doppelt so häufig von Schlaganfällen betroffen sind als Weiße, in jüngerem Alter sogar bis zu viermal so häufig (HOWARD, ANDERSON, SORLIE, ANDREWS, BACKLUND & BURKE, 1994). Asiaten, insbesondere Chinesen und Japaner, hatten in den 70er Jahren die höchsten Inzidenzraten. In den letzten Jahren zeigte sich ein dramatischer Rückgang (7% pro Jahr) der Inzidenz.

Männer haben gegenüber Frauen ein um 25-50% erhöhtes Risiko, aufgrund der höheren Lebenserwartung erleiden trotzdem mehr Frauen als Männer einen Schlaganfall.

3.2.5 Alter

Einer der wichtigsten nicht beeinflußbaren Risikofaktoren des Schlaganfalls ist das Lebensalter. Das Risiko an einem Schlaganfall zu erkranken steigt mit fortschreitendem Alter linear bzw. exponentiell an. Ab einem Alter von 55 Jahren verdoppelt sich die Schlaganfallrate alle weiteren 10 Jahre (WOLF et al., 1992). Weiters sind auch die meisten anderen Risikofaktoren altersabhängig und zeigen ebenso eine Risikoerhöhung mit fortschreitendem Alter.

Tabelle 29 zeigt, daß Hypertonie, Übergewicht und Hypercholesterinämie bei beiden Geschlechtern im Alter stetig zunehmen. Nur Übergewicht zeigt bei Männern zwischen 60-69 Jahren einen prozentuell leichten Rückgang. Frauen zeigen insgesamt niedrigere Wert als Männer. Der Prozentanteil der RaucherInnen nimmt mit zunehmendem Alter ab, wobei der Raucheranteil der Männer stets höher ist als der der Frauen.

Tabelle 29: Altersabhängige Häufigkeit von Risikofaktoren des Schlaganfalls
(SCHETTLER & MÖRL, 1991, S. 287).

Risikofaktoren	Alter				
	25-29	30-39	40-49	50-59	60-69
	Männer (in %)				
Rauchen	47,3	51,6	39,2	36,1	30,4
Übergewicht	20,6	36,8	50,1	62,0	57,0
Bluthochdruck	3,7	13,8	23,0	29,5	31,2
Hypercholesterinämie	10,1	24,6	32,0	39,0	42,8
	Frauen (in %)				
Rauchen	41,8	40,5	23,6	18,9	14,0
Übergewicht	10,7	22,5	33,4	49,4	55,3
Bluthochdruck	1,0	4,4	12,6	22,6	27,1
Hypercholesterinämie	13,2	14,8	24,0	57,3	65,7

Anmerk.: Bluthochdruck > 160 mmHg Systole und 95 mmHg Diastole,
Hypercholesterinämie > 250 mg/dl

3.2.6 Arteriosklerose

Die Arteriosklerose zählt zu den grundlegenden Gefäßveränderungen, die zu einem Schlaganfall führen können. Der Begriff Arteriosklerose, geprägt von J. L. LOBSTEIN um 1830, bezeichnet eine Verhärtung von Arterien. Die Verhärtung ist die Folge von Umbauarbeiten in allen Schichten der Schlagadern.

Bei der Ausbildung einer Arteriosklerose spielen mehrere Risikofaktoren eine gewichtige Rolle, auf die später im einzelnen eingegangen werden soll. Unter den Risikofaktoren für die *zerebrale Arteriosklerose* ist die Hypertonie der bedeutendste Einzelfaktor. Verschiedene Herzerkrankungen, Diabetes mellitus, Nikotinabusus und Fettstoffwechselstörungen sind ebenfalls von großer Relevanz.

3.2.6.1 *Grundlagen und Entwicklung der Arteriosklerose*

Die menschlichen Arterien sind durch mehrere Lagen schichtweise aufgebaut. Man unterscheidet drei Schichten: Außenschicht (Adventitia), Mittelschicht (Media), Innenschicht (Intima). Außenschicht und Mittelschicht bestehen aus einer Muskelschicht und einer Membran, die Intima wird aus einer Endothelschicht und der Grundmembran gebildet.

Die inneren Schichten einer Arterie werden vom strömenden Blut aus ernährt, die äußeren von speziellen Gefäßen, die bis in die Mitte der Gefäßwand reichen. Veränderungen des Blutstromes führen daher zu Versorgungsschwierigkeiten der inneren Gefäßlager, Störungen der ernährenden Gefäße beeinflussen die äußeren. Nur bei einer intakten Innenhaut kann das Blut ungestört durch die Arterien fließen. Auftretende Endothelschäden (z.b. durch Hypertonie) werden zwar durch Thrombozyten zusammen mit Fibrin abgedichtet, die Auflagerung von verklumpten Blutplättchen führt jedoch zur Verdickung der Innenhaut und zu einer leichten Vorwölbung in die Gefäßlichtung. Wenn sich zusätzlich Blutfette und andere Zellen einlagern, kann es zusammen mit erneuten Schäden der Innenhaut zu einer immer stärkeren Einengung des Lumens kommen. Lokale Entzündungsprosse, die Abscheidung von Faserstoffen und Grundsubstanz bewirken einen Verlust der natürlichen Elastizität. Die Gefäßlichtung wird durch polsterförmige Beete eingeengt. Die herdförmige Ausbreitung ist typisch für diese Krankheit und erklärt ihr vielfältiges Erscheinungsbild.

Dem Cholesterin kommt bei diesem Prozeß eine besondere Bedeutung zu. Es gelangt aus dem Blut in die inneren Gefäßschichten und bildet fettartige Nester, die zunächst von den Gewebszellen aufgenommen werden bzw. formlose Massen bilden. Dies sind die sogenannten *Atherome* (nach griech. athere = Brei; da sie mehlbreiartig aussehen). Die Atherome sind wesentliche Schrittmacher im Arterioskleroseprozeß, da sie die Gefäßwand so durchsetzen, daß schwere Funktionsstörungen bis zum Gefäßverschluß, zur Erweichung oder andererseits zur Verhärtung der Arterienwand entstehen. Blutungen und Thrombosen, Verkalkungen und Bindegewebswucherungen pflegen sich in ihrem Bereich zu entwickeln. Das veranlaßte den Leipziger pathologischen Anatomen F. MARCHAND 1904 zur Prägung des Begriffs *Atherosklerose*. Fette und fettähnliche Substanzen in diesen Atheromen ziehen Kalksalze, die ebenfalls aus dem Blut stammen, an sich. Es kommt zu herdförmigen, flächigen oder streifigen Verkalkungen. Sie liegen in den inneren Gefäßschichten, besonders aber in der mittleren Schicht, der Media (SCHETTLER & MÖRL, 1991). Nach LEIß & BERGMANN (1987) läßt sich die Arterioskleroseentstehung mit der Sequenz Endothelläsion – Plättchenadhäsion – Proliferation glatter Muskelzellen – Lipidablagerung beschreiben. In Tabelle 30 werden die pathogenetischen Prozesse der Hauptrisikofaktoren der Arteriosklerose in dieser Stufenfolge dargestellt.

Tabelle 30: Pathogenetische Mechanismen der Hauptrisikofaktoren (LEIB & BERGMANN, 1987, S. 144)

pathogenetische Stufe	Hypertonie	Risikofaktor Hypercholesterinämie	Nikotinabusus
Endothelläsion	mechanische Endothelschädigung (Scherkräfte)	chemische Endothelschädigung (Cholesterinkristalle)	toxische Endothelschädigung (Kohlenmonoxid)
	erhöhte Endothelpermeabilität (Angiotensin)	mechanische Endothelschädigung (Hyperviskosität)	
Thrombozytenadhäsion	erhöhte Thrombozytenadhäsivität (Noradrenalin)	gesteigerte Thrombozytenaggregation	erhöhte Thrombozytenadhäsivität (Noradrenalin?)
		erhöhte Gerinnung und gestörte Fibrinolyse	
Proliferation glatter Muskelzellen	(Mediadicke und Zahl glatter Muskelzellen/cm RR-abhängig)	LDL = Wachstumsfaktor für glatte Muskelzellen	
	unspezifische „Mesenchymreaktion" auf vermehrt in die Bindegewebsgrundsubstanz insufflierte Plasmabestandteile		
Lipidablagerung	vermehrter Einstrom von Lipoproteinen in die Bindegewebsgrundsubstanz		sekundäre Fettstoffwechselstörungen (niedrige HDL-Konzentration)
	(erhöhter Filtrationsdruck)	(erhöhte LDL-Konzentration)	
		Stoffwechseldefekte auf zellulärer Ebene	

Der erste Schritt in dieser Sequenz ist die Endothelläsion, die bevorzugt an Gefäßverzweigungen zu finden ist. Mechanisch wird sie z.b. durch die Scherkräfte bei Hypertonie oder Blutviskosität, chemisch z.b. durch Hypercholesterinämie verursacht, und immunologisch z.b. durch Kohlenmonoxid (toxisch).

Der zweite Schritt in der Sequenz ist die Plättchenadhäsion. Thrombozyten lagern sich an der defekten Endothelstelle ab und überdecken sie. Bei der Adhäsion spielt die Haftung des Faktors VIII (Von-Willebrand-Faktor) an das Subendothel eine entscheidende Rolle. Die Thrombozyten setzen einen bestimmten Wachstumsfaktor frei, der sich an Rezeptoren glatter Muskelzellen bindet und eine Vielzahl von Stoffwechseleffekten bewirkt, wie z.B. die Erhöhung von Apo-B-Rezeptoren und die vermehrte Bindung des LDL an diese Rezeptoren.

Dieser Prozeß führt nahtlos zum dritten Schritt, der in der Proliferation glatter Muskelzellen besteht. An den glatten Muskelzellen entsteht eine Neointima, die die Blutplättchenschicht ersetzt. Von den Randgebieten der Endothelläsion wächst das intakte Endothel über diese Neointima hinweg und gibt einen Faktor ab, der das Wachstum glatter Muskelzellen hemmt, so daß man von einer vollständigen Ausheilung des Endotheldefektes sprechen kann. Die über die

Endothelläsion vermehrt in die Bindegewebssubstanz eingedrungenen Plasmabestandteile, wie z.B. Lipoproteine, werden von den Makrophagen phagozytiert. Lassen sich die Lipoproteine nur schwer abbauen, kann es zu intrazellulären Ablagerungen kommen. Sterben solche fettüberladenen Zellen ab, wird das abgestorbene Material von neu einströmenden Makrophagen phagozytiert, was zu einem Circulus vitiosus und somit zu einer Chronifizierung führen kann.

KRÄMER (1998, S. 62) beschreibt zusammenfassend die arteriosklerosebedingenden Vorgänge folgendermaßen:

- Das Auftreten von Schäden an der Gefäßinnenhaut (dem Endothel).
- Eine erhöhte Durchlässigkeit des Endothels für größere Teilchen wie zum Beispiel an Transporteiweiße gebundene Fette. Dabei ist das sogenannte LDL-Cholesterin besonders schädlich. Es schlüpft durch Risse der Gefäßwand in innere Schichten, wo es zwar zunächst von Makrophagen aufgenommen wird, die sich jedoch dann gemeinsam mit dem LDL-Cholesterin dort ablagern.
- Ein Eintreten von Abwehr- und Aufräumzellen des Körpers aus dem Blut in die Intima (innere Schicht der Gefäßwand).
- Ein Wandern von glatten, unwillkürlichen Muskelzellen aus der Media in die Intima.
- Ablagerungen in der Intima durch Muskelzellen, Bindegewebe und andere Stoffe.
- Eine vermehrte Endozytose (Aussonderung innerhalb von Zellen) von erhöhten Blutfetten in Abwehr- und Muskelzellen mit Bildung sogenannter Schaumzellen.
- Ein Auftreten von Nekrosen innerhalb dieser Zellansammlungen bei Überschreiten einer bestimmten »kritischen« Dicke.
- Ein Zerfall von Gewebe sowie ein Auftreten von Einblutungen, Kalziumeinlagerungen (»Verkalkungen«) und Ulzerationen an der Oberfläche.

Muskelzellen von Gefäßwänden, die einmal LDL-Cholesterin in sich aufgenommen haben, können es nur sehr langsam wieder abbauen. Durch weitere Cholesterinaufnahme vergrößern sie sich, wobei sie durch einen von den Blutplättchen abgegebenen Wirkstoff zusätzlich zur Wucherung angeregt werden. Parallel zu diesen Veränderungen lassen sich in der Innenwand von Arterien fetthaltige Streifen beobachten. Im weiteren Verlauf können sich dann Plaques und Stenosen als größere Ansammlungen dieser Veränderungen mit Ausdehnung in die Gefäßlichtung ausbilden.

In den letzten Jahren wurden auch bestimmte Bakterien, sogenannte Chlamydien, in arteriosklerotischen Veränderungen nachgewiesen, weshalb Vermutungen über eine mögliche ursächliche Rolle diskutiert werden.

3.2.7 Hypertonie

Die Hypertonie wird neben bzw. als Teil der Arteriosklerose als Hauptrisikofaktor einer intrazerebralen Blutung und eines ischämischen Infarktes angesehen. In sämtlichen größeren Studien zeigt sich sowohl die Erhöhung des systolischen, des diastolischen als auch des mittleren arteriellen Blutdrucks als hervorstechendster Risikofaktor für den Schlaganfall.

3.2.7.1 Definition

Nach der WHO (1988) werden Blutdruckwerte bis 140/90 mmHg als normal klassifiziert. Eine Hypertonie besteht ab einem diastolischen Blutdruck von 95 mmHg und einem systolischen Blutdruck von 160 mmHg. Die Diagnose Hypertonie wird nach drei sich im Meßzeitpunkt unterscheidenden Messungen gestellt. Die folgende Tabelle gibt zwei unterschiedliche Klassifikationsschemata zur Hypertonie wieder.

Tabelle 31: Normale und pathologische Blutdruckwerte (in mmHg)

WHELTON & RUSSEL (1984)			WHO (1988)		
Klassifikation	Systole	Diastole	Klassifikation	Systole	Diastole
normal	< 140	< 85	normal	< 140	< 90
labil		um 90	Borderline-Hypertonie	140-160	90-95
milde Hypertonie		90 - 104	geringe Hypertonie		96-105
moderate Hypertonie		105 -114	mäßige Hypertonie		106-115
schwere Hypertonie		> 115	starke/klinische Hypertonie	> 160	> 116

3.2.7.2 Epidemiologie

In der *Austrian Stroke Prevention Study* (SCHMIDT et al., 1997), wird die Prävalenz einer Hypertonie (160/95 mmHg) mit 38% in der Bevölkerung angegeben. Mehr als 80 - 90% der Hypertoniker leiden an essentieller Hypertonie, deren Ursachen nach wie vor ungeklärt sind (BIRBAUMER & SCHMIDT, 1999). Für die Bundesrepublik Deutschland sind das ca. 6,3 Millionen Menschen, die an essentieller Hypertonie erkrankt sind und 3,8 Millionen, die an einer hypertensiven Herzerkrankung leiden (HORAN, 1988). Circa ein Fünftel der Bevölkerung weist einen Blutdruck von über 160/95 mmHg auf, während die Hälfte der Bevölkerung Blutdruckwerte höher als 140/90 mmHg hat (WILLIAMS, 1994). Frauen sind häufiger betroffen als Männer. In der *Salzburger Schlaganfallpräventions-Studie* wurde bei 48% von 813 Probanden eine positive Hochdruckanamnese gefunden, wobei bei mehr als einem Drittel von ihnen keine antihypertensive Medikation durchgeführt wurde (MORODER & LADURNER, 1997). Die Häufigkeit der Hypertonie steigt mit zunehmendem Alter linear an. Die Prävalenz liegt mit 50 Jahren bei 20%, mit 60 Jahren bei 30%, mit 70 Jahren bei 40%, mit 80 Jahren bei 55% und bei 60% mit 90 Jahren (NATIONAL CENTER FOR HEALTH STATISTICS, 1986). Unter den Schlaganfallpatienten befinden sich 50-75% Hypertoniker (KRÄMER, 1998), wovon 15% an Hirnschlag sterben (SCHETTLER & MÖRL, 1991).

3.2.7.3 Auswirkungen

Die essentielle Hypertonie ist eine dauernde Erhöhung des Blutdrucks bei der eine auslösende Organerkrankung nicht nachweisbar ist. Die Diagnose wird nach Ausschluß sekundärer, organisch bedingter Hypertonien gestellt.
Ein erhöhter Blutdruck bewirkt sowohl reversible als auch irreversible Veränderungen der Arterien. Die Schäden, die ein hoher Blutdruck an den Gefäßwänden über eine vermehrte Beanspruchung der Innenhaut hervorruft, begünstigen in den großen Arterien in erster Linie das Entstehen und Fortschreiten von Arteriosklerose mit einer Verdickung der Gefäßwände und verminderter Elastiztät. In kleinen Arterien wird zusätzlich die Ausbildung von Mikroaneurysmen begünstigt, die als Ursache für Hirnblutungen angesehen werden. Wird die aufgrund von Arteriosklerose verengte Blutbahn nun durch einen Thrombus oder einen Embolus verschlossen, führt die Widerstandserhöhung in der Blutbahn über den renalen Mechanismus zu einer weiteren Zunahme des Blutdrucks. Dies kann letztendlich zum Platzen oder zum

völligen Verschluß der Gefäße führen und im Falle einer zerebralen Lokalisation einen Schlaganfall zur Folge haben.

Eine unbehandelte Hypertonie kann eine weitere Erhöhung des arteriellen Blutdruckes im Laufe der Zeit mit sich bringen und die Lebenserwartung um 10-20 Jahre verkürzen. In 30% der Fälle unbehandelter Hypertonie zeigen sich arteriosklerotische Komplikationen und in 50% der Fälle Endorganschädigungen als Folge der Hypertonie (WILLIAMS, 1994).

Für die Auswirkungen einer Hypertonie spielt vor allem auch das Lebensalter eine wichtige Rolle. In der Altersgruppe unter 45 Jahren steigt das Risiko für Schlaganfälle um das 10fache an, während es sich bei den über 65jährigen nur noch verdoppelt, und bei 80- oder 90jährigen kein sicherer Einfluß mehr erkennbar ist (KRÄMER, 1998).

3.2.7.4 Hypertonie und Schlaganfallrisiko

Die Hypertonie ist der wichtigste sehr gut dokumentierte Risikofaktor für Schlaganfall (BRANDT et al., 1996; SACCO et al., 1997; KRÄMER, 1998). Sowohl systolische als auch diastolische Werte sind als Risikofaktoren anzusehen. MACMAHON & RODGERS (1994) bestätigen, daß das Bluthochdruckniveau direkt und kontinuierlich mit dem Schlaganfallrisiko zusammenhängt. Aus prospektiven Studien abgeleitet bedeutet eine bleibende Erhöhung von nur 9 mmHg systolisch bzw. 5 mmHg diastolisch eine Erhöhung des Schlaganfallrisikos um ein Drittel. Umgekehrt verringert eine Senkung des Blutdruckes von 10-12 mmHg systolisch bzw. 5-6 mmHg diastolisch die Schlaganfallinzidenz um 38%.

Hypertoniker haben gegenüber Normotonikern ein um das 4 - 12fache erhöhtes Risiko, an einem Schlaganfall zu erkranken (JAMROZIK, BROADHURST, ANDERSON & STEWART-WYNNE, 1994; SHAPER, PHILLIPS & POCOCK, 1991). Je ausgeprägter die Hypertonie ist, desto höher ist auch das Schlaganfallrisiko. In einer Metaanalyse von 7 großen epidemiologischen Studien wurde ein exponentieller Zusammenhang zwischen der Stärke der Hypertonie und dem Schlaganfallrisiko ab einem diastolischen Wert von 76 mmHg gefunden (MACMAHON, PETO, CUTLER, COLLINS, SORLIE, NEATON, ABBOTT, GODWIN, DYER & STAMLER, 1990). LEPPÄLÄ, VIRTAMO, FOGELHOLM, ALBANES & HEINONEN (1999) konnten an einer Studie mit über 28 000 Personen bestätigen, daß systolische und diastolische Hypertonie das Risiko für alle Schlaganfallarten erhöht. Bei einem systolischen Blutdruck über 160 mmHg ergab sich ein relatives Risiko von 3.86 für Subarachnoidalblutungen (SAB), 3.78 für Intrazerebralblutungen (ICH) und 2.38 für Zerebralinfarkt (CI). Bei einem diastolischen Blutdruck über 100 mmHg wird ein relatives Risiko von 3.54 (SAB), 4.17 (ICH) bzw. 2.27 (CI) beschrieben. Obwohl die Häufigkeit der Hypertonie mit dem Alter zunimmt, trifft dies in Verbindung mit dem Schlaganfall nicht zu. Während das Schlaganfallrisiko mit dem Alter bei Hypertonikern ansteigt, ist die Zunahme des Risikos viel deutlicher bei Normotonikern. Dieses Phänomen konnte aber nicht für andere Risikofaktoren, wie Vorhofflimmern, Cholesterin, Rauchen oder Alkoholkonsum gezeigt werden. Die Ergebnisse lassen darauf schließen, daß mit zunehmendem Alter andere Faktoren eine größere Wichtigkeit einnehmen (CURB, ABBOTT, MACLEAN, RODRIGUEZ, BURCHFIELD, SHARP, ROSS & YANO, 1996).

3.2.8 Kardiale Erkrankungen

In der Framingham-Studie zeigten Personen mit kardialen Erkrankungen jedweder Art ein doppelt so hohes Risiko wie Personen mit normaler Herzfunktion (WOLF, KANNEL & VERTER, 1983). Die koronare Herzkrankheit ist auch die Haupttodesursache von Schlaganfallpatienten sowie bei Patienten mit TIA. BRODERICK (1993) gibt Herzerkrankung als Ursache für Emboli in 20-25 % aller zerebralen Infarkte an.

Die wichtigsten Herzkrankheiten, die ein erhöhtes Hirninfarktrisiko darstellen, sind in Tabelle 32 angeführt.

Tabelle 32: Herzkrankheiten mit Schlaganfallrisiko (SACCO et al. 1997)

Aortenstenose	Mitralringverkalkung
Endokarditis	Mitralstenose
Herzwandaneurysma	Myokardinfarkt
Kardiomyopathie	Offenes Foramen ovale
Klappenersatz und Antikoagulation	Sick-Sinus-Syndrom
Linksherzinsuffizienz	Vorhofflimmern
Mitralklappenprolaps	Vorhofmyxom
Koronare Herzkrankheit	Vorhofseptumaneurysma

Der wichtigste kardiale Risikofaktor besteht im *Vorhofflimmern*, durch Embolisierung von intrakaridalen Thromben. Inzidenz und Prävalenz nehmen mit dem Alter zu. Die Prävalenz liegt bei 1% der Gesamtbevölkerung. Ab einem Alter von 55 Jahren verdoppelt sich die Inzidenz alle 10 Jahre. Im ersten Jahr nach Auftreten eines Vorhofflimmerns ist bei etwa 15% der Betroffenen mit einem Schlaganfall zu rechnen, danach bei etwa 5% (KRÄMER, 1998). Es wird angenommen, daß beinahe die Hälfte aller kardioembolischen Infarkte mit Vorhofflimmern zusammenhängen. Das Risiko, durch Konsequenzen des Vorhofflimmerns einen Infarkt zu erleiden ist altersabhängig und liegt zwischen 1,5% für 50-59jährige und 23,5% für 80-89jährige (WOLF, ABBOTT & KANNEL, 1991). Das relative Risiko für einen Insult bei chronischem nicht rheumatischem Vorhofflimmern liegt zwischen 5,6 (WOLF, DAWBER, THOMAS & KANNEL, 1978) und 15,9 (BRAININ, 1989). Weibliche Schlaganfallpatienten leiden doppelt so häufig an Vorhofflimmern als Männer (RICCI, CELANI, DUCA, SCARONI, CAPUTO, CHIURULLA, VITALI, LA ROSA, SEPPOLONI, PAOLOTTI & FERRAGUZZI, 1991). Ein besonders hohes Risiko haben Menschen, deren Vorhofflimmern auf eine durch bakterielle Entzündung bedingte rheumatische Herzkrankheit zurückzuführen ist, die zusätzlich zu Herzklappenveränderungen geführt hat.

Nach einem *Herzinfarkt* erleiden ca. 3-5% der Betroffenen Embolien in das Gehirn, davon zwei Drittel in den ersten 3 Wochen. Ausgedehnte transmurale Vorderwandinfarkte bringen das größte Risiko mit sich, besonders bei verminderter Beweglichkeit der Herzwand. Bis zu 40% von Patienten mit Vorderwandinfarkten zeigten linksventrikuläre murale Thrombosen. (MOHR, ALBERS, AMARENCO, BABIKIAN, BILLER, BREY, COULL, EASTON, GOMEZ, HELGASON, KASE, PULLICINO & TURPIE, 1997). Insgesamt steigt das Schlaganfallrisiko nach Herzinfarkt auf das Doppelte bis Vierfache an.

Herzklappenanomalien sind weitere wichtige Schlaganfallrisikofaktoren. Hier spielt vor allem die Mitralstenose eine gewichtige Rolle. Bei der *Mitralstenose* kommt es zu einer Störung des Blutflusses zwischen linkem Vorhof und linkem Ventrikel durch die Einengung der Klappe. Das Risiko von Thromboembolien bei rheumatischer Klappenstenose hängt mit dem Lebensalter und herabgesetzter Pumpleistung des Herzens zusammen. Die Schlaganfallhäufigkeit bei rheumatischer Herzkrankheit wird mit ca. 5% pro Jahr beziffert (KRÄMER, 1998). Der *Mitralklappenvorfall* ist die häufigste Auffälligkeit der Herzklappen und kommt bei ca. 5-10% der Bevölkerung vor. Das Auftreten von Thromben, die an der Mitralklappe entstehen, als Ursache von Durchblutungsstörungen ist jedoch in diesem Zusammenhang eher gering (ein Schlaganfall auf 6000 pro

Jahr) (KRÄMER, 1998). *Künstliche Herzklappen* werden mit einem höheren Schlaganfallrisiko in Verbindung gebracht. Trotz einer durchgeführten Antikoagulation beträgt das Risiko zwischen 2 und 4% (KRÄMER, 1998). *Mitralringverkalkungen* zeigen eine Prävalenz von 10% bei Männern und 16% bei Frauen. In der Framingham-Studie wurde ein relatives Risiko von 2.1 errechnet. In Verbindung mit Vorhofflimmern steigt das Risiko sogar auf das Fünffache an (BENJAMIN, PLEHN, D'AGOSTINO, BELANGER, COMAI, FULLER, WOLF & LEVY, 1992).

Vergrößerungen des linken Vorhofs wurden in der Framingham-Studie als Risikofaktor identifiziert. Das Risiko verdoppelt sich pro 10-mm-Zuwachs des Vorhofs (BENJAMIN, D'AGOSTINO, BELANGER, WOLF & LEVY, 1995).

Myokarderkrankung werden schon lange als Risikofaktoren des Schlaganfalls angesehen. In der Framingham-Studie zeigte sich nach multivariater Analyse ein zweifaches Risiko für *koronare Herzkrankheit*, ein dreifaches Risiko für *linksventrikuläre Hypertrophie* und ein vierfaches Risiko für *Herzversagen* (WOLF, ABBOTT & KANNEL, 1991).

Bei *bakterieller Endokarditis* muß etwa jeder dritte Betroffene mit neurologischen Komplikationen rechnen. Bei 5% kommt es zusätzlich zu mykotischen Aneurysmen, die durch Embolien aus entzündlichem bakterienhaltigen Material entstehen und in den Arterien eine teilweise Zerstörung der Wand bewirken.

Ein *Vorhofmyxom* ist ein gutartiger Tumor im linken Vorhof. Bei jedem zweiten bis dritten Betroffenen kommt es durch abgelöste Myxombruchstücke oder am Myxom entstandene Thromben zu zerebralen Embolien.

Ein *offenes Foramen ovale*, ein Loch in der Trennwand der Herzvorhöfe, kommt bei ca. 30% der Bevölkerung vor. Dadurch können Blutgerinnsel aus dem venösen System direkt in das arterielle System gelangen und als Embolus eine Hirnarterie verstopfen. Als weitere mögliche Emboliequelle gelten in den Trennwänden des Herzens vorkommende *Aneurysmen* (SACCO et al., 1997; KRÄMER, 1998).

In letzter Zeit wurde auch eine Verbindung von *atherosklerotischen Plaques im Aortenbogen* und ischämischem Schlaganfall aufgezeigt. Das höchste Risiko wurde bei Plaques von über 4 mm im Proximalbogen gefunden (MOHR et al., 1997).

Jedoch haben auch die zunehmende Komplexität und Prävalenz von kardiologischen Interventionen zu zusätzlichen kardiovaskulären Komplikationen geführt. Das Schlaganfallrisiko nach herzchirurgischen Eingriffen liegt bei 1% (SACCO et al., 1997).

3.2.9 Diabetes mellitus

Als Diabetes mellitus werden chronische Stoffwechselkrankheiten bezeichnet, die durch Störungen des Kohlehydrat-, Fett-, Eiweiß- und Elektrolytstoffwechsels mit dem Leitsymptom Hyperglykämie verursacht werden und zu typischen Stoffwechselkrisen sowie chronischen Komplikationen führen können (GRIES & ZIEGLER, 1992). Von einem klinisch manifesten Diabetes mellitus spricht man bei Vorliegen von Nüchtern-Blutzucker-Werten über 6,7 mmol/l (>120 mg%) bzw. 2-Stunden-Blutzuckerwerten von über 10 mmol/l (>180 mg%) venös bzw. über 11,1 mmol/l (>200 mg%) kapillär im oralen Glucose-Toleranztest (oGTT) (PSCHYREMBEL, 1994).

3.2.9.1 Epidemiologie und Klassifikation

Der Diabetes mellitus zählt zu den häufigsten medizinisch relevanten Stoffwechselstörungen. In Deutschland sind ca. 5% der Bevölkerung daran erkrankt. Für Österreich wird in der Altersgruppe von 50-75 Jahren eine Prävalenz von 7,6% angegeben (SCHMIDT et al., 1997). Der Großteil davon ist an Typ-II-Diabetes erkrankt und nur ca. 5-10% an Typ-I (RINNINGER & GRETEN, 1998). Die Inzidenz des Typ-I-Diabetes liegt zwischen 0,009 und 0,038%, die des Typ-II-Diabetes bei 0,45% (EGGSTEIN & LUFT, 1994). Der Diabetes läßt sich nach folgendem Schema klassifizieren (WHO, 1985; zit. nach GRIES & ZIEGLER, 1992).

Tabelle 33: Klassifikation des Diabetes mellitus

Insulinabhängiger Diabetes mellitus (IDDM, Typ I)
Nichtinsulinabhängiger Diabetes mellitus (NIDDM, Typ II)
Nicht adipös (Typ IIa)
Adipös (Typ IIb)
Diabetes bei Mangelernährung (MRDM)
Diabetes bei bestimmten Krankheiten und Syndromen
Pankreaserkrankungen
Hormonstörungen
Pharmakologische und chemisch-toxische Einflüsse
Abnormalitäten des Insulins oder seiner Rezeptoren
Genetische Syndrome
Pathologische Glukosetoleranz (PGT, IGT)
Nicht adipös
Adipös
Bei bestimmten Krankheiten und Syndromen
Gestationsdiabetes

3.2.9.2 Insulinstoffwechsel

In der Bauchspeicheldrüse werden von endokrinen Drüsenzellen, den Langerhans-Inseln, Hormone produziert. Etwa 60% der endokrinen Drüsenzellen (B-Zellen) produzieren das Hormon Insulin, etwa 25% (A-Zellen) das Hormon Glucagon und die restlichen 15% (D-Zellen) produzieren das Hormon Somatostatin. Alle drei Hormone haben letztendlich die Aufgabe, den Blutzuckerspiegel konstant auf 80-100 mg Glucose pro 100 ml Blut zu halten. Bei jeder Nahrungsaufnahme steigt der Glucosespiegel an. Dies führt zur Freisetzung von Insulin. Das Insulin sorgt für eine Senkung des Glucosespiegels im Blut, indem es einerseits alle Zellen zu einem gesteigerten Glukoseverbrauch anregt, andererseits die Leber anregt, Glucose in Glykogen umzuwandeln und zu speichern. Um den Blutzuckerspiegel im Normwertbereich zu halten, kommt es zur Freisetzung des Glucagons bei gleichzeitiger Hemmung der Freisetzung des Insulins. Das Glucagon regt die Leber an, Glykogen wieder in Glucose umzuwandeln und es in das Blut abzugeben. Sollten die Glykogenspeicher sich erschöpfen, sorgt es dafür, daß Aminosäuren in Glucose umgewandelt und ins Blut abgegeben werden. Das Somatostatin hemmt die Produktion des Insulins und Glucagons.
Eine Störung dieses Ablaufs kann durch eine Schädigung des Pankreas verursacht sein, und so die Insulinproduktion hemmen.
Der Blutzuckerspiegel steigt auf Werte bis zu 300-1200 mg pro 100 ml Blut. Körpereiweiß wird als Energieersatz für die reichlich vorhandene, aber nicht nutzbare Glucose abgebaut, was wiederum die Zellumbau- und Wiederaufbauprozesse beeinträchtigt. Auch Fette werden als Energieersatz mobilisiert, was zu Fettstoffwechselstörungen führt. Fettablagerungen an den Gefäßwänden, eine schnell fortschreitende Arteriosklerose, sind die Folge (BIRBAUMER & SCHMIDT, 1999).

3.2.9.3 Ätiologie

Die häufigste Ursache für Diabetes mellitus besteht in genetischer Prädisposition. Beim Typ-II ist die genetische Komponente stärker ausgeprägt als beim Typ-I. Virale oder autoimmune Faktoren konnten bei Typ-II nicht nachgewiesen werden, während beim Typ-I verstärkt autoimmunologische Aspekte diskutiert werden. Nach FEINGOLD, GAVIN, SCHAMBELAN & SEBASTIAN (1992) liegen bei 90% aller Typ-I-Diabetiker Antikörper gegen die Inselzellen des Pankreas vor.

3.2.9.4 Diabetes und Schlaganfall

Personen mit Diabetes mellitus zeigen eine erhöhte Anfälligkeit für Atherosklerose und eine erhöhte Prävalenz von atherogenen Risikofaktoren wie Hypertonie, Übergewicht und pathologische Blutfettwerte. Diabetes gilt als drittwichtigster Risikofaktor des ischämischen Schlaganfalls, nicht aber für Hämorrhagien. Ein jahrelang bestehender Diabetes führt neben der Förderung der Arteriosklerose zu ausgedehnten Mikroangiopathien (KRÄMER, 1998). Lakunäre Infarkte, hervorgerufen durch kleine ischämische Läsionen im Hirnstamm durch Verschluß von kleinen penetrierenden Ästen größerer Arterien, treten häufig bei Diabetikern auf (BOGOUSSLAVSKY, 1999).
Das relative Risiko für ischämischen Infarkt liegt zwischen 1.8 und 3.0 (SACCO et al., 1997). Diabetes wird für 7% der Schlaganfalltoten verantwortlich gemacht. Auch Hyperinsulimämie und erhöhte Insulinresistenz wurden als Risikofaktoren identifiziert (SHINOZAKI, NARITOMI, SHIMIZU, SUZUKI, IKEBUCHI, SAWADA & HARANO, 1996).
Die Erkrankungsrate bei Hirninfarkpatienten unter 50 Jahren beträgt 40% bei Männern und 20% bei Frauen. Ab einem Alter von 50 Jahren liegt die Erkrankungsrate von Männern bei 48%, während die der Frauen auf 62% ansteigt. Der Anteil der Hirninfarktpatienten mit einem manifesten Diabetes mellitus liegt bei 35%. Die Prävalenzrate bei Diabetikern mit einer transient-ischämischen Attacke (TIA) schwankt zwischen 6-28% (LEIß & BERGMANN, 1987). Einige Studien zeigten eine Erhöhung der Lang- und Kurzzeit-Morbidität und Mortalität bei diabetischen Schlaganfallpatienten im Vergleich zu Nichtdiabetikern (BOGOUSSLAVSKY, 1999).

3.2.10 Gerinnungsstörungen

Die Blutviskosität beschreibt die Fließeigenschaften des menschlichen Blutes. Die Zähigkeit des Blutes ist abhängig vom Erythrozytengehalt und wird unter anderem durch den Hämatokrit und das Fibrinogen determiniert. Der Hämatokrit resultiert aus dem Verhältnis von Erythrozyten und Plasmavolumen (Blutkörperchengehalt im Blut) und führt im Falle von hochnormalen und pathologischen Werten in Verbindung mit einer steigenden Konzentration des Hämoglobins zu einer Erhöhung der Blutviskosität, die wiederum bei der Genese der Arteriosklerose eine gewichtige Rolle spielt (LEIß & BERGMANN, 1987). Das Fibrinogen wird in der Leber gebildet und gilt als Faktor I der Blutgerinnung. Pathologische Fibrinogenwerte führen zu einer Verlangsamung der Strömungsgeschwindigkeit des Blutes, infolgedessen das Risiko für die Bildung von Thromben erheblich erhöht wird (DIEHM & WILHELM, 1992). Exzessiver Nikotinkonsum, Hypertonie und Fettstoffwechselstörungen führen ebenfalls zu einer Steigerung der Blutviskosität und erhöhen somit das Schlaganfallrisiko (LEIß & BERGMANN, 1987).

3.2.10.1 Prozeß der Blutgerinnung

Der Prozeß der Blutgerinnung wird durch die Bildung von Thromboplastin in Verbindung mit Kalziumionen initiiert. Aus dem dabei hervorgehenden Thrombin wird mit Hilfe des Fibrinogens die zweite Phase der Blutgerinnung eingeleitet und mit der Fibrinogenretraktion abgeschlossen. Die auf diese Art entstandenen Thromben sind Hauptursache des ischämischen Insults. Diesem Prozeß kann durch Fibrinolyse entgegengewirkt werden. Fibrinolyse wird die enzymatische Auflösung von Blutgerinnseln innerhalb der Blutbahn genannt, bei der Fibrin gespalten wird (URBAN & SCHWARZENBERG, 1999). Die Fibrinolyse wird hauptsächlich durch den Plasminogen Aktivator (tPA = tissue plasminogen activator) und seinen Gegenspieler tPA-Inhibitor bzw. tPA-Antigen gesteuert. Nach GLUECK, RORICK, SCHMERLER, ANTHONY, FEIBEL, BASHIR, GLUECK, STROOP, WANG & TRACY (1995) ist die Aktivität von Hemmer und Aktivator auch genetisch bedingt. Das tPA-Antigen ist ein wahrscheinlicher Kennwert für Arteriosklerose und bei Schlaganfallpatienten doppelt so hoch wie bei Kontrollgruppen. Nach einer prospektiven Studie stellen hohe Konzentrationen von tPA-Antigen unabhängig von anderen Faktoren ein hohes Risiko für thromboembolische Schlaganfälle dar und sind bereits Jahre vor Eintritt des Schlaganfalls nachzuweisen (RIDKER, HENNEKENS, STAMPFER, MANSON & VAUGHAN, 1994).

3.2.10.2 Viskosität und Schlaganfallrisiko

Nach QIZILBASH (1995) ist der Fibrinogenwert (nach dem Bluthochdruck) der wichtigste behandelbare Risikofaktor des Schlaganfalls. Folgende Mechanismen können mit Hilfe des Fibrinogens die Bildung von Atherothrombo-Embolien hervorrufen: Thrombosen aufgrund einer Hyperkoagulation, Beschleunigung der Atherosklerose, Blutflußreduktion durch zu hohe Vollblut- oder Plasmaviskosität. Bei einer Fibrinogenkonzentration zwischen 311 und 696 mg/dl ist das Risiko innerhalb einer 12-Jahres-Zeitraumes einen Schlaganfall zu bekommen 2,5 mal größer als bei einer Konzentration unter 265 mg/dl (KANNEL, WOLF, CASTELLI & D'AGOSTINO, 1987). In der *Austrian*

Stroke Prevention Study wurde bei 8,5% der untersuchten Personen Hyperfibrinogenämie (Plasmakonzentration >420 mg/dl) festgestellt (SCHMIDT et al., 1997). Nach COULL, BEAMER, DEGARMO, SEXTON, NORDT, KNOX & SEAMAN (1991) geht erhöhte Vollblutviskosität mit erhöhter Plasmafibrinogen-Konzentration einher. Diese Ergebnisse wurden sowohl bei akuten Schlaganfallpatienten als auch bei Risikofaktor-Patienten entdeckt. WILHELMSEN, SVAERSUDD, KORSAN-BENGTSEN, LARSSON, WELIN & TIBBLIN (1984) konnten einen Zusammenhang zwischen erhöhtem Fibrinogengehalt und gesteigerter Blutviskosität nachweisen, indem sie bei vielen Patienten nach Schlaganfall einen erhöhten Spiegel an Fibrinogen fanden. Die Framingham-Studie konnte dies bestätigen, jedoch nur für Männer (KANNEL et al., 1987). Auch XING (1991) postuliert Hyperviskosität als primären Risikofaktor für Schlaganfall.

TSUDA, SATOH, KITADAI & TAKAHASHI (1997) untersuchten Vollblut- und Plasmaviskosität sowie Fibrinogenwerte bei verschiedenen Schlaganfallausprägungen (stummer Infarkt, akuter und chronischer Infarkt). Alle Werte waren bei akuten Schlaganfallpatienten höher als bei Personen mit niedrigem Schlaganfallrisiko. Aufgrund ihrer Ergebnisse könnte erhöhtes Plasmafibrinogen das Fortschreiten von Atherogenese aufzeigen und so einen möglichen Risikofaktor für Schlaganfall darstellen. Eine andere Studie hebt die Verbindung von Plasmafibrinogen und niedrigem HDL-Cholesterinniveau als Risikofaktorkombination für schwere Atherosklerose und zerebralem Infarkt hervor (SZIRMAI, KAMONDI, MAGYAR & JUHASZ, 1993). SUAREZ, CASTILLO, SUAREZ, NAVEIRO & LEMA (1996) zeigten, daß hohe Fibrinogenwerte im Plasma die Schlaganfallmortalität beeinflußten.

Der erhöhte Hämatokritwert gilt als Risikofaktor vor allem für die Entstehung von zerebralem Infarkt und weniger für die Entstehung von Hämorrhagien (KIM & KIM, 1989). Die *Austrian Stroke Prevention Study* (SCHMIDT et al., 1997) gibt eine Prävalenz von 1,4% für erhöhten Hämatokrit (über 49%) an. Jedoch ist der direkte Einfluß des Hämatokrits als Risikofaktor noch umstritten (DYKEN, 1991). In der Framingham-Studie wurde eine Beziehung zwischen erhöhtem Hämoglobin, erhöhtem Hämatokrit und einer Inzidenzerhöhung für zerebralen Infarkt gefunden (KANNEL, GORDON, WOLF & MCNAMARA, 1972). WATANABE, TAKAHASHI, MURAYAMA, MANO & WATANABE (1995) zeigten, daß erhöhte Hämatokritwerte vermehrt bei Patienten gefunden wurden, die einen Schlaganfall zu Mitternacht erlitten.

Neben diesen ausführlicher besprochenen Risikofaktoren im Hämostase- und Fibrinolysesystem gibt es zahlreiche weitere Erkrankungen, die thromboembolische Komplikationen hervorrufen können, wie Antithrombinmangel, Faktor V-Leiden Mutation, Faktor II Mutation, Freisetzungsstörungen von tPA, Protein C- oder S-Mangel oder Antiphospholipidantikörper. Die Prävalenz angeborener thrombophiler Diathesen liegt für Faktor V- und Faktor II-Mutation bei etwa 7% (MORODER & LADURNER, 1999).

3.2.11 Blutfette

Serumlipide sind die im Serum/Plasma enthaltenen Fette, Lipoide und weitere in Lipidlösemitteln löslichen Verbindungen wie Cholesterin, Sterine, Phospholipide, Lecithin, Fettsäuren, etc. Fette sind im Blutserum nicht löslich und werden deshalb an Eiweiß gebunden. Diese Verbindungen werden als Lipoproteine bezeichnet. Lipoproteine sind aus Eiweiß (Apolipoproteine) und Lipiden bestehende Moleküle, die den Transport der wasserunlöslichen Lipide (v.a. Cholesterin, -ester, Triglyzeride, Phospholipide) im Blut ermöglichen (URBAN & SCHWARZENBERG, 1999). Im Körper findet ein ständiger Auf- und Umbau der Bluttfett-Eiweiß-Verbindungen statt, der durch die Fettaufnahme mit der Nahrung und durch die Geschwindigkeit und Stärke des Fettabbaus im Stoffwechsel bedingt ist.

3.2.11.1 Klassifizierung der Lipoproteine

Die Lipoproteine werden auf der Basis der Trennung durch Flotation in 5 Klassen eingeteilt:

I. **Chylomikronen**
II. **Very Low Densitiy Lipoprotein (VLDL)**
III. **Low Densitiy Lipoprotein (LDL)**
IV. **High Densitiy Lipoprotein (HDL)**
V. **Very High Densitiy Lipoprotein (VHDL)**

Bei den Chylomikronen handelt es sich um intestinal gebildete Lipoproteine als physiologische, nach Nahrungsaufnahme vorkommende »Transportform« der meisten Nahrungsfette in der Lymphe und im Blut sowie als pathologisches Phänomen bei bestimmten Hyperlipidämien. Sie bestehen aus Triglyzeriden (85-90%), Phosphatiden, Cholesterin und Proteinen und werden nach Nahrungsaufnahme in der Darmschleimhaut gebildet, geben in den Kapillaren Triglyzeride und freie Fettsäuren an die Gewebe ab und werden dann in der

Leber als cholesterinreiche »remnants« aufgenommen, die Vorstufen zu LDL- und HDL-Cholesterin sind.

VLDL (very low density lipoprotein) sind besonders lipidreiche (v.a. Triglyzeride) und daher »leichte« Lipoproteine. Sie entstehen vor allem in der Leber und der Dünndarmmukosa.

LDL (low densitiy lipoprotein) sind Betalipoproteine. Sie entstehen unter Mitwirkung der Lipoproteinlipase aus VLDL (über IDL = intermediate density lipoprotein) und enthalten ca. 80% des Serumcholesterins. Die hauptsächliche Eiweißkomponente ist Apolipoprotein B. Die LDL sind als wichtigste Transportform für Cholesterol anzusehen. Sie weisen den größten Anteil des zirkulierenden Cholesterols auf. Von den ca. 5 mmol/L des Serumgesamt- cholesterols entfallen unter physiologischen Bedingungen bis zu 3,5 mmol/L auf diese Dichteklasse. Freies Cholesterol und Cholesterolester machen ca. 50% der Partikelmasse aus, wobei mit 35 - 40% der größere Teil auf die Esterfraktion entfällt.

LDL-Rezeptoren an Zelloberflächen nehmen das LDL-(gebundene) Cholesterin in begrenztem Umfang (soweit es die Zellen benötigen) auf; angeborener LDL- Rezeptorenmangel (eine besondere Form der Hyperlipoproteinämie Typ IIa) führt zu extrem hohen Cholesterinwerten im Serum und hoher Sterblichkeit an arteriosklerotischen Erkrankungen.

HDL (high density lipoprotein) sind die durch ihren hohen Proteinanteil (vor allem Apolipoprotein AI und AII sowie E) »schweren« Alpha-Lipoproteine. Vorläufer entstehen in Leber und Darmepithel und reifen im Blut durch Aufnahme von Lipiden und Apoproteinen zu sphärischen Molekülen, die sich durch Dichte und Proteinkomponenten als HDL2a, HDL2b und HDL3 unterscheiden. Höhere HDL-Werte scheinen mit verringertem Risiko arteriosklerotischer Gefäßerkrankungen einherzugehen, während ein erhöhtes Konzentrationsverhältnis LDL/HDL (sog. Atheroseindex) bzw. Apo B/Apo AI dieses Risiko erhöht.

Lipoprotein(a) ist ein cholesterinreiches Lipoprotein mit hohem Molekular- gewicht, das bei der Elektrophorese in der beta1-Fraktion, bei der Ultra- zentrifugation in der HDL-Fraktion gefunden wird. Werte > 0,3 g/L scheinen das Risiko arteriosklerotischer Gefäßerkrankungen zu erhöhen.

Die Triglyzeride bilden mit 90-95% der Masse den Hauptbestandteil der Chylomikronen. Sie bestehen aus drei mit Glyzerin veresterten Fettsäuren. Das Fettsäuremuster der Triglyzeride spiegelt das der aufgenommenen Nahrungs- fette wider. Obwohl der Anteil der Cholesterolester nur 2 bis 4% und der des freien Cholesterols in den Chylomikronen nur 0,8 bis 1,6% ausmacht, stellen sie auf Grund ihrer Größe die cholesterolreichsten Partikel des Plasmas dar (URBAN & SCHWARZENBERG, 1999; PSCHYREMBEL, 1994).

Tabelle 34: Struktur und chemische Zusammensetzung der Lipoproteine
(DARGEL, 1991, S. 3)

	Chylomikronen	VLDL	IDL	LDL	HDL HDL$_2$	HDL$_3$
Partikelgröße (nm)	80-1200	28-80	25-30	19-25	8-11	6-9
Dichtebereich (g/ml)	0,95	< 1,006	1,006-1,019	1,019-1,063	1,063-1,125	1,125-1,210
Proz. Zusammensetzung:						
Triglyzeride	90-95	50-65	25-40	6-12	3-8	3-5
Cholesterolester	2-4	8-14	20-35	35-45	15-20	10-18
Cholesterol	1	5-8	7-11	6-10	4-6	1-3
Phopsholipid	2-6	12-18	16-24	22-26	30-40	25-35
Apolipoproteine davon: AI	1-2 33	5-10 -	12-16 -	20-25 -	36-40 65	45-55 62
AII	-	-	-	-	10	23
AIV	14	-	-	-	Spuren	-
B48	5-8	-	-	-	-	-
B100	-	30-40	60-80	95	-	-
C	32	40-50	10-20	Spuren	10-15	5
E	10	15	10-15	Spuren	3	1

3.2.11.2 Lipoproteine als Risikofaktor

Erhöhte Serum-Cholesterinspiegel gelten ohne Zweifel als wichtiger Risikofaktor für arteriosklerotische Veränderungen und Erkrankungen, wie die koronare Herzerkrankung. Ihre Rolle als primärer Risikofaktor für Hirninfarkte ist jedoch immer noch nicht gänzlich aufgeklärt.

Dem Cholesterin kommt beim Prozeß der Arteriosklerose eine besondere Bedeutung zu. Entscheidend ist der Anteil des Cholesterins in den Lipoproteinen (KRÄMER, 1998). Dabei ist das sogenannte LDL-Cholesterin besonders gefährlich. Es wandert durch Risse in der Gefäßwand in innere Schichten, wo es zwar zunächst von Makrophagen aufgenommen wird, die sich jedoch, nach Erschöpfung ihrer Kapazitäten, dann gemeinsam mit dem LDL-Cholesterin dort ablagern. Muskelzellen von Gefäßwänden, die einmal LDL-Cholesterin in sich aufgenommen haben, können es nur sehr langsam wieder abbauen. Durch weitere Cholesterinaufnahme vergrößern sie sich, wobei sie durch einen von den Blutplättchen abgegebenen Wirkstoff zusätzlich zur Wucherung angeregt werden. Die Lipoproteine lösen sich auf, Cholesterin wird in Form von Kristallen und Nadeln frei und fördert als weiterer Fremdkörper den Wandumbau. Parallel zu diesen Veränderungen lassen sich in der

Innenwand von Arterien fetthaltige Streifen beobachten. Im weiteren Verlauf können sich dann Plaques und Stenosen als größere Ansammlungen dieser Veränderungen mit Ausdehnung in die Gefäßlichtung ausbilden. Das Risiko einer Gefäßerkrankung mit folgendem Schlaganfall resultiert aus dem Verhältnis der aggressiven Verbindungen (LDL) zu den förderlichen Stoffklassen (HDL). Das HDL-Cholesterin ist in der Lage, den Abtransport des Cholesterins aus dem LDL und der Gefäßwand zu ermöglichen und zu beschleunigen. Es wird deshalb als Verlangsamer der Arteriosklerose angesehen. Eine positive Korrelation zwischen erhöhten LDL- und reduzierten HDL-Werten in der Genese extrakranieller Sklerose der A. carotis scheint evident (SACCO et al., 1997).

Die Rolle von Lipoproteinen als eigenständiger Risikofaktor für den Schlaganfall ist, wie gesagt, noch immer ungeklärt. Epidemiologische Studien haben keine Zusammenhänge von Plasmacholesterin und Schlaganfallrisiko ergeben. Andererseits haben BENFANTE, YANO, HWANG, CURB, KAGAN & ROSS (1994) in einer umfassenden Studie, deren Daten auf einer Untersuchung von 6352 Personen basieren, erhöhte Serumcholesterinwerte als Risikofaktor für den thromboembolischen Insult (bei Japanern) identifiziert.

BOGOUSSLAVSKY (1999) sieht drei Faktoren, die als Argumente für die Risikofaktorenhypothese gelten können:

1) In Untersuchungen zur Cholesterinbehandlung mittels Statinen, zur Senkung des LDL-Cholesterins, wurde auch ein Rückgang der Schlaganfälle im Ausmaß von 31% beobachtet (SCANDINAVIAN SIMVASTATIN SURVIVAL STUDY GROUP, 1994).
2) Langfristige prospektive Studien haben Zusammenhänge zwischen Plasmacholesterinspiegel und Schlaganfallsrisiko ergeben (PROSPECTIVE STUDIES COLLABORATION, 1995).
3) In vielen Studien wurden die einzelnen Schlaganfalltypen nicht getrennt untersucht.

In epidemiologischen Studien wurde weiters ein Zusammenhang zwischen niedrigen Plasmacholesterinspiegeln und hämorrhagischem Schlaganfall gefunden (ROSSOUW & GOTTO, 1993). Detaillierte Analysen ergaben, daß der inverse Zusammenhang zwischen niedrigem Serumcholesterin und Hirnblutungsrisiko nur für Personen mit erhöhtem diastolischen Blutdruck gilt (LAW, THOMPSON & WALD, 1994).

Das HDL-Cholesterin gilt als das „gute", da es den Transport des Cholesterin zurück zur Leber ermöglicht. In einer Langzeitstudie mit 8586 Personen, konnten TANNE, YAARI & GOLDBOURT (1997) nachweisen, daß eine niedrige

Konzentration von HDL-Cholesterin ein signifikanter Prädiktor der Mortalität bei ischämischem Insult ist, hingegen mit steigendem HDL-Cholesterinwert die Mortalität bei Schlaganfällen absinkt (vgl. auch LINDENSTRÖM, BOYSEN & NYBOE, 1994). Männer mit niedrigen HDL-Cholesterinwerten, aber ohne erhöhte LDL- oder Gesamtcholesteinwerte zeigen eine hohe Prävalenz von Arteriosklerose der Karotiden (WILT, RUBINS, ROBINS, RILEY, COLLINS, ELAM, RUTAN & ANDERSON, 1997).

Lipoprotein(a) wurde oftmals als Faktor für die Entstehung vorzeitiger Arteriosklerose erkannt. In Querschnittstudien zeigten Schlaganfallpatienten höhere Werte von Lipoprotein(a) als Kontrollpersonen (STEIN & ROSENSON, 1997). Auch wurde in mehreren prospektiven Studien eine Assoziation zwischen Lipoprotein(a) und Schlaganfallrisiko aufgezeigt.

Die Rolle von Triglyzeriden als eigenständiger Risikofaktor wird weiterhin kontrovers diskutiert. Einige Studien haben keine Assoziationen gefunden (WOLF & KANNEL, 1986; SIDHARAM, 1992), andere eine positive Korrelation identifiziert (LINDENSTRÖM et al., 1994).

Erhöhte Blutfette sind zudem häufig mit anderen Risikofaktoren wie Diabetes mellitus, Übergewicht und Bluthochdruck verbunden.

Tabelle 35: Normalwerte (SCHETTLER & MÖRL, 1991, S. 55)

	kein Risiko	Verdacht	behandlungsbedürftig
Triglyzeride	<150	150-200	>200
Gesamtcholesterin	<200	200-250	>250
LDL-Cholesterin	<150	150-190	>190
	prognostisch günstig	Standardrisiko	Risikoindikator
HDL-Cholesterin Männer	>55	35-55	<35
HDL-Cholesterin Frauen	>65	45-65	<45

Werte für Gesamtcholesterin und LDL-Cholesterin sind altersabhängig, für HDL-Cholesterin geschlechtsabhängig; Angaben in mg/dl

3.2.12 Übergewicht und körperliche Inaktivität

Übergewicht oder Adipositas werden als Abweichungen vom Normgewicht bedingt durch eine Vermehrung der Körpermasse, vorwiegend des Fettanteils, definiert (KASPER, 1996). Zur Ermittlung des Übergewichts werden verschiedene Methoden eingesetzt, wie Gewicht-Längen-Indizes, Umfangmessungen, Ultraschallmessungen der Fettschichtdicke sowie weitere apparative Diagnosemethoden. Am häufigsten (und einfachsten anwendbar) werden heute der Broca - Index und der Body-Mass-Index (BMI) verwendet. Der Broca - Index (entwickelt durch den französischen Chirurgen BROCA im Jahre 1869) setzt die Körpergröße in Relation zum Gewicht. Normalgewicht wird als Körpergröße in cm minus 100 definiert. Bei Überschreiten dieses Wertes um mehr als 20% besteht Therapiebedürftigkeit, wenn keine weiteren Risikofaktoren vorliegen. Andernfalls ist die Therapie bereits ab einem Übergewicht von 0 bis 10% indiziert.

Der Body-Mass-Index (entwickelt von QUETELET im 19. Jahrhundert) ist aus wissenschaftlicher Hinsicht heute die bedeutendste Angabe für Diagnose und Klassifikation des Übergewichts und der Adipositas. Der BMI wird errechnet, indem man das Körpergewicht in kg dividiert durch die Körpergröße in m zum Quadrat.

$$BMI = kg / m^2.$$

Vergleichende Studien zur Prävalenz von Übergewicht werden oft durch unterschiedliche Klassifikationen erschwert. Tabelle 36 zeigt das heute vielfach anerkannte Schema der WHO (1995).

Tabelle 36: Gewichtsklassifikation der WHO (1995)

Körpergewicht	BMI
Untergewicht	< 18,5
Normalgewicht	18,5 – 24,9
Übergewicht (Grad I)	25 – 29,9
Übergewicht (Grad II) - Adipositas	30 – 39,9
Übergewicht (Grad III) - morbide Adipositas	≥ 40

Der BMI hat sich für die Forschung durchgesetzt, da er leicht zu errechnen bzw. aus Tabellen abzulesen ist und mit den Morbiditäts- und Mortalitätsparametern besser korreliert als andere Werte (WENZEL, 1998). Die Deutsche Herz-Kreislauf-Präventionsstudie (DHP), eine großangelegte und mit mehreren Nachuntersuchungen sehr umfangreiche Studie, liefert folgende Daten zur Epidemiologie. 24,2% der untersuchten Frauen und 28,9% der Männer überschritten das Idealgewicht um mindestens 20%. Überschreitungen des Idealgewichtes um 50% und mehr zeigte sich bei 4,1% der Frauen und 2,2% der Männer (BERGMANN, MENZEL, BERGMANN, TIETZE, STOLZENBERG & HOFFMEISTER, 1989). Der durchschnittliche BMI in der deutschen Bevölkerung betrug 1990 bei Männern 26,8 kg/m² und bei Frauen 26,2 kg/m². 51% der Bevölkerung waren übergewichtig und 18% waren adipös. Die VERA-Studie (Verbundstudie Ernährung und Risikofaktoren) kommt zu ähnlichen Daten wie die DHP-Studie. Je nach Zugehörigkeit zu den Gruppen Alter und Geschlecht wurde bei 20% - 75% Übergewicht verzeichnet (WIRTH, 1997). In der ASPS wurden 35% der Bevölkerung als übergewichtig und 31,2% als körperlich inaktiv eingestuft (SCHMIDT et al., 1997).

Übergewicht ist mit einer Reihe von anderen Risikofaktoren des Schlaganfalls assoziiert. In der DHP-Studie wurde ein Zusammenhang zwischen Alkoholkonsum und Körpergewicht bei Männern erkannt. Männer mit wenig Alkoholkonsum wiesen einen mittleren BMI von 26,7 kg/m² auf. Männer mit einem Verbrauch von mehr als 80g Alkohol pro Tag zeigen jedoch einen mittleren BMI von 27,9 kg/m². Sowohl die DHP-Studie als auch die VERA-Studie zeigten den Einfluß von Rauchen auf das Gewicht. Auch hier stellen sich deutliche Geschlechtsunterschiede dar. Männer, die nicht mehr rauchten, hatten mit 27,2 kg/m² den höchsten BMI. Bei den Frauen haben die Nichtraucherinnen das höchste Gewicht, 19% sind adipös. Raucherinnen haben das niedrigste Gewicht, nur 9% von ihnen sind adipös (WIRTH, 1997). Jeder zweite Adipöse erkrankt zudem an einer Hypertonie und jeder zweite Hypertoniker ist adipös. Die Adipositas ist somit die häufigste Ursache für eine Blutdruckerhöhung. Ergebnisse der Framingham-Studie zeigten, daß die Hypertonie nur in 20% der Fälle isoliert auftrat, bei den anderen Probanden war sie gekoppelt mit Fettstoffwechselstörungen, Glukoseintoleranz und Adipositas. Weiters leiden etwa 80% der Menschen mit Diabetes mellitus Typ II an Adipositas. Bei der Adipositas kann es zudem zu zahlreichen Veränderungen im Lipidstoffwechsel kommen. Häufig finden sich erhöhte Gesamtlipide und eine pathologische Lipoproteinverteilung. Zu den Störungen zählen im einzelnen erhöhte Cholesterinspiegel, erhöhte Triglyzeridspiegel, niedrige HDL-Cholesterin-

Spiegel, erhöhte Apolipoprotein B - Spiegel, hohe LDL-Cholesterinkonzentrationen und Veränderungen der Aktivität der Lipoproteinlipase (KLOSE, 1998).

In der Framingham-Studie wurde festgestellt, daß Übergewicht als unabhängiger Risikofaktor für den Schlaganfall anzusehen ist (vgl. SACCO, 1997). REXRODE, HENNEKENS, WILLET, COLDITZ, STAMPFER, RICH-EDWARDS, SPEIZER & MANSON (1997) berichten, daß Übergewicht und Gewichtszunahme bei Frauen wichtige Risikofaktoren für ischämischen Schlaganfall, nicht aber hämorrhagischen darstellen. Eine prospektive Langzeitstudie an britischen Männern zeigte eine Progredienz von Mortalität und vaskulärer Morbidität in Abhängigkeit eines erhöhten BMI ab 22 (SHAPER, WANNAMETHEE & WALKER, 1997).

In der Framingham-Studie wiesen körperlich aktive Personen eine niedrigere Schlaganfallinzidenz auf, als Personen mit überwiegend sitzender Tätigkeit (KIELY, WOLF, CUPPLES, BEISER & KANNEL, 1994). Durch Bewegung und körperliche Aktivität können viele Risikofaktoren günstig beeinflußt werden, was sich in der Gefäßgesundheit niederschlägt (KRÄMER, 1998).

3.2.13 Nikotinkonsum

Der Nikotinkonsum stellt einen wichtigen Risikofaktor für die Entstehung der zerebralen Arteriosklerose dar. Die Prävalenz der Raucher liegt zwischen 25-30% der Gesamtbevölkerung. In der ASPS geben SCHMIDT et al. (1997) 12,5% ehemalige Raucher und 26,7% derzeitige Raucher an.

SCHETTLER & MÖRL (1991) sehen in der Nikotininhalation, die dosisabhängig zu einer Steigerung der Pulsfrequenz, des Blutdruckes, der Pulswellengeschwindigkeit und der Durchblutung der glatten Muskulatur führt, den Hauptverursacher arterieller Gefäßschäden.

Nikotin bewirkt durch Prozesse am autonomen Nervensystem eine Gefäßverengung und führt somit zu einer Drosselung der Blut- und Sauerstoffversorgung des Hirngewebes. Dies verursacht eine Blutdruckerhöhung und bewirkt arteriosklerotische Veränderungen. Von vielen anderen Stoffen im Zigarettenrauch (ca. 4000 verschiedene) wird angenommen, daß sie in den Gefäßen zu Verletzungen oder sonstigen Wandschäden führen. Zigarettenrauch fördert zudem die Thrombozytenaggregation, führt zu einer Erniedrigung des HDL-Cholesterins und des Sauerstoffs im Blut. Durch das vermehrt entstehende Kohlenmonoxid werden ca. 20% der Erythrozyten

gebunden, was eine vermehrte Erythrozytenbildung und letztendlich einen erhöhten Hämatokrit zur Folge hat (KRÄMER, 1998). Die Framingham-Studie berichtet nach einem 26-Jahres-Follow-Up, daß Zigarettenrauchen einen signifikanten Risikofaktor, unabhängig von Alter, Hypertonie und bestehenden kardiovaskulären Risikofaktoren, darstellt (WOLF, D'AGOSTINO, KANNEL, BONITA & BELANGER, 1988). Das relative Risiko rangiert zwischen 2 und 3.5. Es besteht eine klare Dosis-Wirkung-Beziehung (SHINTON & BEEVERS, 1989). Das Risiko für Raucher von 1-20 Zigaretten pro Tag beträgt 3.3, verglichen mit Nicht-Rauchern, das für Raucher von über 20 Zigaretten 5.6 (BONITA, SCRAGG, STEWART, JACKSON & BEAGLEHOLE, 1986). Bei Frauen ist die Risikoerhöhung etwas deutlicher als bei Männern (60% gegenüber 40%). Bei Subarachnoidalblutungen ist die Risikoerhöhung mit durchschnittlich einer Vervierfachung für alle Raucher und mehr als einer Verzehnfachung für starke Raucher noch deutlicher (KRÄMER, 1998). Eine Risikonormalisierung tritt nach 2-5 Jahren Abstinenz ein (WOLF et al. 1988; WANNAMETHEE, SHAPER, WHINCUP & WALKER, 1995). Ex-Raucher haben gegenüber Nicht-Rauchern sogar ein geringeres Risiko, wahrscheinlich bedingt durch eine Änderung des Lebensstils (JAMROZIK, BROADHURST, ANDERSON & STEWART-WYNNE, 1994). Zusätzlichen Einfluß übt das Lebensalter aus. Raucher im Alter von 39-49 Jahren erleiden fünfmal häufiger einen Schlaganfall, während Raucher zwischen 50-62 Jahren ihn nur dreimal häufiger bekommen als Nichtraucher. HILLBOM, HAAPANIEMI, JUVELA, PALOMÄKI, NUMMINEN & KASTE (1995) hingegen sprechen von einem erhöhten Risiko nur bei älteren Rauchern ab 40 Jahren. Bei Zigarren- und Pfeifenrauchern ist das Risiko genau so niedrig wie bei den Nichtrauchern (SCHETTLER & MÖRL, 1991).
MAST, THOMPSON, LIN, HOFMEISTER, HARTMANN, MARX, MOHR & SACCO (1998) sprechen vom Rauchen als einer unabhängigen Determinante bei schwerer Stenose der Carotis-Arterien bei Patienten mit fokaler zerebraler Ischämie. PARK, KIM, CHANG, KOH & KOH (1998) konnten signifikante Assoziationen zwischen intrazerebraler Hämorrhagie (nicht aber subarachnoider Hämorrhagie) und Rauchgewohnheiten feststellen. Das Schlaganfallrisiko für Raucher steigt besonders stark an, wenn gleichzeitig andere Risikofaktoren vorliegen. Das Schlaganfallrisiko für Raucher mit Hypertonie wächst um das Zwanzigfache (BRAININ, 1989).

3.2.14 Alkoholkosum

Alkohol wird als möglicher Schlaganfallrisikofaktor schon seit 1725 angesehen (GORELICK, 1989). In den letzten Jahrzehnten hat es über 60 epidemiologische Studien gegeben, die die Beziehung zwischen Alkohol und Schlaganfall untersuchten (CAMARGO, 1989). Die Rolle des Alkohols wurde in den letzten 20 Jahren kontrovers diskutiert. Die Framingham-Studie schildert Assoziationen zwischen Alkoholkonsum und der Schlaganfallinzidenz im Allgemeinen (WOLF, KANNEL & VERTER, 1983). Andere Studien berichten von keinem Effekt nach Kontrolle anderer Risikofaktoren wie Nikotinkonsum (GORELICK, RODIN, LAGENBERG, HIER, COSTIGAN, GOMEZ & SPONTAK, 1987). Alkohol bewirkt viele Veränderungen in physiologischen Funktionen, die das Schlaganfallrisiko beeinflussen könnten. Alkohol erhöht den Blutdruck. Moderater Konsum erhöht die fibrinolytische Aktivität, während eine Intoxikation sie verringert. Weiters können Hyperkoagulation, kardiale Arrhythmien und Reduktion des zerebralen Blutflußes mit Alkoholkonsum in Verbindung stehen (LEPPÄLÄ, PAUNIO, VIRTAMO, FOGELHOLM, ALBANES, TAYLOR & HEINONEN, 1999; HILLBOM & NUMMINEN, 1998).
In den letzten Jahren beschreiben viele Studien einen protektiven Faktor von Alkohol bei leichtem bis moderatem Konsum (<30g Ethanol pro Tag). Der untersuchte Effekt liegt in der Erhöhung des HDL-Cholesterins, was einen Schutz vor der Entwicklung von Atherosklerose darstellt. Reduziertes Risiko für koronare Herzkrankheit und erhöhten endogenen tPA (tissue plasminogen activator) sind weitere Effekte. Eine weitere interessante Theorie stützt sich auf die Wirkung von Phenolverbindungen (Tannine), die in Rotwein vorkommen. Diese Verbindungen könnten die Oxidation des LDL-Cholesterins und die Plättchenreaktivität verhindern (HILLBOM & NUMMINEN, 1998).
Die Kombination von schädlichen und günstigen Wirkungen führte zu einer J-förmigen, dosis-abhängigen Beziehung zwischen Alkohol und Schlaganfall. LEPPÄLÄ et al. (1999) sprechen sich jedoch für eine unterschiedliche Dosis-Wirkung-Beziehung je nach Schlaganfalltyp aus: linear für Subarachnoidalblutungen, U-förmig für Intrazerebralblutungen und J-förmig für ischämischen Infarkt.
Bei österreichischen Insultpatienten ist signifikanter Alkoholkonsum bei etwa 30% anzutreffen (BONITA, 1992). JAMROZIK, BROADHURST, ANDERSON & STEWART-WYNNE (1994) berichten von einer Risikoerhöhung für hämorrhagischen Insult ab einer Menge von 60g Ethanol pro Tag. 10-20g Ethanol pro Tag hingegen haben einen günstigen Einfluß, was auf eine

Erhöhung des HDL-Cholesterinspiegels zurückgeführt wird. PALOMÄKI & KASTE (1993) beschreiben eine zusätzliche Risikoreduzierung (auch gegenüber Abstinenten) bei regelmäßigem moderatem Alkoholkonsum. Sporadischer oder gelegentlicher Konsum scheint diese Assoziation wieder zu verringern. HANSAGI, ROMELSJÖ, GERHARDSSON DE VERDIER, ANDRÉASSON & LEIFMAN (1995) berichten von einem erhöhten Mortalitätsrisiko durch Schlaganfall bei Männern, die unregelmäßig Alkohol konsumierten, bei Männern mit Episoden von exzessivem Alkoholkonsum und bei Männern, die über gelegentliche Alkoholintoxikation berichteten. Weibliche Ex-Alkoholikerinnen wiesen ein dreifach höheres Mortalitätsrisiko auf als lebenslang abstinente Frauen. Frauen, die unregelmäßig Alkohol konsumierten, hatten ein um 40% reduziertes Mortalitätsrisiko. GRONBAEK, DIES, SORENSEN, BECKER, SCHNOHR, & EINSEN (1996) konnten ebenfalls nachweisen, daß moderater Alkoholkonsum die Mortalitätsrate bei Schlaganfall reduziert. Dies gilt jedoch nur für den Konsum von Wein, nicht aber von Bier und Spirituosen. WANNAMETHEE & SHAPER (1996) berichten von erhöhtem Risiko bei verstärktem Alkoholkonsum, konnten jedoch keine Belege für einen günstigen Effekt von moderatem regelmäßigem Konsum (im Vergleich mit gelegentlichem Trinken) finden. CAMARGO (1996) hingegen spricht von einem protektiven Effekt nur für den ischämischen Infarkt. Bei hämorrhagischem Infarkt führe auch moderates Trinken zu einer Risikoerhöhung.

Weiters scheinen Alkoholexzesse bei jüngeren Patienten Auslöser von Hirnblutungen, insbesondere von Subarachnoidalblutungen sowie für Hirninfarkte zu sein (KRÄMER, 1998; HILLBOM, HAAPANIEMI, JUVELA, PALOMÄKI, NUMMINEN & KASTE, 1995).

3.2.15 Drogenkonsum

Der Konsum von Kokain, speziell in seiner alkaloiden Form („Crack") kann Auslöser sowohl von ischämischen Insulten als auch von Hämorrhagien sein. Weitere Drogen, die mit Schlaganfall in Verbindung gebracht werden sind Heroin, Amphetamine, LSD, PCP und Marihuana. Schlaganfälle können dabei entweder durch direkten Effekt der Droge oder durch Komplikationen bei der Verabreichung (Infektionen oder Embolien durch intravenöse Injektion) entstehen (SACCO et al., 1997; BOGOUSSLAVSKY, 1999).

3.2.16 Karotisstenosen

Asymptomatische, hämodynamisch relevante Stenosen der Arteria carotis interna finden sich bei 1-2% der Bevölkerung. KRÄMER (1998) gibt jedoch Werte von 25% bei den über 50jährigen an. Jenseits des 70. Lebensjahres sind es bereits 50%, die an Stenosen leiden. Das Schlaganfallinzidenzrisiko wird mit 1-2% angenommen, dürfte bei hochgradiger Stenose jedoch höher liegen (MORODER & LADURNER, 1999).

3.2.17 Orale Kontrazeptiva / Hormonsubstitution

Orale Kontrazeptiva mit einem Östrogengehalt über 50µg zeigen einen hohen Risikogehalt für Schlaganfall. Vor allem in den 60er und 70er Jahren steigerte sich das Infarktrisiko bis zum 13fachen Wert. Einige Studien gehen davon aus, daß orale Kontrazeptiva vor allem in Verbindung mit anderen Risikofaktoren wie Hypertonie oder Rauchen extrem risikoerhöhend sein können. So wurde festgestellt, daß Frauen über 35 Jahren, die hormonelle Kontrazeptiva einnehmen und rauchen, ein bis zu 20fach erhöhtes Risiko haben gegenüber Frauen, die andere Verhütungsmethoden anwenden und nicht rauchen (KRÄMER, 1998). HANNAFORD, CROFT & KAY (1994) geben an, daß Frauen die jemals orale Kontrazeptiva verwendet haben, ein signifikant höheres Schlaganfallrisiko haben. Für Frauen, die keine hormonellen Kontrazeptiva mehr verwenden, ist das Risiko zwar nicht mehr erhöht, jedoch steigt die Mortalitätsrate bei einem Insult, speziell bei Raucherinnen. Die heute handelsüblichen Kontrazeptiva mit niedrigem Östrogengehalt scheinen aber keine Risikoerhöhung mehr mit sich zu bringen (PETITTI, SIDNEY, BERNSTEIN, WOLF, QUESENBERRY & ZIEL, 1996).
Daten über Östrogensubstituierung nach der Menopause sind kontroversiell. Die Framingham-Studie berichtet über eine Zunahme an zerebrovaskulärer Krankheit, bei gleichzeitigem Rauchen wurde sogar eine Verdoppelung festgestellt (WILSON, GARRISON & CASTELLI, 1985). Eine andere Studie berichtete über eine Verringerung an Schlaganfalltoten unter den Östrogenbenutzerinnen (PAGANINI-HILL, ROSS, & HENDERSON, 1988).

3.2.18 Weitere Risikofaktoren

3.2.18.1 Transiente ischämische Attacken

Retrospektiven Studien zufolge gehen einem Schlaganfall in etwa 10% transiente ischämische Attacken voraus. Etwa 40% der Patienten mit TIAs erleiden einen Hirninfarkt, eine Hälfte davon innerhalb der folgenden drei Monate (WOLF, KANNEL & VERTER, 1983).

3.2.18.2 Migräne

Migräne wurde in der Physicians' Health Study als unabhängiger Risikofaktor für Männer über 40 identifiziert (BURING, HEBERT, ROMERO, KITTROSS, COOK, MANSON, PETO & HENNEKENS, 1995). Andere Studien fanden nach Kontrolle weiterer Risikofaktoren keine Zusammenhänge. SACCO et al. (1997) merken an, daß das Vorhandensein von Migräne bei der Inzidenz von Schlaganfall bei jungen Frauen eine Erhöhung von 10 auf 19 / 100 000 bewirkt.

3.2.18.3 Hyperhomozysteinämie

Homozysteinämie ist eine seltene homozygote Phänotypie bei Cystantoin-β-synthetasedefizienz. In der British Regional Heart Study wurde ein starker Zusammenhang von Homozystein-Level und Schlaganfallrisiko in Männer mittleren Alters gefunden (PERRY, REFSUM, MORRIS, EBRAHIM, UELAND & SHAPER, 1995).

3.2.18.4 Subklinische Erkrankungen

Subklinische Erkrankungen sind Krankheiten, die nicht-invasiv oder ohne klinische Symptome entdeckt werden. Zur Erkennung dieser Krankheiten dienen z.b Karotis-Ultraschall zur Messung der Intima-media-Dicke, von Plaque-Charakteristika und zur Quantifizierung von blutflußreduzierenden Läsionen oder magnetic resonance imaging (MRI) sowie Computertomographie (CT) zum Auffinden von infarziösen Läsionen oder zerebraler Atrophie (SACCO et al., 1997)
Die Messung von Intima-media-Dicke wird mit pathologisch ausgeformter Atherosklerose und der Schlaganfallprävalenz in Verbindung gebracht (BURKE, EVANS, RILEY, SHARRETT, HOWARD, BARNES, ROSAMOND, CROW, RAUTAHARJU & HEISS, 1995). Karotis-Ultraschall kann Plaque-Charakteristika

wie Heterogenität und unregelmäßige Oberflächen aufzeigen, die in klinischen Serien mit erhöhtem Risiko für Schlaganfall einhergehen.

3.2.18.5 Aids

Patienten, die an Aids erkranken, bekommen häufig Embolien mit nachfolgendem Infarkt oder Blutungen, die von marantischen Endokardthrombosen ausgehen können (GAPEN, 1982).
BRANDT et al. (1993) sehen im HIV-Virus eine mögliche Verursachung der zerebralen Vaskulitis.

3.2.19 Risikofaktoren für Intrazerebral- und Subarachnoidalblutungen

Aneurysmen und arteriovenöse Malformationen sind die Hauptursachen von Subarachnoidalblutungen, während intrazerebralen Blutungen eine Gefäßruptur infolge Amyloidangiopathie, eine arteriovenöse Malformation oder eine sekundäre Einblutung in ischämische Infarktareale zugrunde liegt.
Zunehmendes Alter, Hypertonie und linksventrikuläre Hypertrophie sind die Hauptrisikofaktoren für Intrazerebralblutungen. Als weitere veränderbare Risikofaktoren gelten Alkoholabusus, Kokainabusus, Antikoagulation und thrombolytische Therapie (BRODERICK, 1994). Den wichtigsten veränderbare Risikofaktor für Subarachnoidalblutungen stellt der Nikotinkonsum dar. Weiters bringen Hypertonie und weibliches Geschlecht ein höheres Risiko mit sich (LONGSTRETH, NELSON, KOEPSELL & VAN BELLE, 1992).

3.2.20 Risikofaktoren für wiederholten Schlaganfall

Die Prävalenz für ein Wiederauftreten des Schlaganfalls liegt zwischen 4 und 14%. Männer haben ein doppelt so hohes Risiko wie Frauen. Die Northern Manhattan Stroke Study gibt sogar einen Rezidivwert von 25% innerhalb von 5 Jahren an (SACCO, SHI, ZAMANILLO & KARGMAN, 1994). Beinahe ein Drittel aller Rezidive tritt in den ersten 30 Tagen auf.
Einige Studien haben keinen Effekt von Bluthochdruck und Herzkrankheiten gefunden. Andere Studien stellen hingegen diese Faktoren als bedeutend für einen wiederholten Schlaganfall heraus (SACCO et al., 1997).

3.2.21 Kombination von Risikofaktoren

Zusätzlich zur Betrachtung der einzelnen Risikofaktoren, ist es besonders wichtig auch das Zusammenwirken von mehreren Faktoren zu beleuchten. Bei den meisten Betroffenen treten die Risikofaktoren nicht vereinzelt auf, sondern im Verbund mit anderen.

Tabelle 37: Gepaartes Auftreten von Hypertonie und Stoffwechselrisikofaktoren (SCHETTLER & MÖRL, 1991, S. 85)

Risikofaktoren	mit Hypertonie
Fettstoffwechselstörungen	ca. 30%
erhöhter Harnsäurespiegel	ca. 35%
erhöhter Blutzucker	ca. 30-40%
Fettsucht	ca. 50%

Kombinierte Risikofaktoren weisen einen überadditiven Effekt auf, was zu einer sprunghaften Erhöhung des Risikos für zerebrovaskuläre Erkrankungen führt. In der Framingham-Studie wurde ein Risikoquantifizierungsmodell entwickelt, daß die Wahrscheinlichkeit für einen zu erwartenden Insult über zehn Jahre berechnet (WOLF, D'AGOSTINO, BELANGER & KANNEL, 1991; D'AGOSTINO, WOLF, BELANGER & KANNEL, 1994). Mit den in Tabelle 38 und Tabelle 39 dargestellten Werten läßt sich ein individuelles Risikoprofil erstellen, welches über einen ermittelten Punktewert Aufschluß über das Erkrankungsrisiko gibt. Dabei läßt sich zeigen, daß isolierte, deutlich ausgeprägte Faktoren weniger gefährlich sein können als das Vorliegen multipler mittelschwerer Risikofaktoren. Weiters läßt sich aber auch abschätzen, welchen Effekt eine Modifikation vorhandener Risikofaktoren erwarten läßt.

TANNE, YAARI & GOLDBOURT (1998) berichten in ihrer 21-Jahre-follow-up-Untersuchung von einer 30 mal höheren Schlaganfallmortalität von Personen im obersten Fünftel der Wahrscheinlichkeit gegenüber Personen im untersten Fünftel, wobei das Risiko mit der Anzahl der Risikofaktoren zunahm.

Tabelle 38: Schlaganfallwahrscheinlichkeit innerhalb 10 Jahre für Männer (D'AGOSTINO et al., 1994)

TABLE 2. Probability of Stroke Within 10 Years for Men Aged 55-85 Years and Free of Previous Stroke in the Framingham Heart Study

	Points										
	0	+1	+2	+3	+4	+5	+6	+7	+8	+9	+10
Age, y	54-56	57-59	60-62	63-65	66-68	69-72	73-75	76-78	79-81	82-84	85
Untreated SBP, mm Hg	97-105	106-115	116-125	126-135	136-145	146-155	156-165	166-175	176-185	186-195	196-205
Treated SBP, mm Hg	97-105	106-112	113-117	118-123	124-129	130-135	136-142	143-150	151-161	162-176	177-205
Diabetes	No		Yes								
Cigs	No			Yes							
CVD	No				Yes						
AF	No				Yes						
LVH	No					Yes					

Points	10-Year Probability, %	Points	10-Year Probability, %	Points	10-Year Probability, %
1	3	11	11	21	42
2	3	12	13	22	47
3	4	13	15	23	52
4	4	14	17	24	57
5	5	15	20	25	63
6	5	16	22	26	68
7	6	17	26	27	74
8	7	18	29	28	79
9	8	19	33	29	84
10	10	20	37	30	88

Variables were defined as follows: SBP, systolic blood pressure; Diabetes, history of diabetes; Cigs, smokes cigarettes; CVD (cardiovascular disease), history of myocardial infarction, angina pectoris, coronary insufficiency, intermittent claudication, or congestive heart failure; AF, history of atrial fibrillation; LVH, left ventricular hypertrophy on electrocardiogram.

Tabelle 39: Schlaganfallwahrscheinlichkeit innerhalb 10 Jahre für Frauen (D'AGOSTINO et al., 1994)

TABLE 3. Probability of Stroke Within 10 Years for Women Aged 55-84 Years and Free of Previous Stroke in the Framingham Heart Study

	Points										
	0	+1	+2	+3	+4	+5	+6	+7	+8	+9	+10
Age, y	54-56	57-59	60-62	63-64	65-67	68-70	71-73	74-76	77-78	79-81	82-84
Untreated SBP, mm Hg		95-106	107-118	119-130	131-143	144-155	156-167	168-180	181-192	193-204	205-216
Treated SBP, mm Hg		95-106	107-113	114-119	120-125	126-131	132-139	140-148	149-160	161-204	205-216
Diabetes	No			Yes							
Cigs	No			Yes							
CVD	No		Yes								
AF	No						Yes				
LVH	No				Yes						

Points	10-Year Probability, %	Points	10-Year Probability, %	Points	10-Year Probability, %
1	1	11	8	21	43
2	1	12	9	22	50
3	2	13	11	23	57
4	2	14	13	24	64
5	2	15	16	25	71
6	3	16	19	26	78
7	4	17	23	27	84
8	4	18	27		
9	5	19	32		
10	6	20	37		

Variables were defined as follows: SBP, systolic blood pressure; Diabetes, history of diabetes; Cigs, Smokes cigarettes; CVD (cardiovascular disease), history of myocardial infarction, angina pectoris, coronary insufficiency, intermittent claudication, or congestive heart failure; AF, history of atrial fibrillation; LVH, left ventricular hypertrophy on electrocardiogram.

3.3 Schlaganfallprävention

Die Präventionsmöglichkeiten des Schlaganfalls werden üblicherweise in Primärprävention und Sekundärprävention eingeteilt. Die Primärprävention hat zum Ziel, durch Behandlung der bekannten Risikofaktoren einen ischämischen Insult zu verhindern. Die Sekundärprävention umfaßt Maßnahmen zur Verhinderung eines Schlaganfalls nachdem zuvor bereits ein flüchtiger, leichter oder vollendeter Insult abgelaufen ist. Hier werden neben den Maßnahmen der Primärprävention noch weitere Verfahren wie Thrombozytenfunktionshemmer oder Karotisendarterektomien sowie Antikoagulation eingesetzt.
Nach MUMMENTHALER & MATTLE (1997) gibt es vier Ansatzpunkte für die Prävention:

Tabelle 40: Präventionsmöglichkeiten

Ansatzpunkt	Durchführung
Behandlung von Risikofaktoren	Bei Hypertonie, Hyperlipidämie, Herzkrankheiten, Diabetes mellitus, Nikotin-, Alkoholabusus
Medikamentöse Prophylaxe	Antikoagulation, Thrombozytenfunktionshemmer
Chirurgische Prophylaxe	Karotisendarterektomie
Angioplastie	Dilatation von Stenosen

Die Wirksamkeit der Modifikation von Risikofaktoren ist in der Sekundärprävention gut belegt. Der Nachweis für die Effektivität primärer Vorsorge ist allerdings für die meisten Risikofaktoren nur äußerst schwer zu führen. Widersprüchliche Ergebnisse liegen zur medikamentösen Behandlung der Hypertonie vor (WHISNANT, 1996; DIENER & HACKE, 1995). Generell besteht jedoch ein Konsens zur Wirksamkeit der Hypertoniemedikation. In einer Metaanalyse von COLLINS, PETO, MACMAHON, HERBERT, FIEBACH, EBERLEIN, GODWIN, QIZILBASH, TAYLOR & HENNEKENS (1990) ergab sich in einem Zeitraum von 5 Jahren eine Reduktion von Schlaganfällen von 42% gegenüber einem Placebo. Einige Studien beweisen, daß antihypertensive Therapie auch bei älteren Menschen in der Lage ist, die Schlaganfallhäufigkeit zu senken (SHEP COOPERATIVE RESEARCH GROUP, 1991).
Interventionsstudien zur Reduktion der Schlaganfallhäufigkeit mittels lipidsenkender Therapie wurden bisher nicht durchgeführt. Jedoch gibt es Ergebnisse aus dem Einsatz von Statinen zur Reduktion von Cholesterin bei Herzkrankheiten, wo sich auch ein Rückgang der Schlaganfallinzidenz von

über 30% zeigte (PLEHN, DAVIS, SACKS, ROULEAU, PFEFFER, BERNSTEIN, CUDDY, MOYÉ, PILLER, RUTHERFORD, SIMPSON, BRAUNWALD FOR THE CARE INVESTIGATORS, 1999; PEDERSEN, KJEKSHUS, PYÖRÄLÄ, OLSSON, COOK, MUSLINER, TOBERT & HAGHFELT, 1998). Nicht-Statine erreichten gerade 50-33% der Effekte von Statinen bei der Reduktion von Serumcholesterin (FURBERG, 1999).

Auch zu Zigarettenrauchen, Diabetes mellitus, Übergewicht, Bewegungsmangel, erhöhtem Hämatokrit und Fibrinogen liegen keine Interventionsstudien vor (DIENER & HACKE, 1995). Epidemiologische Studien geben Hinweise zu Einflußnahme dieser Risikofaktoren auf die Schlaganfallprävalenz.

Die Wirksamkeit von Thrombozytenfunktionshemmern wie der Acetylsalicylsäure (ASS) ist für die Sekundärprävention gesichert. In der Primärprävention konnte nach DIENER & HACKE (1995) keine Wirksamkeit von ASS nachgewiesen werden.

Antikoagulanzien werden zur Primär- und Sekundärprävention kardiogener Hirnembolien eingesetzt. Dem möglichen Nutzen steht das Risiko schwerer Blutungskomplikationen gegenüber. Mehrere Studien konnten nachweisen, daß in der Primärprävention bei absoluter Arrhythmie orale Antikoagulation das Risiko um mindestens 60% senkt (STROKE PREVENTION IN ATRIAL FIBRILLATION INVESTIGATORS, 1991).

Für operative Prophylaxe mittels Karotisendarterektomie gelten folgende Punkte: Der Schlaganfall oder eine TIA sollten nicht länger als ein Jahr zurückliegen. Die Karotisstenose muß als Ursache hinreichend sein und sollte eine Lumeneinengung von mehr als 70% haben. Das neurologische Defizit sollte nicht zu ausgeprägt sein (DIENER & HACKE, 1995).

Ein großer Teil der Präventionsarbeit liegt jedoch in der Anwendung von Modifikationsprogrammen für die Risikofaktoren. Hier ist ein besonders wichtiger Aspekt das Erkenntlichmachen von Risikofaktoren und deren Gefahren auf einer breiten Basis. Vor allem aber sind Einsicht, Entscheidung und Compliance des Patienten nötig sowie ein Netzwerk von Hilfestellungen vor allem bei einer notwendigen Lebensstilveränderung.

In letzter Zeit werden auch Entspannungsprogramme, insbesondere auch Meditationstechniken und ihre Wirkung auf physiologische Parameter untersucht. In eine Studie von CASTILLO-RICHMOND, SCHNEIDER, ALEXANDER, COOK, MYERS, NIDICH, HANEY, RAINFORTH & SALERNO (2000) zeigte sich, daß bei Personen, die 6-9 Monate lang zweimal täglich für 20 Minuten ein Meditationsprogramm (Transzendentale Meditation) durchführten, die Intima-

Media-Dicke um 0,1 mm abnahm, was einer Risikoreduktion von 15% entspricht.

Eine Studie von JOSEPH, BABIKIAN, ALLEN & WINTER (1999) zeigte auf, daß trotz einer Risikoberatung bzw. -behandlung (Beenden von Nikotinkonsum, Ernährungsberatung, medikamentöse Behandlung von Hypertonie, erhöhten Glukose- und Cholesterinspiegeln) sich die Risikoprofile innerhalb einer Periode von zwei Jahren kaum gebessert haben, und effektivere Methoden zur Risikofaktorkontrolle benötigt werden.

4 STRESS UND RISIKOFAKTOREN

4.1 Streß und Schlaganfall

Die Bedeutung von Streß und Coping als Risikofaktor des Schlaganfalls wird kontrovers diskutiert. Die Wirkung von Streßreizen ist abhängig von verschiedenen interagierenden Faktoren wie der objektiven-physikalischen Intensität der aversiven Reize, der subjektiv-psychologischen Intensität der aversiven Reize, der Vermeidungs- und Bewältigungsmöglichkeit der Reizsituation. Über die verschiedenen Stressoren hinweg zeigen Personen eine individuelle konsistente Präferenz für die Reaktivität in bestimmten physiologischen Bereichen. Neben den physiologischen Reaktionsmustern gibt es auch psychologische und handlungsspezifische Reaktions- bzw. Bewältigungsmuster.

Zur direkten Verbindung von Streßerleben bzw. -verarbeitung und Schlaganfall gibt es relativ wenige aussagekräftige Untersuchungen. KIM, YOON, LEE, YOO, KIM, CHOI-KWON & LEE (1998) untersuchten Anspannung (tenseness) als Komponente des Typ-A-Verhaltens in Zusammenhang mit zerebralem Infarkt. Der Tenseness-Score war bei Patienten mit Infarkten in großen Gefäßen höher als bei Patienten mit Intrazerebralblutungen oder der Kontrollgruppe. Diese Ergebnisse blieben auch signifikant nach multipler logistischer Analyse mit Kontrolle verschiedener Risikofaktoren.

KUNZENDORFF, WILHELM, SCHOLL & SCHOLL (1991) untersuchten Infarktpatienten mit dem Streßverarbeitungsfragebogen von JANKE, ERDMANN & BOUCSEIN (1985) und eruierten Resignation, soziale Abkapselung und Vermeidungstendenz als maladaptive Verhaltensweisen. Das Bedürfnis nach sozialer Unterstützung, positive Selbstinstruktion und Reaktionskontrollversuche konnten als günstige Coping-Strategien erkannt werden. STEWART, HIRTH, KLASSEN, MAKRIDES & WOLF (1997) untersuchten Streß, Coping und soziale Unterstützung als Faktoren für stationäre Unterbringung bei ischämischen Herzkrankheiten, wobei sie feststellten, daß Patienten, die ihren ersten stationären Aufenthalt erlebten, mehr mit Suche nach sozialer Unterstützung reagierten, während mehrfach stationäre Patienten mehr die Akzeptanz von Verantwortung herausstellten.

Ob Streß als unabhängiger Risikofaktor für den Schlaganfall gelten kann, ist zur Zeit noch nicht endgültig beantwortbar. Jedenfalls werden in mehreren

Studien Streßreize und deren Verarbeitung mit Veränderungen von Risikofaktoren des Schlaganfalls in Beziehung gesetzt oder als deren Modulatoren beschrieben.

4.2 Streß, Geschlecht und Alter

In verschiedenen Publikationen wurden Unterschiede von Streßerleben und Streßverarbeitung zwischen den Geschlechtern gefunden. JANKE, ERDMANN & KALLUS (1985) beschreiben in der Handanweisung zum Streßverarbeitungsfragebogen, daß Männer verstärkt das Herunterspielen im Vergleich mit anderen und Situationskontrolle angeben, während Frauen verstärkt Ablenkung, Ersatzbefriedigung, Bedürfnis nach sozialer Unterstützung, Resignation und Aggression anwenden. Ähnliche Ergebnisse wurden auch von STARZER (1997), FINK (1999) und SCHWARZ (1999) im Rahmen der Salzburger *Schlaganfallpräventions-Studie* gefunden.

ALDWIN, SUTTON, CHIARA & SPIRO (1996) stellten Unterschiede im Streßerleben sowie des Streß-Copings in verschiedenen Altersgruppen fest. JACKSON & ADAMS-CAMBELL (1994) sehen im Einflußfaktor Alter, neben dem BMI, den einzig unabhängigen Prädiktor für den systolischen und diastolischen Blutdruck. JORGENSEN, JOHNSON, KOLODZIEJ & SCHREER (1996) weisen darauf hin, daß sich mit dem Alter die Art des Copings, unter anderem auch in Richtung eines hypertoniefördernden Einflußfaktors, verändert.

ROBRECHT (1994) untersuchte Konflikte und Auseinandersetzungsformen in verschiedenen Lebensaltern. Die biographischen Konfliktsituationen von 101 Männern und Frauen aus vier Altersgruppen (drittes, viertes, fünftes und sechstes bzw. siebtes Lebensjahrzehnt) wurden mit den Ergebnissen einer 1965 veröffentlichen Studie von LEHR & THOMAE verglichen. Neben Übereinstimmungen bezüglich der Häufigkeiten und Belastungsthemen zeigten sich Kohortenunterschiede, die unter anderem mit Veränderungen im Rollenverständnis, zeitgeschichtlichen Einflüssen sowie sozialen, politischen und gesellschaftlichen Wandlungsprozessen in Zusammenhang standen. Es ließen sich Auseinandersetzungsformen und Reaktionsstile für die vier Lebensaltersgruppen differenzieren.

4.3 Streß und Hypertonie

Die Blutdruckregulation wird durch zentralnervöse Strukturen auf allen Ebenen des ZNS, insbesondere im Hypothalamus und den kortikalen Regionen, gesteuert. BIRBAUMER & SCHMIDT (1999) folgern daraus, daß psychologische Faktoren auf allen Ebenen der Blutdruckregulation eine Rolle spielen können. MORGAN & WATKINS (1988) sehen Streß in Form von familiären Problemen, sozialen Problemen oder Verlusterlebnissen als Ursache für die Entstehung und Aufrechterhaltung von Bluthochdruck an. Bei KLONOFF & LANDRINE (1994) wird Hypertonie unabhängig von Kultur und Geschlecht mit emotionalen Gründen in Verbindung gebracht, wie z.b. Angst, Ärger, Streß oder Beziehungsproblemen. JORGENSEN, JOHNSON, KOLODZIEJ & SCHREER (1996) weisen darauf hin, daß sich mit dem Alter die Art des Copings in Richtung eines hypertoniefördernden Einflußfaktors verändert.
Die kardiovaskuläre Reaktivität wird möglicherweise durch verschiedene Copingstrategien moduliert (CARROLL, SHEFFIELD, SMITH, SHIPLEY & MARMOT, 1997; EWART, JORGENSEN & KOLODNER, 1998; SHAPIRO, GOLDSTEIN & JAMNER, 1995; VITALIANO, RUSSO, BAILEY, YOUNG & MCCANN, 1993) und als hämodynamisches Reaktionsmuster betrachtet, das die Entwicklung einer Hypertonie fördert (JORGENSEN et al., 1996; MILLER, DOLGOY, FRIESE & SITA, 1998). Bei Typ-A-Männern zeigte HARBIN (1989) eine verstärkte Reaktivität im systolischen und diastolischen Blutdruck auf. Feindseligkeit wurde oft als singuläre Komponente des Typ-A-Verhaltens untersucht. Die erzielten Ergebnisse waren jedoch zum Teil sehr widersprüchlich und scheinen von Stichprobencharakteristika, psychologischen Testverfahren, dem Auftreten von Stressoren und den Blutdruckmeßzeitpunkten abzuhängen. CARROLL et al. (1997), DAVIDSON, HALL & MACGREGOR (1996) und SHAPIRO et al. (1995) zeigten einen negativen Zusammenhang zwischen Feindseligkeit und dem systolischen Blutdruck auf. Während hingegen FORD, HUNTER, HENSELEY, GILLIES, CARNEY, SMITH, BAMFORD, LENZER, LISTER, RAVAZDY & STEYN (1989) als auch SOMOVA, DIARRA & JACOBS (1995) und VITALIANO et al. (1993) einen positiven Zusammenhang zwischen Feindseligkeit und systolischem Blutdruck explorierten.
Ein positiver Zusammenhang zwischen Feindseligkeit und diastolischem Blutdruck ergab sich bei CARROLL et al. (1997), SOMOVA et al. (1995) und VITALIANO et al. (1993). Ein negativer Zusammenhang zwischen Feindseligkeit und diastolischem Blutdruck zeigte sich bei DAVIDSON et al. (1996) bei Frauen

und MILLER et al. (1998) in Kombination mit familiärer Hypertonie. FINK (1999) gibt an, daß in 66,7% von 12 Studien bezüglich des systolischen Blutdruckes ein positiver Zusammenhang zwischen Feindseligkeit und systolischem Blutdruck und in 33,3% ein negativer Zusammenhang besteht. Bei 10 Studien zum diastolischen Blutdruck zeigten sich in 80% ein positiver Zusammenhang zwischen Feindseligkeit und diastolischem Blutdruck und in 20% ein negativer Zusammenhang.

Eine wichtige Rolle im Umgang mit Streß und dessen Verarbeitung spielt die Art der Streßbewältigung bzw. das Coping. Coping beeinflußt in Abhängigkeit der Anwendung und Art den systolischen und diastolischen Blutdruck. Wut zu artikulieren (anger-out) steht in einem negativen Zusammenhang mit systolischem und diastolischem Blutdruck (ISAKSSON, KONARSKI & THEORELL, 1992; JORGENSEN et al., 1996). Weitere Copingstrategien mit senkender Wirkung auf den systolischen und diastolischen Blutdruck sind: emotionale und instrumentelle Unterstützung, Eltern-Kind-Bindung, kulturelles Wissen im Sinne von Identität und Selbstvertrauen (HANNA, 1996), Zeigen von Trauer und Freude (KNOX, SVENSSON, WALLER & THEORELL, 1988). Erhöhend für den systolischen und diastolischen Blutdruck gelten: aktive und passive Aufgabenbewältigung (SHERWOOD, DOLAN & LIGHT, 1990), Vermeidung (FORD et al., 1989; VITALIANO et al., 1993), hohe Leistung verbunden mit geringer Belohnung (PETER & SIEGRIST, 1997), hohe Defensivität (SHAPIRO et al., 1995), Unterdrückung von Gefühlen (MUNETA, KOBAYASHI & MATSUMOTO, 1997), Wutkontrolle (VITALIANO et al., 1993).

Eine weitere Methode zur Gewinnung von Informationen über den Einfluß von Copingstrategien auf Risikofaktoren ist die Bestimmung der Aufklärungsvarianz. SOMOVA et al. (1995) beziffern die Aufklärungsvarianz des systolischen Blutdruckes anhand ethnischer Zugehörigkeit, Geschlecht, Schulbildung, Status, Verstädterung, familiärer Hypertonie, familiärem Diabetes mellitus, BMI, HR und subkutanem Fettgewebe mit 27,7% und die des diastolischen Blutdruckes mit 34,2%. DAVIDSON et al. (1996) geben eine Genauigkeit von 88% bei Männern an, mit der ein erhöhter systolischer Blutdruck anhand von Risikofaktoren (BMI, Alter, Anzahl der Zigaretten täglich, Intensität und Dauer körperlicher Aktivitäten im letzten Monat und familiäre Herzkrankheiten) und Feindseligkeit bestimmt werden kann. Die Aufklärungsvarianz in Bezug auf die systolische Blutdruckreaktivität anhand von Ehezufriedenheit (11%) und Feindseligkeit (37%) beträgt nach EWART, TAYLOR, KRAEMER & AGRAS (1991) 48%. Eine Zusammenfassung des aktuellen Forschungsstandes findet sich bei FINK (1999, S. 118ff).

Tabelle 41: Aufklärungsvarianzen des systolischen Blutdruckes
(nach FINK, 1999, S. 117)

Autoren	Aufklärungsvarianz des systolischen Blutdrucks	Copingstrategien
DAVIDSON et al. (1996)	Männer: 4% Frauen: 5%	Feindseligkeit
KNOX et al. (1988)	12% 11% 12%	Emotionales Coping: Fähigkeit Wut/Ärger am Arbeitsplatz auszudrücken Soziale Unterstützung durch intime Beziehungen Soziale Unterstützung durch Bekannte
LINDQUIST et al. (1997)	Männer: 2-4%	Lebensstilfaktoren und Coping
SOMOVA et al. (1995)	5,1%	unterdrückte Feindseligkeit
	Aufklärungsvarianz des diatolischen Blutdrucks	
SOMOVA et al. (1995)	4,7%	unterdrückte Feindseligkeit und John Henryism

4.4 Streß und Herzerkrankungen

Die Untersuchungen zur Beziehung von Streß und Herzerkrankungen füllen mittlerweile schon ganze Bibliotheken, sind von Widersprüchen gekennzeichnet und sprechen letztendlich doch für einen Einfluß von Streß auf kardiale Erkrankungen. Es soll an dieser Stelle nicht ausführlich auf dieses Gebiet eingegangen werden, sondern nur ein kurzer Einblick dargestellt werden (Ein ausführlichere Darstellung zum aktuellen Forschungsstand findet sich bei SCHWARZ, 1999).

PASHKOW (1999) zeigte auf, daß akuter emotionaler Streß bei Vorliegen einer koronaren Herzkrankheit einen Sekundentod verursachen kann. Chronischer psychischer Streß kann ein Genesefaktor der koronaren Herzkrankheit sein. JIANG, BABYAK, KRANTZ, WAUGH, COLEMAN, HANSON et al. (1996, zit. nach SUZUKI, SAKAMOTO, KOIDE, FUJITA, SAKURAMOTO, KURODA, KINTAKA & MATSUO, 1997) wiesen nach, daß emotionaler Streß mit signifikant höheren Raten an kardialen Ereignissen und Herzgefäßerkrankungen einhergeht.

4.5 Streß und Diabetes mellitus

KULZER & NEUMEYER (1987) zeigen auf, daß eine vermehrte Ausschüttung von Streßhormonen zu einer Hemmung der Insulinsekretion und damit zu einem erhöhten Blutzuckerspiegel führten. OKADA, HAMADA, ISHII, ICHIKI, TANOKUCHI & OTA (1995) stellten bei Typ-II-Diabetikern höhere State- und Trait-Werte bei einem Angstfragebogen fest. WING, EPSTEIN, BLAIR & NOWALK (1985) konnten zwar keine Unterschiede zwischen streßbelasteten und streßfreien Situationen in den Blutglukosewerten eruieren, beobachteten jedoch unterschiedliche Glukosespitzen in Abhängigkeit vom Zeitpunkt der Messung. HALM & PFINGSTEN (1990) untersuchten die Streßverarbeitung von insulinabhängigen Diabetikern mit dem Streßverarbeitungsfragebogen von JANKE et al. (1985). Die Stoffwechseleinstellung verschlechterte sich mit zunehmendem Streß, wobei sich dieser Effekt bei stärker werdender Streßbelastung umkehrte. Streßverarbeitung mit „Emotionaler Betroffenheit" führte zu einer besseren Stoffwechseleinstellung.

4.6 Streß und Blutgerinnung

Blutgerinnungsfaktoren spielen eine wichtige Rolle bei der Entstehung von thrombo-embolischen Infarkten. Viele Studien haben gezeigt, daß sich diese Parameter durch Streßeinwirkung verändern.
Die Assoziation von Fibrinogen und Streß wurde wiederholt untersucht. JERN, ERIKSSON, TENGBORN, RISBERG, WADENVIK & JERN (1989) konnten zeigen, daß mentaler Streß signifikante Effekte auf die Plasmakoagulation und Fibrinolyse hatte. Die Fibrinogenkonzentration erhöhte sich während der Streßphase. Nach MULDOON, HERBERT, PATTERSON, KAMENEVA, RAIBLE & MANUCK (1995) wiesen kognitiv gestreßte Personen eine signifikante Reduktion im Plasmavolumen sowie erhöhte Plasmaviskosität auf. Neben diesen experimentellen Studien wurde der Zusammenhang von Fibrinogenwerten und Streß mittels Fragebögen zum Arbeitsstreß untersucht. Auch hier zeigten sich erhöhte Fibrinogenwerte bei erhöhten Anforderungen, vitaler Erschöpfung oder geringer sozialer Unterstützung (DAVIS, MATTHEWS, MEILAHN & KISS, 1995; ISHIZAKI, TSURITANI, NOBORISAKA, YAMADA, TABATA & NAKAGAWA, 1996; KOP, HAMULYAK, PERNOT & APPELS, 1998).
Andere Studien befaßten sich mit dem Zusammenhang von Streß und Hämatokritwerten. FUJII & IMATAKA (1992) diskutierten Veränderungen von Hämatokrit und der Anzahl der Blutzellen während experimentellem mentalen

Streß. Beide Parameter zeigten höhere Niveaus während der Streßphase. Ebenso konnten PATTERSON, MATTHEWS, ALLEN & OWENS (1995) nachweisen, daß sich Hämatokrit- und Hämoglobinwerte während einer öffentlichen Rede erhöhten. PATTERSON, KRANTZ, GOTTDIENER, HECHT, VARGOT & GOLDSTEIN (1995) untersuchten Auswirkungen von mentalem und "cold-pressor"-Streß auf Hämatokrit, Plasmaprotein und platelet function. Sowohl Hämatokrit als auch Plasmaprotein zeigten signifikante Erhöhungen ($p<.002$) während beider Streßphasen. Korrelationsanalysen ergaben, daß die Veränderungen in Hämatokrit und Plasmaprotein-Konzentration in Verbindung standen mit erhöhtem arteriellen Druck während des Stresses, sich also auf den Blutdruck auswirkten. MAES, VAN DER PLANKEN, VAN GASTEL, BRUYLAND, VAN HUNSEL, NEELS, HENDRIKS, WAUTERS, DEMEDTS, JANCA & SCHARPE (1998) untersuchten Studenten vor, während und nach einer schwierigen akademischen Prüfung und konnten zeigen, daß sich eine Vielzahl von hämatologischen Parametern, darunter Hämatokrit und Hämoglobin, durch den Prüfungsstreß erhöhten. Es ergaben sich auch signifikante Relationen zwischen physiologischen Parametern und den Fragebogendaten (Perceived Stress Scale, State-Trait Anxiety Inventory).

4.7 Streß und Blutfette

Mehrere Studien haben nachgewiesen, daß durch psychologischen Streß eine Erhöhung des Serumlipidspiegels induziert wird. ROSENMAN (1992) geht davon aus, daß die Erhöhungen von LDL- und Gesamtcholesterin auf emotionale Angst, ausgelöst durch den wahrgenommenen Streß zurückgehen. Durch den Sympathikus erfolgt eine Suppression der LDL-Rezeptoren. BOLM-AUDORFF, SCHWAMMLE, EHLENZ & KAFFARNIK (1989) konnten durch Testung in einer psychologischen Streßsituation eine durchschnittliche Erhöhung des Gesamtcholesterins um 14 mg/dl im Vergleich zu einer Kontrollsituation feststellen. MULDOON, HERBERT, PATTERSON, KAMENEVA, RAIBLE & MANUCK (1995) konnten nachweisen, daß sowohl Gesamtcholesterin, HDL- und LDL-Cholesterin nach Belastung durch akuten psychologischen Streß signifikant ansteigen. Diese Ergebnisse wurden von STONEY, NIAURA & BAUSSERMAN (1997) bestätigt, darüber hinaus wurden auch erhöhte Triglyzeridwerte in Zusammenhang mit psychologischen Streßsituationen identifiziert.

Eine wichtige Rolle im Umgang mit Streß und dessen Verarbeitung spielt die Art der Streßbewältigung bzw. das Coping. In der Literatur ist evident, daß Copingstrategien das Verhalten der endokrinologischen und vaskulären Systeme wesentlich beeinflussen. NIAURA, HERBERT, MCMAHON & SOMMERVILLE (1992) fanden geschlechtsspezifische Zusammenhänge zwischen repressivem Coping und Lipidwerten. Männliche Repressors hatten in Bezug auf alle Vergleichsgruppen der Untersuchung die höchsten Gesamtcholesterinwerte, während Männer, die nicht defensives Coping zeigten, die niedrigsten Cholesterinwerte aufwiesen. Bei Frauen wurde das umgekehrte Muster beobachtet. VITALIANO, RUSSO & NIAURA (1995) haben in einer Studie den Zusammenhang von Blutfetten und psychosozialen Faktoren, im besonderen Typ A Verhalten, Feindseligkeit, Ärger und repressivem Coping untersucht (State-Trait-Anger-Scale, Framingham-Type A Behavior-Scale, Avoidance-Scale, Anger-Expression-Scale). In Verbindung mit hohen HDL-Cholesterinwerten standen hohe Anger-In-Subscale- und geringe Anger-Control-Subscale-Werte in der Anger-Expression-Scale bei überwiegend weiblichen Testpersonen. Hohe LDL-Cholesterinwerte wurden mit niedrigeren Anger-Out-Subscale-Werten bei Frauen assoziiert. Bei erhöhten Triglyzeridwerten wurde erhöhtes Avoidance-Coping, niedrigere Anger-In-Subscale-Werte und verstärktes Typ-A-Verhalten identifiziert. Im Gegensatz dazu erzielten WALDSTEIN, POLEFRONE, BACHEN, MULDOON, KAPLAN & MANUCK (1993) eine positive Korrelation von HDL-Cholesterin und der Anger-Out-Subscale.

Bei DUJOVNE & HOUSTON (1991) korrelierte expressive Feindseligkeit in beiden Geschlechtern positiv mit dem LDL- und Gesamtcholesterin. Zynische Feindseligkeit korrelierte nur bei Männern positiv mit den LDL-Werten. MÜLLER, RAU, BRODY, ELBERT & HEINLE (1995) untersuchten Zusammenhänge zwischen der Ärger-Verarbeitung und den Lipidwerten. Es zeigte sich eine positive Korrelation zwischen der Tendenz Ärger aggressiv zu verarbeiten und erhöhtem Gesamtcholesterin, sowie erhöhter LDL/HDL-Ratio. Die Tendenz, Ärger sozial assertiv auszudrücken, korrelierte negativ mit den Lipidwerten Gesamtcholesterin, LDL-Cholesterin und LDL/HDL-Ratio. Bei VOGELE (1998) zeigten Personen mit hohen Werten in der Cook and Medley Hostility Scale sowohl höheres VLDL-Cholesterin als auch höhere Triglyzeride als Personen mit niedrigen Werten. RAVAJA, KELTIKANGAS & KESKIVAARA (1996) fanden bei adoleszenten Männern einen Zusammenhang zwischen einer hohen Basis-Aggressivität (baseline aggression) und höherem BMI (Body-Mass-Index), höheren Tiglyzeridwerten und höherem Seruminsulin.

THOMAS, GOODWIN & GOODWIN (1985) untersuchten den Effekt von sozialer Unterstützung in Bezug auf streßbedingte Veränderungen im Cholesterinspiegel. Die Ergebnisse zeigten, daß der Grad an sozialer Unterstützung negativ korreliert mit der Höhe des Gesamtcholesterinwertes. Demnach hatten Testpersonen mit guten sozialen Stützsystemen einen dementsprechend niedrigen Gesamtcholesterinspiegel und Personen mit mangelhafter sozialer Unterstützung einen hohen Gesamtcholesterinwert.

4.8 Streß und Nikotin-, Alkohol- bzw. Drogenkonsum

Der Zusammenhang von Streß und der Einnahme von Suchtmitteln wie Nikotin, Alkohol oder Drogen ist hinlänglich bekannt und dargestellt worden. So zeigten Arbeiten von POMERLAU & POMERLAU (1987, zit. nach GÖTZL, 1997) oder NAQUIN & GILBERT (1996), daß sich bei Vorhandensein von Stressoren der Nikotinkonsum erhöht.
Ebenso zeigte sich in mehreren Untersuchungen, daß Alkohol verstärkt unter Streßeinwirkung eingenommen wird bzw. als Copingstrategie fungiert (STEPTOE, LIPSEY & WARDLE, 1998; JOHNSTONE, GARRITY & STRAUS, 1997; ALVA, 1995).
ZAVODNIK (1989) untersuchte stationär untergebrachte Alkoholikerinnen mit dem Streßverarbeitungsfragebogen von JANKE, ERDMANN & BOUCSEIN (1985) und stellte im Vergleich zu abstinenten Frauen höhere Werte in Resignation, Selbstbeschuldigung, Vermeidung und Pharmakaeinnahme fest.

4.9 Streß und Übergewicht

Normalerweise stellt sich in Folge von emotionalem Streß Appetitverlust ein. Jedoch reagiert eine kleinere Gruppe auf erhöhten Streß mit erhöhter Nahrungsaufnahme. In dieser Gruppe sind Übergewichtige überdurchschnittlich häufig vertreten (PACHINGER, 1998).
Bei Personen, die eine hyperphage Reaktion zeigen, wurde beobachtet, daß sie über keine geeigneten Bewältigungsstrategien für Streß verfügen (WIRTH, 1989). Die Ergebnisse von WILLENBRING, LEVINE & MORLEY (1986), wonach 44% ihrer Versuchspersonen bei Streß mehr essen, 46% bei Langeweile mehr essen, sprechen für eine streßmildernde Funktion. Der Verzehr von fett- oder kohlehydratreichen Nahrungsmitteln aktiviert die Serotoninsynthese, wodurch sich diese Menschen wohler fühlen (WIRTH, 1997). Hohe Streßbelastung in der

Arbeit und zu Hause führt zu einer vermehrten Aufnahme von ungesunder Nahrung bei Männern (LINDQUIST, BEILIN & KNUIMAN, 1997). Einen besonderen Problembereich stellen die Menschen mit starken Gewichtsschwankungen dar. FOREYT, BRUNNER, GOODRICK, CUTTER, BROWNELL & JEOR (1995) stellten fest, daß es sogar bei Adipösen aus psychologischer Sicht besser ist, wenn sie im Gewicht stabil bleiben. Einerseits ist Abnehmen selbst mit größerem psychologischem Streß verbunden, zum anderen sind die Mißerfolge beim Abnehmen, Selbstverleugnung und die Sorgen über die Mißerfolge wieder Streßverursacher. Die Verarbeitung von Depression und kritischen Lebensereignissen gelingen wieder nur durch Essen. Chronischer Streß führt zu einer Schwächung des Immunsystems sowie zu einer Dauerbelastung der Hypothalamus-Hypophysen-Nebennieren-Achse. Funktionsstörungen dieser Achse haben einen wichtigen Anteil an der Pathogenese des Metabolischen Syndroms (BJÖRNTORP, 1996).

Der BMI ist auch ein maßgeblicher Einflußfaktor für die Entstehung und Aufrechterhaltung einer Hypertonie (DAVIDSON, HALL & MACGREGOR, 1996; LINDQUIST et al., 1997). RAVAJA, KELTIKANGAS UND KESKIVAARA (1996) fanden bei adoleszenten Männern einen Zusammenhang zwischen einer hohen Basis-Aggressivität (baseline aggression) und höherem BMI, höheren Triglyzeridwerten und höherem Seruminsulin. NETTERSTRÖM, KRISTENSEN, DAMSGAARD, OLSEN & SJOL (1991) konnten zeigen, daß BMI und HbA1c signifikant mit Arbeitsstreß assoziiert werden können.

4.10 Streß und Arteriosklerose bzw. Stenosen der Karotiden

BARNETT, SPENCE, MANUCK & JENNINGS (1997) zeigten, daß psychologischer Streß das Fortschreiten von Arteriosklerose und Karotiden-Erkrankungen beeinflußten. KAMARCK, EVERSON, KAPLAN, MANUCK, JENNINGS, SALONEN & SALONEN (1997) fanden Korrelationen zwischen erhöhtem Blutdruck während mentalem Streß und damit verbundener erhöhter Karotis-Atherosklerose. DE FEYTER, VOS & DECKERS (1995) untersuchten das Fortschreiten und den Rückgang atherosklerotischer Plaques. Sie folgerten, daß umfassende Lebensstiländerungen geringes Fortschreiten atherosklerotischer Läsionen zur Folge haben kann.

5 FRAGESTELLUNG

5.1 Ausgangsstudien

5.1.1 Der Einfluß des Lebensalters

In der Framingham-Studie wurde das Lebensalter als wichtiger Risikofaktor des Schlaganfalls dargestellt (WOLF, D'AGOSTINO, BELANGER & KANNEL, 1991). Nach WOLF, COBB & D'AGOSTINO (1992) verdoppelt sich die Schlaganfallrate ab einem Alter von 55 Jahren alle weiteren 10 Jahre. Für gewisse Risikofaktoren des Schlaganfalls ist das Lebensalter ein bestimmender Einflußfaktor (siehe auch Abschnitt 3.2.5).

Tabelle 42: Altersabhängige Häufigkeit von Risikofaktoren des Schlaganfalls (SCHETTLER & MÖRL, 1991, S. 287).

Risikofaktoren	Alter				
	25-29	30-39	40-49	50-59	60-69
Männer (in %)					
Rauchen	47,3	51,6	39,2	36,1	30,4
Übergewicht	20,6	36,8	50,1	62,0	57,0
Bluthochdruck	3,7	13,8	23,0	29,5	31,2
Hypercholesterinämie	10,1	24,6	32,0	39,0	42,8
Frauen (in %)					
Rauchen	41,8	40,5	23,6	18,9	14,0
Übergewicht	10,7	22,5	33,4	49,4	55,3
Bluthochdruck	1,0	4,4	12,6	22,6	27,1
Hypercholesterinämie	13,2	14,8	24,0	57,3	65,7

Anmerk.: Bluthochdruck > 160 mmHg Systole und 95 mmHg Diastole, Hypercholesterinämie > 250 mg/dl

In einer Untersuchung von CURB, ABBOTT, MACLEAN, RODRIGUEZ, BURCHFIELD, SHARP ROSS & YANO (1996) zeigte sich ein Anstieg der Prävalenz und Inzidenz von Hypertonie mit steigendem Alter. Die Zunahme von thrombo-embolischem Schlaganfall mit fortschreitendem Alter war bei normotensiven Personen ausgeprägter als bei Hypertonikern. Laut dem

NATIONAL CENTER FOR HEALTH STATISTICS (1986) liegt die Prävalenz mit 50 Jahren bei 20%, mit 60 Jahren bei 30%, mit 70 Jahren bei 40%, mit 80 Jahren bei 55% und bei 60% mit 90 Jahren. JACKSON & ADAMS-CAMBELL (1994) sehen im Einflußfaktor Alter, neben dem BMI, den einzig unabhängigen Prädiktor für den systolischen und diastolischen Blutdruck.
KRÄMER (1998) gibt an, daß in der Altersgruppe unter 45 Jahren das Schlaganfallrisiko durch Hypertonie um das 10fache ansteigt, während es sich bei den über 65jährigen nur noch verdoppelt, und bei 80- oder 90jährigen kein sicherer Einfluß mehr erkennbar ist.
FABRIS, ZANOCCHI, BO, FONTE, POLI, BERGOGLIO, FERRARIO & PERNIGOTTI (1994) untersuchten Atherosklerose der Carotiden und die Beziehungen zu Risikofaktoren in verschiedenen Altersgruppen. Die Prävalenz, Schwere der Stenosen und Anzahl der Plaques steigen mit zunehmendem Alter an. Das Lebensalter zeigte weiters Effekte auf die Risikofaktoren Rauchen, Gesamtcholesterin und HDL/Gesamtcholesterin-Ratio (s. dazu auch Kap. 3). Auch für den wichtigsten kardialen Risikofaktor, das Vorhofflimmern, nehmen Inzidenz und Prävalenz mit dem Alter zu. Ab einem Alter von 55 Jahren verdoppelt sich die Inzidenz alle 10 Jahre (KRÄMER, 1998).
Während der Einfluß des Lebensalters auf einzelne medizinische Risikofaktoren evident ist, wird die Frage möglicher Altersunterschiede im Copingprozeß kontrovers diskutiert. In einigen Studien konnten keine Alterseffekte gefunden werden (FOLKMAN & LAZARUS 1980; THOMAE 1987; COSTA & MCCRAE 1993; SHANAN 1993), während andere von Veränderungen im Erwachsenenalter sprechen.
PEARLIN & SCHOOLER (1978) fanden unterschiedliche und weniger effektive Copingstrategien in älteren Personen. QUAYHAGEN & QUAYHAGEN (1982) berichten von weniger Problemlösestrategien und häufigerem emotionalen Coping. FELTON & REVENSON (1987) zeigen auf, daß Strategien wie Informationssuche, emotionaler Ausdruck und Selbstbeschuldigungstendenzen mit steigendem Alter abnehmen.
Nach GUTMANN (1977) finden sich auch Geschlechtsdifferenzen in fortgeschrittenem Alter. Ältere Männer wechseln von aktivem Coping zu mehr passivem und innerlichem Coping, während Frauen ein aktiveres Verhalten an den Tag legen.
Nach FOLKMAN (1991) zeigen ältere Personen eher ein Bewältigungsverhalten, das auf Akzeptanz und positive Umdeutung belastender Umstände hin ausgerichtet ist, während jüngere Personen eher zu aktiver, problemorientierter Bewältigung mit Suche nach sozialer Unterstützung neigen.

FEIFEL & STRACK (1989) untersuchten die Copingressourcen von zwei Altersgruppen (40-64, 65-92 Jahre) bei fünf Konfliktsituationen (Entscheidungsfindung, Niederlage in einer Konkurrenzsituation, Frustration, Autoritätskonflikt und Meinungsverschiedenheit) mit dem Life Situations Inventory. Dieses Inventar mißt drei Copingstile: Problemlösung, Vermeidung und Resignation. Ältere Personen benutzten Vermeidung weniger oft als Personen mittleren Alters bei Situationen der Entscheidungsfindung und Autoritätskonflikten. Keine Unterschiede gab es in den Stilen Problemlösung und Resignation.

KEEFE & WILLIAMS (1990) untersuchten 4 Altersgruppen mit dem Coping Strategies Questionnaire sowie Meßverfahren für Schmerz, Depression und psychologischen Streß. Es gab keine signifikanten Altersunterschiede in der Anwendung und der Effizienz der Copingstrategien bei Schmerzzuständen.

In einer Quer- und Längsschnittstudie zu negativen Emotionen und Streßbewältigung bei alten Menschen von SCHWARZER (1992) zeigte sich unter anderem, daß Streßbewältigung bzw. die Verarbeitung eines kritischen Lebensereignisses bei älteren Menschen durchaus nicht zwangsläufig mit erhöhten negativen Emotionen verbunden waren. Dies geschah erst dann, wenn soziale Unterstützung nicht oder kaum vorhanden war. Außerdem ergaben sich Hinweise darauf, daß auch ältere Menschen nicht zu einer rigiden Bewältigungsform von Problemen neigten.

Eine Interaktion zwischen Copingaufgaben und Copingstilen wurde von SUUTAMA (1994) berichtet. In dieser Studie, basierend auf 300 Männer und Frauen mit einem Durchschnittsalter von 75 Jahren, war Suche nach sozialer Unterstützung der meistgenutzte Copingstil in Zusammenhang mit dem Tod einer nahestehenden Person und am wenigsten verbunden mit unfreiwilligem Wechsel der Wohnumgebung. Informationssuche wurde am meisten bei Coping mit Gesundheitsproblemen angewandt. Vermeidungs- und Resignationsstrategien wurde nur in seltenen Fällen von den älteren Personen aus dieser Studie genutzt. Frauen tendierten zu folgenden Strategien: Suche nach Hilfe in der Religion, Suche nach emotionaler Unterstützung, Akzeptanz der Situation und Hilflosigkeit.

MAUGHAN & CHAMPION (1990) berichten, daß emotionale Unterstützung sowie Intimität und Freundschaften die protektivsten Strategien für ältere Frauen sind, während instrumentelle Unterstützung und Kameradschaft für Männer positive Wirkung zeigen.

ROBRECHT (1994) untersuchte Konflikte und Auseinandersetzungsformen in vier verschiedenen Altersgruppen (drittes, viertes, fünftes und sechstes bzw.

siebtes Lebensjahrzehnt). Die gewonnenen Resultate wurden mit den Ergebnissen einer 1965 veröffentlichen Studie von LEHR & THOMAE verglichen. Neben Übereinstimmungen bezüglich der Häufigkeiten und Belastungsthemen zeigten sich Kohortenunterschiede, die unter anderem mit Veränderungen im Rollenverständnis, zeitgeschichtlichen Einflüssen sowie sozialen, politischen und gesellschaftlichen Wandlungsprozessen in Zusammenhang standen. Es ließen sich Auseinandersetzungsformen und Reaktionsstile für die 4 Lebensaltersgruppen differenzieren.

ALDWIN, SUTTON, CHIARA & SPIRO (1996) untersuchten in der Normative Aging Study Unterschiede in Streß, Coping und Bewertung bei Männern mittleren, höheren und hohen Alters. Trotz ausführlicher Untersuchung berichtete ein Viertel der Männer hohen Alters keine Probleme und wendeten weniger Copingleistung auf, auch bei Vorhandensein von Problemen. Die berichteten Probleme unterschieden sich systematisch nach Altersgruppe. Männer mittleren Alters bewerteten ihre Probleme eher als Herausforderung sowie als Ärgernis im Gegensatz zu Männern höheren Alters. Unterschiedliche Altersmuster zeigten sich in den Interviews und den Checklisten. Eine Kontrolle des Problemtyps verminderte die Altersunterschiede. Es gab keine Altersunterschiede in der erlebten Streßintensität des Problems, in Bewertungen als Schaden oder Verlust, in der Anzahl der berichteten Emotionen oder der Copingeffizienz.

JORGENSEN, JOHNSON, KOLODZIEJ & SCHREER (1996) weisen darauf hin, daß sich mit dem Alter die Art des Copings, unter anderem auch in Richtung eines hypertonieförderden Einflußfaktors, verändert.

CRONQVIST, KLANG & BJOERVELL (1997) fanden in einer Untersuchung mit der Jalowiec Coping Scale, einem Fragebogen zur Messung von Anwendung und Effizienz von Copingstrategien in acht verschiedenen Copingstilen, keine Unterschiede zwischen drei Altersgruppen (26-40, 41-55 und 56-70 Jahre). Die häufigsten Copingstile waren der konfrontative, der optimistische und der selbstbewußte. Männer wendeten öfter konfrontative und selbstbewußte Stile an, Frauen den unterstützenden Copingstil.

5.1.2 Wissenschaftliche Daten der Schlaganfallpräventions-Studie Salzburg

Eine Reihe von Untersuchungen im Rahmen der *Schlaganfallpräventions-Studie Salzburg* wurden bereits durchgeführt. Von medizinischer Seite wurden zwei Artikel veröffentlicht (MORODER & LADURNER, 1997, 1999), die einen weiteren Handlungsbedarf bei den Risikofaktoren Hypercholesterinämie, Hypertonie, Diabetes mellitus, Herzkrankheiten, Rauchen und Stenosen der Carotiden feststellten.

Ein Team von DiplomandInnen und DissertantInnen der Studienrichtung Psychologie untersuchte die Zusammenhänge von Streßverarbeitung (anhand des Streßverarbeitungsfragebogens von JANKE, ERDMANN & BOUCSEIN, 1985) und anderen Risikofaktoren des Schlaganfalls:

Einen genauen deskriptiven **Überblick** über die Ausprägung und Verteilung der einzelnen, im Untersuchungsprogramm erfaßten Risikofaktoren gibt SCHWAIGER (2003).

Geschlechtsunterschiede in der Streßverarbeitung wurden von GÖTZL (1997), FINK (1999), SPINDLER (1999), STIGLBAUER (2000) sowie von SCHWAIGER (2003) untersucht. Nach GÖTZL (1997) zeigen Männer mehr *Aggression* und *soziale Abkapselung* und Frauen mehr *Ablenkung, Bagatellisieren, Ersatzbefriedigung, Herunterspielen, Pharmakaeinnahme, Situations- und Reaktionskontrollversuche, Selbstbemitleidung* und *Schuldabwehr*. Bei SPINDLER (1999) zeigen Männer zusätzlich höhere *Gedankliche Weiterbeschäftigung, Resignation* und *Vermeidungstendenz*, bei STIGLBAUER (2000) Frauen zusätzlich *Flucht-* und *Vermeidungstendenz* (vermutlich bedingt durch anders geartete Stichproben). Bei FINK (1999) weisen Frauen (zusätzlich zu den Ergebnissen von GÖTZL, 1997) *positive Selbstinstruktion* und *Vermeidungstendenz* auf, Männer aber keine höheren Werte in *sozialer Abkapselung*.

Der Risikofaktor **Hypertonie** wurde von STARZER (1997), SPINDLER (1999) und FINK (1999) untersucht. In der Untersuchung von SPINDLER (1999) wiesen Hypertoniker in folgenden Subtests höhere Werte auf: *Bagatellisieren, Ersatzbefriedigung, Situationskontrollversuche, Bedürfnis nach sozialer Unterstützung, Vermeidungstendenz, Fluchttendenz, Soziale Abkapselung, Resignation, Selbstbemitleidung, Selbstbeschuldigung, Aggression, Pharmakaeinnahme, Reaktionskontrollversuche*. Normotoniker zeigten mehr *Suche nach Selbstbestätigung*. Bei Trennung nach Geschlecht wiesen männliche Hypertoniker im Vergleich zu Normotonikern höhere Werte in *Bagatellisieren, Schuldabwehr, Ersatzbefriedigung, Fluchttendenz, Soziale Abkapselung,*

Reaktionskontrollversuche und *Resignation* auf, weibliche Hypertonikerinnen höhere Werte in *Suche nach Selbstbestätigung Ersatzbefriedigung, Soziale Abkapselung, Reaktionskontrollversuche* und niedrigere Werte in *Bagatellisieren* und *Schuldabwehr*. Vergleicht man diese Ergebnisse mit den Aussagen der Testautoren so findet man nur zwei Übereinstimmungen, was SPINDLER auf die unterschiedliche Stichprobengröße und Altersstruktur zurückführt.
STARZER (1997) zeigte an einer Stichprobe mit 487 Personen, daß der systolische Blutdruck positiv mit dem Subtest *Herunterspielen durch Vergleich mit anderen* korreliert. Unter statistischer Kontrolle des Alters erwies sich auch ein positiver Zusammenhang mit *Ersatzbefriedigung* und *Suche nach Selbstbestätigung* als signifikant sowie ein negativer Zusammenhang mit *Selbstbeschuldigung*. Jedoch sind die Korrelationen von geringem Ausmaß (zwischen $r = 0.095$ und 0.16). Weiters konnte sie zeigen, daß Personen mit überdurchschnittlich hoher *Ablenkung* sowie Personen mit unterdurchschnittlich niedriger *sozialer Abkapselung* höhere systolische Werte haben.
Nach einer Aufteilung in medikamentös behandelte und unbehandelte Probanden wiesen unbehandelte Hypertonikerinnen bezüglich der Streßverarbeitung hohe *Schuldabwehr*, hohe *Situationskontrollversuche*, geringes *Selbstmitleid*, geringe *Resignation*, geringe *Aggression, Vermeidungstendenz*, erhöhte *Reaktionskontrollversuche* im Vergleich mit behandelten Hypertonikerinnen auf. Unbehandelte männliche Hypertoniker sind charakterisiert durch hohe *Resignation*, geringe *Selbstbeschuldigung*, erhöhte *soziale Abkapselung, Vermeidungstendenz*, erhöhte *Reaktionskontrollversuche*, hohe *Pharmakaeinnahme*.
Behandelte männliche Hypertoniker zeigen eine stark erhöhte *Pharmakaeinnahme, Ersatzbefriedigung* und *Schuldabwehr*, sowie erhöhte *Resignation*. Behandelte weibliche Hypertonikerinnen sind in der Streßverarbeitung charakterisiert durch niedrige *Situationskontrollversuche* und *Schuldabwehr* und hohe *Aggression*.
Bei FINK (1999) wiesen in einer Stichprobe von 2421 Schlaganfallvorsorgepatienten 68,1% einen Blutdruck von >160/95 mmHg auf. Die Hauptaussagen seiner Untersuchung sind im folgenden Abschnitt aufgelistet:
Männliche Hypertoniker zeigen im Vergleich zu männlichen Normotonikern weniger *Ablenkung, Bedürfnis nach sozialer Unterstützung, positive Selbstinstruktion, Reaktionskontrollversuche* und weniger *Selbstbeschuldigung*. Weibliche Hypertonikerinnen *bagatellisieren* Streß- und Belastungssituationen mehr und zeigen stärkeres *Herunterspielen* im Vergleich zu weiblichen Normotonikerinnen.

Männliche, medikamentös gegen Hypertonie behandelte Schlaganfallvorsorgepatienten neigen im Vergleich zu nicht-medikamentös behandelten Personen zu mehr *Ersatzbefriedigung, Pharmakaeinnahme* und *Selbstmitleid.* Weibliche, medikamentös gegen Hypertonie behandelte Vorsorgepatientinnen neigen im Vergleich zu nicht-medikamentös behandelten zu mehr *Ersatzbefriedigung, Selbstmitleid, Gedanklicher Weiterbeschäftigung, Pharmakaeinnahme, Reaktionskontrollversuchen* und *Vermeidungstendenz.*

Eine Zusammenfassung der Aufklärungsvarianz der einzelnen Streßverarbeitungsmodi als Prädiktoren in den einzelnen Gruppen des Blutdruckes, der RR-Medikation und des Geschlechts für den systolischen sowie den diastolischen Blutdruck sind in Tabelle 43 und Tabelle 44 dargestellt.

Tabelle 43: Regressionsanalytische Ergebnisse für den systolischen Blutdruck (FINK, 1999, S. 156)

Blutdruck	RR-Medikation	Geschlecht	SVF-Dimensionen	R	R^2
>160/95 mmHg	RR-Medikation	weiblich	Selbstbemitleidung	,164	,027
	keine RR-Medikation	weiblich	Aggression + Resignation + Positive Selbstinstruktion	,173 ,227 ,267	,030 ,051 ,071
<160/95 mmHg	RR-Medikation	weiblich	Schuldabwehr	,154	,024
	keine RR-Medikation	männlich	Vermeidungstendenz + Herunterspielen	,138 ,175	,019 ,030
		weiblich	Aggression + Vermeidungstendenz + Bedürfnis nach sozialer Unterstützung + Soziale Abkapselung + Suche nach Selbstbestätigung + Herunterspielen - Aggression + Situationskontrollversuche	,122 ,156 ,192 ,204 ,217 ,234 ,288 ,239	,015 ,024 ,037 ,042 ,047 ,055 ,052 ,057

+ im nächsten Schritt zu SVF-Dimension(en) hinzugefügt
- im nächsten Schritt den SVF-Dimensionen abgezogen

Tabelle 44: Regressionsanalytische Ergebnisse für den diastolischen Blutdruck (FINK, 1999, S. 157)

Blutdruck	RR-Medikation	Geschlecht	SVF-Dimensionen	R	R^2
>160/95 mmHg	RR-Medikation	weiblich	Pharmakaeinnahme + Aggression	,140 ,205	,020 ,042
	keine RR-Medikation	männlich	Aggression	,158	,025
<160/95 mmHg	RR-Medikation	männlich	Ersatzbefriedigung + Schuldabwehr	,279 ,354	,078 ,125
		weiblich	Reaktionskontrollversuche + Resignation	,257 ,322	,066 ,104
	keine RR-Medikation	männlich	Reaktionskontrollversuche	,014	,012
		weiblich	Vermeidungstendenz + Bedürfnis nach sozialer Unterstützung	,072 ,102	,005 ,010

+ im nächsten Schritt zu SVF-Dimension(en) hinzugefügt

In einer eigenen Untersuchung (ESTERBAUER, ANDERS, LADURNER & WRANEK, 2001) wurde mittels Regressionsanalyse die Varianzaufklärung für den Blutdruck durch Streßverarbeitungsstrategien in zwei verschiedenen Altersgruppen beobachtet.

Die aufgeklärte Varianz des systolischen Blutdrucks durch Copingstrategien liegt zwischen 2,7 und 64,7%, die des diastolischen zwischen 4,6 und 49,5%. Strategien deren erhöhte Ausprägung auch einen erhöhten systolischen Blutdruck zur Folge hat, waren bei Systolikern ohne Medikation bis 59 Jahre *Pharmakaeinnahme* und *Aggression* (Männer), *Situationskontrolle* und *Ersatzbefriedigung* (Frauen) sowie bei Männern mit Medikation ab 60 Jahren *Selbstbeschuldigung*. Streßverarbeitungsstrategien deren erniedrigte Ausprägung einen erhöhten systolischen Blutdruck zur Folge hat, waren bei männlichen Systolikern bis 59 Jahre *Soziale Abkapselung* (ohne Medikation), *Situationskontrollversuche* und ab 60 Jahren *Ablenkung* (beide mit Medikation), *Aggression, Bagatellisieren, Bedürfnis nach sozialer Unterstützung, Ersatzbefriedigung* (Frauen ohne Medikation). Erhöhte Streßverarbeitungsstrategien in Verbindung mit erhöhtem diastolischen Blutdruck waren bei Diastolikern bis 59 Jahre *Ablenkung* (Männer ohne Medikation), *Bedürfnis nach sozialer Unterstützung* (Männer mit Medikation), *Ablenkung* (Frauen ohne Medikation) sowie ab 60 Jahren *Vermeidungstendenz* und *Resignation* (Männer ohne Medikation), *Selbstbeschuldigung* (Männer mit Medikation). Streßverarbeitungsstrategien deren erniedrigte Ausprägung einen erhöhten diastolischen Blutdruck zur Folge hat waren bei männlichen Hypertonikern ohne Medikation bis 59 Jahre *Selbstmitleid* und ab 60 Jahren *Aggression, Pharmakaeinnahme* und *Herunterspielen* (mit Medikation) und *Bedürfnis nach sozialer Unterstützung* (weibliche Hypertonikerinnen ohne Medikation).

Zusammenhänge zwischen **Herzerkrankungen** und Streßverarbeitung wurden untersucht von SCHWARZ (1999), ECKL (1998) und ESTERBAUER, ANDERS, LADURNER, HUEMER & WRANEK (2001).

Bei ESTERBAUER et al. (2001) wiesen Männer mit Herzerkrankungen signifikant höhere Werte im Subtest *Fluchttendenz* auf, Frauen mit Herzerkrankungen zeigten signifikant höhere Werte in *Herunterspielen*.

SCHWARZ (1999) untersuchte (geschlechtsspezifische) Unterschiede in der Streßverarbeitung zwischen drei Herzerkrankungsgruppen (Myocardinfarkt, Angina pectoris, Herzrhythmusstörungen) und einer Kontrollgruppe. Patienten mit Myocardinfarkt zeigten im Vergleich zu anamnestisch Gesunden mehr *Pharmakaeinnahme* und *Suche nach Selbstbestätigung*. Patienten mit Angina pectoris neigen im Vergleich zu anamnestisch Gesunden in Streß- und Belastungssituationen mehr zu *Ersatzbefriedigung, Gedanklicher Weiterbeschäftigung, Pharmakaeinnahme, Resignation, Suche nach Selbstbestätigung* und *Selbstbemitleidung*. Patienten mit Herzrhythmusstörungen weisen im Vergleich zu anamnestisch Gesunden ein größeres *Bedürfnis nach sozialer Unterstützung,* mehr *Gedankliche Weiterbeschäftigung Pharmakaeinnahme, Reaktionskontrollversuche* und *Vermeidungstendenz* auf. Auch zwischen den übrigen Gruppen wurden signifikante Unterschiede aufgefunden, die jedoch hier nicht weiter dargestellt werden sollen.

ECKL (1998) legte eine umfangreiche Studie zur Herzfrequenz als Einflußfaktor auf die Streßverarbeitung unter besonderer Berücksichtigung der Einnahme von Betablocker vor.

Bei bradykarden Patienten ist eine erhöhte Neigung zu *Aggression* und ein verstärktes *Bedürfnis nach sozialer Unterstützung* feststellbar. Normofrequente Personen zeigten starke *Gedankliche Weiterbeschäftigung* und eine erhöhte Tendenz zur *Pharmakaeinnahme*. Bei tachykarden Probanden war eine erhöhte Tendenz zu *Ersatzbefriedigung* zu bemerken.

Bradykarde Männer, die Betablocker einnehmen, tendierten häufiger zu *Pharmakaeinnahme* und *Ersatzbefriedigung*. Bradykarde Männer, die keine Betablocker einnehmen, zeigten eine erhöhte Tendenz in Richtung *Situationskontrollversuche* und *Reaktionskontrollversuche*. Bradykarde Frauen, die Betablocker einnehmen, tendierten im Vergleich zu Frauen, die keine Betablocker einnehmen, vermehrt zu *Pharmakaeinnahme*. Frauen mit normaler Herzfrequenz, die keine Betablocker nehmen, tendierten zu vermehrten *Situations-* und *Reaktionskontrollversuchen* sowie zu kognitiver Bewältigung durch Bewertungsveränderung. Normofrequente Frauen, die Betablocker einnehmen, tendierten häufiger zu *Pharmakaeinnahme*.

Untersuchungen zur **Hyperlipidämie** wurden von STARZER (1997), STIGLBAUER (2000), ANDERS, ESTERBAUER, FINK, LADURNER, HUEMER & WRANEK (2000) durchgeführt.

Nach STARZER (1997) steht aktuelle Hypercholesterinämie mit hoher *Ersatzbefriedigung* in deutlichem Zusammenhang. Gesamtcholesterinwerte zeigen einen positiven korrelativen Zusammenhang mit *Vermeidungstendenz, Fluchttendenz, Situationskontrollversuchen* und *Bagatellisierung*, der jeweils auch nach statistischer Kontrolle des Alters signifikant bleibt. Für *Vermeidungstendenz* konnte der Zusammenhang auch insofern bestätigt werden, als sich mittels Regressionsanalyse die Vermeidungshaltung als Prädiktor für Gesamtcholesterinwerte nachweisen ließ. Dies konnte auch von STIGLBAUER (2000) bestätigt werden. Das günstige HDL-Cholesterin steht mit *Situationskontrollversuchen, Positiver Selbstinstruktion, Vermeidungstendenz, Reaktionskontrollversuchen* und *Bagatellisierung* in positivem korrelativem Zusammenhang, der jeweils auch unter statistischer Kontrolle des Alters signifikant bleibt. Hohe Werte bei *Situationskontrollversuchen* konnten sowohl durch Mittelwertsvergleich als auch mittels Regressionsanalyse als Prädiktor für hohe HDL-Werte nachgewiesen werden. Personen mit niedriger *Ablenkung* haben höhere HDL-Werte. Bei der Untersuchung von STIGLBAUER (2000) korrelierten *Ablenkung, Reaktionskontrollversuche, Vermeidungstendenz, Fluchttendenz, Gedankliche Weiterbeschäftigung* und *Soziale Abkapselung* positiv und *Ersatzbefriedigung* negativ mit den HDL-Werten. Hohe LDL-Werte stehen bei STARZER mit hohen Werten in *Vermeidungstendenz, Bagatellisierung* und *Situationskontrollversuchen* in Verbindung sowie mit niedrigen Werten in *Ablenkung*. Bei geschlechtsspezifischer Betrachtung haben Frauen mit aktueller Hypercholesterinämie eine deutlich verringerte *Schuldabwehr*, sowie erhöhte *Situationskontrollversuche* und *Herunterspielen im Vergleich mit anderen*. Männer mit aktueller Hypercholesterinämie zeigen deutlich erhöhte *Aggression*. Bei unbehandelter Hypercholesterinämie wurde beobachtet, daß Frauen verringerte *Schuldabwehr* und erhöhtes *Herunterspielen durch Vergleich mit anderen* zeigen, Männer erhöhte *Pharmakaeinnahme*.

Die Untersuchung von STIGLBAUER (2000) an 1066 Personen ergab bei Männern mit zu niedrigen HDL-Werten höhere Werte in *Gedankliche Weiterbeschäftigung, Herunterspielen* und niedrigere Werte in *Selbstbeschuldigung* und *Aggression*. Bei Frauen mit zu niedrigen HDL-Werten zeigten sich weniger *Bedürfnis nach sozialer Unterstützung*, weniger *Situations-* und *Reaktionskontrollversuche*, weniger *Positive Selbstinstruktion* und mehr *Pharmakaeinnahme*. Männer mit erhöhten LDL-Werten wiesen höhere Werte in *Gedanklicher Weiterbeschäftigung* auf und Frauen mehr *Bagatellisierung, Herunterspielen,* und *Ersatzbefriedigung*.
In einer eigenen Untersuchung (ANDERS, ESTERBAUER, FINK, LADURNER, HUEMER & WRANEK, 2000) an 1159 Personen wurden ähnliche Ergebnisse erzielt. Männer mit erhöhtem Gesamtcholesterin zeigten signifikant höhere Werte im Subtest *Fluchttendenz*. Bei pathologischem HDL-Cholesterin waren *Aggression* signifikant und *Fluchttendenz* tendenziell erniedrigt. Bei Männern mit erhöhtem LDL-Cholesterin ergab die Analyse in den Copingstrategien *Aggression, Fluchttendenz* und *Suche nach Selbstbestätigung* signifikant höhere Ausprägungen sowie Tendenzen bei *Resignation* und *Selbstbeschuldigung*. Bei den Frauen ergaben sich signifikante Unterschiede zwischen den Gruppen mit normalen und pathologischen Gesamtcholesterin-Werten in den Copingstrategien *Ersatzbefriedigung* und *Situationskontrollversuche*, wobei die pathologische Gruppe höhere Werte aufwies. Frauen mit erhöhtem Gesamtcholesterin hatten zudem tendenziell höhere Werte im Subtest *Pharmakaeinnahme*. Frauen mit normalen HDL-Cholesterin-Werten zeigten tendenziell höhere Werte in den Copingstilen *Positive Selbstinstruktion* und *Situationskontrollversuche*, jedoch niedrigere Werte für *Schuldabwehr* als die weibliche Kontrollgruppe. In der Gruppe mit pathologischen LDL-Werten zeigten Frauen tendenziell höhere Ausprägungen im Subtest *Pharmakaeinnahme*. Signifikant höhere Werte in *Ersatzbefriedigung* und *Pharmakaeinnahme* sowie eine Tendenz in gleicher Richtung für *Gedankliche Weiterbeschäftigung* konnte bei Frauen mit erhöhten Triglyzerid-Werten identifiziert werden.
GÖTZL (1999) untersuchte Unterschiede in der Streßverarbeitung zwischen einer Risikogruppe mit einem **Stenosegrad der Carotiden** von dreißig bis siebzig Prozent und einer gesunden Kontrollgruppe. Es wurden keine signifikanten Unterschiede festgestellt.
Der Risikofaktor **Übergewicht** wurde von GÖTZL (1997), GSTACH (1999), OBERMAIR & VORABERGER (2000) und ESTERBAUER, ANDERS, LADURNER, HUEMER & WRANEK (2001) untersucht. GÖTZL (1997) beobachtete Zusammen-

hänge zwischen subjektiver Einschätzung des Gewichts und Streßverarbeitung. Männer, die sich als übergewichtig einschätzten, zeigten höhere Werte in *Ersatzbefriedigung, Pharmakaeinnahme* und *Vermeidungstendenz*. Ähnliche Ergebnisse ergab eine eigene Studie an 1159 Personen (ESTERBAUER, ANDERS, LADURNER, HUEMER & WRANEK, 2001). Zur Bestimmung des Übergewichts wurde hier jedoch nicht die subjektive Einschätzung, sondern der Body-Mass-Index bestimmt und in Gruppen (Normalgewicht, Übergewicht, Adipositas) eingeteilt. Während Frauen mit subjektiver Übergewichtseinschätzung bei GÖTZL (1997) erhöhte *Ersatzbefriedigung* und *Herunterspielen* zeigten, wiesen hier BMI-übergewichtige Frauen signifikant höhere Werte in *Ersatzbefriedigung* und *Suche nach Selbstbestätigung* auf.

OBERMAIR & VORABERGER (2000) untersuchten diese Fragestellung an 194 Personen. Adipositas wurde bei einem BMI $\geq$ 30 festgesetzt. Die Analyse wurde an der Gesamtgruppe (nicht geschlechtsspezifisch) durchgeführt. Hier zeigten Adipöse höhere Werte in den Subtests *Herunterspielen* und *Ablenkung* sowie niedrigere Werte in *Positiver Selbstinstruktion* und *Bedürfnis nach sozialer Unterstützung*.

GSTACH (1999) zog aus einer Gesamtstichprobe von 5350 Personen drei in Bezug auf das Alter parallelisierte Untersuchungsgruppen (N=840): Adipöse, Übergewichtige und Normalgewichtige. Die Zuteilung zu den BMI-Gruppen erfolgte gemäß dem Einteilungsschema der DEUTSCHEN ADIPOSITAS-GESELLSCHAFT (1995), in Normalgewichtige mit einem BMI von 20 - 25, in Übergewichtige mit einem BMI von 25 - 30, und Adipöse mit einem BMI > 30. Folgende Unterschiede wurden erhoben: Adipöse Männer hatten im Unterschied zu normalgewichtigen Männern mehr *Aggression*, ein größeres *Bedürfnis nach sozialer Unterstützung*, erhöhte *Ersatzbefriedigung*, stärkere *Suche nach Selbstbestätigung*, mehr *Selbstbemitleidung*. Übergewichtige Männer zeigten im Vergleich zu normalgewichtigen Männern ein höheres *Bedürfnis nach sozialer Unterstützung*, erhöhte *Ersatzbefriedigung* und stärker ausgeprägte *Fluchttendenz*. Adipöse Frauen neigten im Unterschied zu normalgewichtigen Frauen zu erhöhter *Ersatzbefriedigung*, zum *Herunterspielen durch den Vergleich mit Anderen*. Übergewichtige Frauen wiesen im Vergleich zu normalgewichtigen Frauen mehr *Ersatzbefriedigung* und *mehr Positive Selbstinstruktion* auf. Adipöse Frauen wiesen im Unterschied zu übergewichtigen Frauen mehr *Positive Selbstinstruktion* und seltener *Situationskontrollversuche* auf.

Auch ECKL (2001) untersuchte im Rahmen des Projektes SAPHIR (s. S. 169ff.) Übergewicht im Zusammenhang mit Streßverarbeitung sowie Ärgerausdruck und Persönlichkeitsfaktoren. Adipöse Personen neigten stärker zu *Bagatellisierung*, Adipöse und Normalgewichtige stärker zum *Herunterspielen im Vergleich mit anderen*. Adipöse und normalgewichtige Personen suchten weniger nach *Selbstbestätigung* als übergewichtige Personen. Übergewichtige Personen neigten stärker zu nach innen gerichtetem Ärger als normalgewichtige und adipöse Personen.

Beim Risikofaktor **Nikotin** kommen GÖTZL (1997) als auch ESTERBAUER, ANDERS, LADURNER, HUEMER & WRANEK (2001) zu gleichen Ergebnissen. Sowohl in der Gesamtgruppe als auch in einer differenzierteren Stichprobe (Raucher, Abstinente, Nichtraucher) erwies sich *Pharmakaeinnahme* als signifikantes Unterscheidungsmerkmal der Gruppen. Weiters war *Gedankliche Weiterbeschäftigung* bei Rauchern weniger stark ausgebildet.

Folgende Ergebnisse teilt GÖTZL (1997) zum Risikofaktor **Alkohol** mit: Männer, die Alkohol konsumierten, zeigten höhere Werte in *Aggression, Pharmakaeinnahme, Positiver Selbstinstruktion* und *Reaktionskontrollversuchen* als Nichttrinker. Frauen mit Alkoholkonsum zeigten höhere Werte in *Aggression, Pharmakaeinnahme, Positiver Selbstinstruktion* und *Sozialer Abkapselung*.

ESTERBAUER, ANDERS, LADURNER, HUEMER & WRANEK (2001) teilten überdies die Alkoholkonsumenten in Weintrinker (bei Wein wird ein protektiver Effekt angenommen) und Bier- bzw. Spirituosentrinker ein und beobachteten ähnliche Unterschiede. Männliche Nichttrinker wiesen geringere Werte in *Pharmakaeinnahme* und *Aggression* auf als die beiden Alkohol konsumierenden Gruppen. Weintrinker zeigten indes weniger *Selbstbemitleidung* als Bier- bzw. Nichttrinker. Frauen ohne Alkoholkonsum zeigten ebenfalls niedrigere Werte in *Pharmakaeinnahme* sowie höhere Werte in *Selbstbemitleidung* als die Alkoholkonsumgruppen. Weintrinkerinnen wiesen stärkere *Situationskontrollversuche* auf als die beiden übrigen Gruppen.

MAYR (1999) befaßte sich mit Zusammenhängen zwischen **Diabetes mellitus** und Streßverarbeitung. Korrelationen des HbA1c-Werts mit SVF-Subtests ergaben signifikante negative Zusammenhänge bei weiblichen Diabetikerinnen (*Gedankliche Weiterbeschäftigung*) und weiblichen Nicht-Diabetikerinnen (*Ablenkung, Resignation, Reaktionskontrollversuche*). Auch bei Korrelationen mit den Werten des Nüchternblutzuckers zeigten sich negative Zusammenhänge bei weiblichen Diabetikerinnen (*Reaktionskontrollversuche, Positive Selbstinstruktion*) sowie positive Korrelationen bei männlichen und weiblichen

Nicht-Diabetikern (*Reaktionskontrollversuche*). Alle Korrelationen waren im Bereich $r = 0.29$ bis 0.39. Zusätzlich durchgeführte Varianzanalysen zeigten, daß Diabetiker ein geringeres *Ablenkungsverhalten* aufwiesen. Weibliche Diabetikerinnen demonstrierten weniger *Selbstbemitleidung* und weniger *Selbstbeschuldigung* als männliche Diabetiker, während in der Gruppe der Nicht-Diabetiker Männer höhere Werte aufwiesen als Frauen.

ANDERS, ESTERBAUER, LADURNER & WRANEK (2001a) untersuchten Zusammenhänge zwischen **Gerinnungsparametern** (Hämatokrit, Fibrinogen, Plasmaviskosität) und Streßverarbeitung an 2351 Personen. Männer mit normalen Hämatokritwerten zeigten signifikant erhöhte Scores in den Subtests *Ablenkung, Positive Selbstinstruktion, Resignation* und *Selbstbestätigung*. Frauen mit erhöhtem Hämatokrit wiesen höhere Werte in *Sozialer Abkapselung* auf. Männer mit erhöhten Fibrinogenwerten hatten höhere Werte in *Ablenkung, Bagatellisieren, Ersatzbefriedigung, Herunterspielen* und *Schuldabwehr*. Der Subtest *Aggression* war bei diesbezüglich risikofaktorfreien Männern erhöht. Frauen wiesen bei normalem Fibrinogen höhere Werte in *Aggression* und *Ablenkung* und niedrigere Werte in *Herunterspielen* auf. Männer mit normaler Plasmaviskosität zeigten tendenziell höhere Werte in *Fluchttendenz*. Frauen mit normaler Plasmaviskosität zeigten höhere Werte in *Reaktionskontrollversuche* als die Risikogruppe.

Eine Nachfolgeuntersuchung (ANDERS, ESTERBAUER, LADURNER & WRANEK, 2001b) an 6503 Personen mit etwas anderem Design ergab folgende Ergebnisse: Männer mit pathologischen Hämatokritwerten zeigten signifikant höhere Werte im Subtest *Resignation*. Frauen mit pathologischen Hämatokritwerten wiesen im Subtest *Pharmakaeinnahme* signifikant höhere Werte auf. Männer mit erhöhten Fibrinogenwerten demonstrierten signifikant höhere Werte in den SVF-Subtests *Ablenkung, Ersatzbefriedigung, Fluchttendenz* und *Herunterspielen*. Männer mit normalen Plasmaviskositätswerten wiesen signifikant höhere Rangsummenwerte in *Fluchttendenz* auf. Frauen mit pathologischen Plasmaviskositätswerten erzielten signifikant höhere Rangsummenwerte in *Resignation*.

THONHAUSER (2000) untersuchte die Auswirkung einer **Hormonersatztherapie** bei Frauen auf die Streßverarbeitung in zwei Altersgruppen. Frauen, die regelmäßig Hormonersatzpräparate einnehmen, zeigten höhere Werte in *Sozialer Abkapselung, Resignation, Fluchttendenz* und *Gedanklicher Weiterbeschäftigung* sowie niedrigere Werte in *Herunterspielen*. Die Gruppe der 50-59jährigen Frauen dokumentierten weiters höhere Werte in *Aggression*.

Ältere Frauen (60-79 Jahre) ohne Hormonersatztherapie wiesen höhere Scores in *Ersatzbefriedigung* auf.
OBERMAIR & VORABERGER (2000) beobachteten neben dem Risikofaktor Übergewicht auch Unterschiede zwischen **Stadt- und Landbewohnern** in der Streßverarbeitung. Landbewohner zeigten höhere Werte in *Herunterspielen* und *Positiver Selbstinstruktion* sowie niedrigere Werte in *Sozialer Abkapselung* und *Resignation*. Weiters gab es Interaktionseffekte mit der Variable Übergewicht, die jedoch durch den Scheffé-Test nicht bestätigt werden konnten.
SCHILDBERGER (1999) untersuchte Unterschiede zwischen der **Normalbevölkerung und einer Schlaganfall-Patientengruppe** bezüglich der Risikofaktoren Hypertonie, Diabetes mellitus, Übergewicht, Nikotinkonsum, Hyperlipidämie und Streßverarbeitung. Die beiden Untersuchungsgruppen unterschieden sich nur in der Streßverarbeitung signifikant. Die Patientengruppe zeigte höhere Werte in *Selbstbemitleidung*, während die Vorsorgegruppe mehr *Ablenkung* und höhere *Reaktionskontrollversuche* aufwies. Die Ergebnisse der Korrelationsberechnung von medizinischen Risikofaktoren und Streßverarbeitung zeigt Tabelle 45. Die ausgewiesenen Korrelationen liegen im Bereich von r = -.373 bis .599 und sind zum Teil hochsignifikant, was für einen Einfluß der Streßverarbeitung auf die medizinischen Risikofaktoren spricht.

Tabelle 45: Korrelationen von Risikofaktoren und Streßverarbeitung (SCHILDBERGER, 1999, S. 123)

SAP			Patienten		
BMI/TRI	corr.0,576	sign. 0,012	BMI/TRI	corr.0,552	sign.0,004
BMI/HDL	corr.-0,522	sign.0,026	LDL/TRI	corr.0,462	sign.0,020
CHOL/LDL	corr.0,923	sign.0,000	LDL/CHOL	corr.0,863	sign.0,000
SYS/AGG	corr.-0,560	sign.0,016	BMI/AGG	corr.0,524	sign.0,007
SYS/GEDW	corr. 0,554	sign.0,017	TRI/AGG	corr.0,560	sign.0,004
SYS/SEMITL	corr. 0,535	sign.0,022	SYS/GEDW	corr.-0,373	sign.0,066
SYS/SCHULD	corr.0,599	sign.0,009	CHOL/BESOZU	corr.0,444	sign.0,026
LDL/FLU	corr.0,531	sign.0,023	LDL/BESOZU	corr.-0,415	sign.0,039
HDL/BESOZU	corr.-0,490	sign.0,039			

Neben der Salzburger Schlaganfallpräventions-Studie verspricht das SAPHIR-Projekt (*S*alzburger *A*therosklerose *P*räventionsprogramm bei Personen mit *h*ohem *I*nfarkt *R*isiko) interessante wissenschaftliche Ergebnisse zu erbringen. Bei diesem Projekt sind neben den Landeskliniken Salzburg auch die Universitätskliniken von Graz und Innsbruck beteiligt. Zum Basisprogramm zählen eine äußerst umfangreiche Anamnese (Gewicht, Bewegungs-,

Ernährungs-, Rauchgewohnheiten, Eßverhalten, Alkoholkonsum, Familienanamnese, Vorerkrankungen, Streßbewältigungsfragebogen), ein ausführliches Laborprogramm, Erhebung des physikalischen Status und anthropometrischer Parameter. Als Spezialuntersuchungen werden noch die Intima-Media-Dicke der Carotiden, die Insulinresistenz, eine Fettquantifizierung mittels CT, eine 24h-Blutdruckmessung, EKG, molekulargenetische Untersuchungen, eine Bioimpendanzanalyse, eine Vorarm-Plethysmographie und der Ankle-Brachial-Index bestimmt. In vier universitären Arbeiten werden erste Resultate berichtet.

HEDEGGERS (1999) Ergebnisse weisen auf einen starken Zusammenhang zwischen Insulinresistenz und einigen klinischen und biochemischen Parametern des metabolischen Syndroms hin. Bei normalgewichtigen Personen und Rauchern wurden signifikante Korrelation zwischen den K_{itt}-Werten (Insulinsensitivität) und der Intima-Media-Dicke der Carotiden gefunden. DERFLINGER (2000) untersuchte den Einfluß genetischer Variabilität in Kanditatengenen des Lipoproteinstoffwechsels auf die phänotypische Ausprägung des Insulinresistenzsyndroms.

In der Untersuchung von ANDERS (2001, 2003) wurden Risikofaktoren der Atherosklerose (Lipide, Wandveränderungen der Carotiden und Insulinresistenz) in Zusammenhang mit Streßverarbeitung und Persönlichkeitsdimensionen beobachtet. Dabei wurde die Varianzaufklärung für die Intima-Media-Dicke (Gradmesser der Atherosklerose) durch medizinische und psychologische Faktoren berechnet. Als stärkste Variable wurde der systolische Blutdruck identifiziert. Weiters fanden sich auch *Ersatzbefriedigung, Situationskontrollversuche* und *Soziale Abkapselung* unter den aufklärenden Variablen (bis zu 24,1% Aufklärung durch sechs Variablen). Zur Überprüfung von Unterschieden zwischen normalen und Risikofaktor-positiven Gruppen wurden weiters Kovarianzanalysen bezüglich der Streßverarbeitung und der Persönlichkeitsdimensionen durchgeführt. Aufgrund der umfangreichen Ergebnisse, die hier nicht weiter diskutiert werden können, sei auf die Originalarbeit verwiesen.

ECKL (2001) befaßte sich mit Streßverarbeitung, Eßverhalten, Ärgerausdruck und Persönlichkeitsfaktoren von 540 Patienten mit bzw. ohne Adipositas, Hypertonie, Atherosklerose oder Insulinresistenz.

Bezüglich des Eßverhaltens sind keinerlei Unterschiede zwischen den vier Gruppen feststellbar. Adipöse Personen neigen stärker zu *Bagatellisierung* als normal- oder übergewichtige. Adipöse und Normalgewichtige zeigen häufiger *Herunterspielen* und weniger *Suche nach Selbstbestätigung* als Übergewichtige. Hypertone Patienten wiesen häufiger *Aggression* auf als Normotoniker. Personen mit Insulinresistenz zeigten vermehrt *Fluchttendenz, Soziale Abkapselung* und *Resignation*, im Vergleich zu Personen ohne Insulinresistenz. Bei der Variable Atherosklerose sind geschlechtsspezifische Unterschiede in der Streßverarbeitung zu verzeichnen. Frauen neigen mehr zu *Ersatzbefriedigung, Pharmakaeinnahme* und suchen stärker nach *Selbstbestätigung*. Personen mit Insulinresistenz neigen vermehrt zu *Fluchttendenz, sozialer Abkapselung* und *Resignation*. Hinsichtlich des Geschlechtes neigen Frauen stärker zu *Ersatzbefriedigung, sozialer Abkapselung* und *Selbstbemitleidung*.

Zu den Persönlickkeitsfaktoren ergaben sich folgende Ergebnisse: Personen mit normaler Intima-Media-Dicke sind offener als Personen mit pathologischer Intima-Media-Dicke. Hinsichtlich des Geschlechtes geben Frauen sowohl stärkere körperliche Beanspruchung als auch mehr Gesundheitssorgen an. Hypertoniker zeigen mehr Aggressivität, während Normotoniker gesundheitsbewußter sind. Männer sind gehemmter und Frauen gesundheitsbewußter. Bei der Variable Insulinresistenz zeigen sich Männer offener.

5.2 Fragestellungen der vorliegenden Arbeit

Auf der Basis des oben dargestellten Forschungsstandes wurden für die vorliegende Untersuchung folgende Fragestellungen formuliert:

Fragestellung 1
Gibt es Unterschiede in der Streßverarbeitung von Männern und Frauen?

Fragestellung 2
Gibt es Unterschiede in der Ausprägung der Risikofaktoren Hypertonie, Herzkrankheiten, Alkoholkonsum, Nikotinkonsum, Adipositas, Gesamtcholesterin (TC), HDL-Cholesterin, LDL-Cholesterin, TC/HDL-Ratio, Hämatokrit und Fibrinogen zwischen verschiedenen Alterskohorten?

Fragestellung 3
Gibt es Unterschiede in der Streßverarbeitung zwischen verschiedenen Alterskohorten?

Fragestellung 4
Gibt es unterschiedliche Gruppierungen von Streßverarbeitungsmustern? Lassen sich Altersunterschiede zwischen diesen Gruppierungen feststellen?

6 METHODE

6.1 Datengewinnung

Im Herbst 1995 wurde an der Christian Doppler Klinik in Salzburg eine Schlaganfallvorsorgeuntersuchung installiert. Diese Präventionsmaßnahme wurde vom Land Salzburg unter Mitwirkung der Gebietskrankenkasse Salzburg und der Neurologischen Abteilung der Klinik (Leitung Hofrat Prim. Univ.-Prof. Dr. Gunther LADURNER) initiiert. Auf das Präventionsprogramm wurde durch Presse, Rundfunk und Fernsehen hingewiesen. Die Anmeldung der Probanden erfolgte ohne Ausschlußkriterium über telefonische Vormerkung. Bis zum gegenwärtigen Zeitpunkt (April 2001) wurden über 10 000 Personen untersucht.

6.1.1 Untersuchungsablauf

Die einzelnen Untersuchungen fanden nach terminlicher Vereinbarung ambulant am Vormittag statt. Die Schlaganfallvorsorgepatienten wurden von einem Team bestehend aus ÄrztInnen, medizinisch technischen AnalytikerInnen und PsychologInnen der Neurologischen Abteilung der Christian Doppler Klinik Salzburg untersucht. Das Vorsorgeprogramm bestand aus folgenden Komponenten:

- Detaillierte Anamnese in Hinblick auf Biographie, Familie, Vorerkrankungen und Risikofaktoren
- Internistische Statusuntersuchung mit Einschluß einer bilateralen Blutdruckmessung
- Neurologisch-psychiatrische Statusuntersuchung
- Elektrokardiogramm
- Sonographische Untersuchung der Carotiden
- Laboruntersuchung
- Psychologische Untersuchung der Streßverarbeitung

In einem ausgedehnten Besprechungstermin (30 Minuten) wurde von ärztlicher Seite der Befund erklärt sowie auf die Risikofaktoren und deren Behandlungsmöglichkeiten hingewiesen. In einem psychologischen Beratungsgespräch wurde das Streßverhalten analysiert und mögliche Modifikationen besprochen.

6.1.1.1 Detaillierte Anamnese in Hinblick auf Biographie, Familie, Vorerkrankungen und Risikofaktoren

Die Anamnese bestand aus folgenden Variablen:
Sozio-demographische Daten:
Name, Geburtsdatum, Geschlecht, Adresse, Sozialanamnese, höchste abgeschlossene Schulbildung, Ausbildungsjahre, Beruf, Familienstand, soziale Kontakte.
Medikamentenanamnese:
Medikamente für Übergewicht (auch Diät), Herzerkrankungen, Hypertonie, Diabetes, Hypercholesterinämie, Hypertriglyceridämie, arterielle Verschlußkrankheiten; Antikoagulantien, Thrombozytenaggregationshemmer; bei Embolien, pathologisch hämatologischen Ereignissen, Migräne; Ovulationshemmer, weibliche Hormone, andere Medikamente.
Familienanamnese:
bezüglich Schlaganfall, Migräne, Hypertonie, Herzerkrankung, Diabetes mellitus, Hypercholesterinämie, Hypertriglyceridämie, Hyperuricämie, Bluterkrankungen.
Anamnese von:
Übergewicht, Nikotinkonsum, Alkoholkonsum, Bewegungsmangel, periphere arterielle Verschlußkrankheiten und venöse embolische Ereignisse.
Sonstige Erkrankungen

6.1.1.2 Internistische Statusuntersuchung

Folgende Variablen wurden erhoben:
Größe, Gewicht, periphere Pulse, Dyspnoe, Beinödeme, Herzrhythmus, Puls, Blutdruck (bilateral).

6.1.1.3 Neurologisch-psychiatrische Statusuntersuchung

In der neurologischen Statusuntersuchung wurden folgende Variablen erhoben: Händigkeit, Kopf (Visus, Bulbusmotorik, Pupillen, Nystagmus, Sensibilität, Hirnnerven VII, VIII, IX-X), Extremitäten (Kraft, Tonus, Reflexe, Pyramidenzeichen, Sensibilität, zerebelläre Zeichen und Stirnhirnzeichen) sowie psychischer Befund.

6.1.1.4 Elektrokardiogramm

6.1.1.5 Laboruntersuchung

In dieser Untersuchung wurden folgende Laborwerte erhoben: Leucozyten, Erytrozyten, Thrombozyten, MCV, Hämoglobin, Hämatokrit, GOT, GPT, Gamma GT, Harnstoff, Kreatinin, Cholesterin gesamt, HDL, LDL, Triglyzeride, Apolipoprotein A und B, Nüchtern Blutzucker, HbA1c, Harnsäure, Prothrombinzeit, Fibrinogen, Anticardiolipin IgG, Anticardiolipin IgM, TAT spontan, Viskosität Vollblut, Viskosität Plasma, Erytrozyten Aggregation, Erytrozyten Rigidität, BSG und PSA.

6.1.1.6 Sonographische Untersuchung der Carotiden

In dieser Untersuchung wurden Schlaganfallvorsorgepatienten auf stenosierende Ereignisse und Plaques in den hirnversorgenden extracraniellen Arterien untersucht.

6.1.1.7 Psychologische Untersuchung der Streßverarbeitung mit dem Streßverarbeitungsfragebogen von Janke, Erdmann & Boucsein (1985)

Zur Untersuchung der individuellen Streßverarbeitung wurde der Streßverarbeitungsfragebogen von JANKE, ERDMANN UND BOUCSEIN (1985) den Vorsorgepatienten zur Bearbeitung vorgelegt.
Von der Gesamtheit der Schlaganfallvorsorgepatienten durchlief jedoch nur ein Teil ($N=6503$) auch die psychologische Untersuchung mit dem Streßverarbeitungsfragebogen. Nach der Auswertung des Tests mittels eines dafür erstellten Computerprogramms, wurde eine Besprechung der Testergebnisse im Sinne einer Streßberatung mit den Patienten durchgeführt.

6.1.2 Bestimmung der Parameter für die vorliegende Untersuchung

6.1.2.1 Erhebung der Streßverarbeitung mittels des Streßverarbeitungsfragebogens (SVF) von Janke, Erdmann & Boucsein (1985)

6.1.2.1.1 Zielsetzung des SVF

Der Streßverarbeitungsfragebogen ist ein Test zur Erfassung von Streßverarbeitungsweisen worunter diejenigen Vorgänge verstanden werden, „die planmäßig und/oder unplanmäßig, bewußt und/oder unbewußt beim Auftreten von Streß in Gang gesetzt werden, um diesen Zustand zu vermindern und/oder zu beenden" (JANKE, ERDMANN & KALLUS, 1985).
Streßverarbeitungsweisen können nach Art (aktional, intrapsychisch), Zielrichtung und Funktion (situationsbezogen, reaktionsbezogen) und Wirksamkeit (streßerhöhend, streßerniedrigend) unterschieden werden.
Zu den grundlegenden aktionalen Strategien zählen Angriff, Flucht, Inaktivität, soziale Kontaktaufnahme und sozialer Rückzug sowie weitere auf Veränderung oder Beseitigung der Belastung abzielende Handlungen. Intrapsychische Strategien sind kognitive Prozesse wie Wahrnehmungs-, Denk- und Vorstellungsprozesse und motivational-emotionale Vorgänge (z.B. Ablenkung, Abwertung, Leugnen, Umwertung). Unter der Perspektive Zielrichtung und Funktion sind Differenzierungen vor allem danach möglich, ob sich die Maßnahmen eher direkt auf die Belastungsreaktion oder eher auf die Belastungssituation richten. Hinsichtlich der Wirkrichtung können die Verarbeitungsweisen in streßerniedrigende und streßerhöhende eingeteilt werden. Darüber hinaus ist die Richtung und die Stärke der Wirksamkeit abhängig vom situativen Kontext, von der Art und Stärke des Stressors und den Merkmalen der Person.

6.1.2.1.2 Theoretische Annahmen, Voraussetzungen und Entwicklung des SVF

Bei der Entwicklung des SVF wurden „die im Folgenden aufgeführten spezifischen Leitlinien zugrunde gelegt:
(1) In Belastungssituationen (,Stressoren') auftretende oder zu erwartende psychische und somatische Veränderungen (,Streß') werden nicht passiv hingenommen, sondern mit Prozessen beantwortet, die darauf abzielen, die psycho-somatische Ausgangslage wieder zu erreichen oder eine stärkere Abweichung von der

Ausgangslage zu verhindern. Diese Prozesse umfassen sowohl biologisch-physiologische Anpassungsmechanismen als auch psychische Vorgänge, die als Streßverarbeitungs- oder Streßbewältigungsstrategien oder -maßnahmen und -weisen (engl. ‚Coping') bezeichnet werden.

(2) Die von einer Person eingesetzten Streßverarbeitungsmaßnahmen sind als habituelle Personmerkmale aufzufassen, d. h. sie bleiben über die Zeit relativ stabil (‚Zeitkonstanz'). Die Annahme der Zeitkonstanz impliziert eine hinreichende Wiederholungszuverlässigkeit über einen längeren Zeitraum.

(3) Die von einer Person eingesetzten Streßverarbeitungsmaßnahmen sind relativ unabhängig von der Art der Belastungssituation (‚Situationskonstanz'). Die Annahme einer Unabhängigkeit von der Art der Belastungssituation impliziert, daß bestimmte Streßverarbeitungsmaßnahmen nicht spezifisch nur in bestimmten Belastungssituationen eingesetzt werden. Die Situationskonstanz ist wahrscheinlich unterschiedlich hoch für vorgestellte bzw. erinnerte Belastungssituationen und reale Belastungssituationen.

(4) Die von einer Person eingesetzten Streßverarbeitungsmaßnahmen sind relativ unabhängig von der Art der Belastungsreaktion (‚Reaktionskonstanz'). Die Annahme einer Unabhängigkeit von der Art der Belastungsreaktion bedeutet, daß Streßverarbeitungsmaßnahmen nicht spezifisch zur Reduktion bestimmter Belastungsreaktionen benutzt werden, z.B. einer belastungsbedingten Herzfrequenzerhöhung.

(5) Es sind mehrere korrelativ voneinander relativ unabhängige Streßverarbeitungsmaßnahmen unterscheidbar (‚Mehrdimensionalität'). Dieser Aspekt berührt die Möglichkeit der Erstellung eines Streßverarbeitungsprofils. Damit ist es notwendig, daß die verschiedenen Subtests eines Tests zur Erfassung von Streßverarbeitungsmaßnahmen nur niedrig miteinander korrelieren.

(6) Die Streßverarbeitungsmaßnahmen sind nicht nur untereinander differenzierbar, sondern werden auch nicht von anderen Persönlichkeitsmerkmalen ganz oder entscheidend bestimmt (‚Unabhängigkeit bzw. Eigenständigkeit'). Diese Annahme impliziert, daß die SVF-Subtests nicht zu hoch mit anderen Persönlichkeitsmerkmalen korrelieren sollten.

(7) Als Fragebogenmethode geht der SVF davon aus, daß die Streßverarbeitungsstrategien einer Person soweit bewußt werden, daß sie durch verbale Techniken abfragbar sind. Dabei wird angenommen, daß durch eine gebundene Beantwortung mit Vorgabe von Streßverarbeitungsmaßnahmen Reproduktionsvorgänge optimal in Gang gesetzt werden können." (JANKE, ERDMANN & KALLUS, 1985, S. 8f.).

Die Konstruktion des Verfahrens orientiert sich an den Prinzipien der klassischen Testtheorie. Das Verfahren in der vorliegenden Endversion wurde aus mehreren Vorformen entwickelt, deren erste, unveröffentlichte, von JANKE, DEBUS & REINCKE aus dem Jahre 1968 datiert. Unmittelbare Vorläufer des SVF sind die Versionen von 1978 (JANKE & ERDMANN) und 1981 (JANKE, ERDMANN & WITTEKAMP). Die Entwicklung des Verfahrens basiert auf den Item-, Interkorrelations- und Faktorenanalysen, die im Manual dokumentiert sind.

Neben dem hier verwendeten SVF existieren auch spezielle Formen, wie der Situative Streßverarbeitungsfragebogen (SVF-S) von JANKE, ERDMANN & KALLUS (1984b), der Verarbeitungsstrategien situationsspezifisch und situationsunabhängig erfaßt sowie der Aktuelle Streßverarbeitungsfragebogen (SVF-ak) von JANKE, ERDMANN & KALLUS (1984a), der das Ausmaß der eingesetzten Verarbeitungsstrategien ermittelt.

Im Jahr 1997 veröffentlichten JANKE & ERDMANN eine erweiterte Neuausgabe des Tests unter dem Namen SVF-120. Hierbei wurden einige Items ausgetauscht, ein zusätzlicher Subtest (Entspannung) eingefügt, eine Einteilung in positive und negative Strategien durchgeführt und die Normierung erweitert. Da die vorliegende Untersuchung schon im Jahre 1995 begonnen wurde und die Neuausgabe damals noch nicht vorlag, wurde entschieden auch weiterhin den SVF aus dem Jahre 1985 zu verwenden, um die Homogenität und Vergleichbarkeit der Daten zu gewährleisten.

6.1.2.1.3 Beschreibung des SVF

Der Streßverarbeitungsfragebogen (SVF) dient der Erfassung der Tendenz, in Belastungssituationen mit bestimmten Streßverarbeitungsmaßnahmen (Streßbewältigungsstrategien) zu reagieren. Jede der 19 Streßbewältigungsmaßnahmen stellt einen Subtest dar und wird durch 6 Items pro Subtest mit einer 5-stufigen Antwortskala (gar nicht=0, kaum=1, möglicherweise=2, wahrscheinlich=3, sehr wahrscheinlich=4) operationalisiert. Der Proband schätzt bei der Beantwortung des Fragebogens ein, in welchem Ausmaß die angegebenen Reaktionen seiner Art zu reagieren entsprechen, wenn er „durch irgendetwas oder irgendjemanden beeinträchtigt, innerlich erregt oder aus dem Gleichgewicht gebracht worden ist" (verallgemeinerte Belastungssituationen und -reaktion). Die Durchführungszeit beträgt ca. 15 Minuten.

Tabelle 46: SVF-Subtests

Nr.	Abkürzungen	SVF-Subtests	Itembeispiel
1	BAG	Bagatellisierung	... sage ich mir, es geht schon alles wieder in Ordnung
2	HER	Herunterspielen durch Vergleich mit anderen	... nehme ich das leichter als andere in der gleichen Situation
3	SCHAB	Schuldabwehr	... denke ich, ich habe die Situation nicht zu verantworten
4	ABL	Ablenkung	... lenke ich mich irgendwie ab
5	ERS	Ersatzbefriedigung	... erfülle ich mir einen lang ersehnten Wunsch
6	SEBEST	Suche nach Selbstbestätigung	... verschaffe ich mir Anerkennung auf anderen Gebieten
7	SITKON	Situationskontrollversuche	... wende ich mich aktiv der Veränderung der Situation zu
8	REKON	Reaktionskontrollversuche	... sage ich mir, du darfst die Fassung nicht verlieren
9	POSI	Positive Selbstinstruktion	... sage ich mir, du kannst damit fertig werden
10	BESOZU	Bedürfnis nach sozialer Unterstützung	... frage ich jemanden um Rat, wie ich mich verhalten soll
11	VERM	Vermeidungstendenz	... vermeide ich von nun an solche Situationen
12	FLU	Fluchttendenz	... neige ich dazu, die Flucht zu ergreifen
13	SOZA	Soziale Abkapselung	... meide ich die Menschen
14	GEDW	Gedankliche Weiterbeschäftigung	... beschäftigt mich die Situation noch lange
15	RES	Resignation	... neige ich dazu, zu resignieren
16	SEMITL	Selbstbemitleidung	... frage ich mich, warum das gerade mir passieren mußte
17	SESCH	Selbstbeschuldigung	... mache ich mir Vorwürfe
18	AGG	Aggression	... werde ich ungehalten
19	PHA	Pharmakaeinnahme	... neige ich dazu, irgendwelche Medikamente zu nehmen

6.1.2.1.4 Teststatistische Kennwerte

6.1.2.1.4.1 Standardisierungsstichprobe

Die teststatistischen Kennwerte basieren auf einer Erhebung an 200 Personen im Alter von 20 bis 64 Jahren.

6.1.2.1.4.2 Objektivität

Die Testvorgabe enthält eine genaue schriftliche Anweisung. Für die Handauswertung wird auf dem Auswertungsblatt neben jede Itemnummer der Punktewert eingetragen und danach addiert. Die Subtestrohwerte können danach auf einem Profilblatt eingezeichnet werden. Das Verfahren kann in bezug auf Durchführung und Auswertung als weitgehend objektiv gelten. Für die Erleichterung der Auswertung der über 6000 Testbögen wurde von Dr. Huemer und Ing. Murauer ein Auswertungsprogramm entwickelt und von Herrn Schwaiger erweitert.

6.1.2.1.4.3 Reliabilität

Für die einzelnen Subtests wurde die Reliabilität anhand der Resultate der Standardisierungsstichprobe ermittelt. Bezüglich der inneren Konsistenz (Cronbachs Alpha) werden Werte im Bereich von .66 bis .92 mitgeteilt. Für die Halbierungsreliabilität (odd-even, aufgewertet nach Flanagan) errechneten sich Koeffizienten von .63 bis .91. Aus der Zweitdurchführung des Tests nach etwa vier Wochen resultierten Werte, die von jenen der Erstdurchführung nur geringfügig abwichen. Die Retestreliabilität lag im Bereich von .68 bis .86. Die Reliabilitätskennwerte für eine der Untersuchungsstichproben (N = 173 männliche Studenten) stimmen mit den Werten der Standardisierungsstichprobe weitgehend überein.

6.1.2.1.4.4 Validität

Konstruktvalidität
Bezüglich der Konstruktvalidität zeigten sich die 19 Subtests im Rahmen der Interkorrelationsberechnungen zum größten Teil voneinander unabhängig. In der Standardisierungsstichprobe errechneten sich mittlere Koeffizienten mit einem Betrag von r = .22 bei der Erst- bzw. von r = .25 bei der Zweitdurchführung des Verfahrens.
Für die Standardisierungsstichprobe und die Stichprobe mit 173 männlichen Studenten wurden unabhängig voneinander Faktorenanalysen (Hauptachsenmethode mit Varimaxrotation) durchgeführt, wobei folgende Ergebnisse weitgehend übereinstimmten:
Neben drei relativ eindeutigen Hauptfaktoren „*Emotionale Betroffenheit und Aufgeben*", „*Aktive Kontrollversuche von Belastungssituation und -reaktion*" sowie „*Kognitive Bewältigung durch Bewertungsveränderung*" resultierten als weniger klar umreißbare Bereiche in der 6-Faktorenlösung, die Faktoren

„Ausweichen und Ablenkung", „Hilfeerwartung durch andere" sowie ein Faktor, der auf Strategien hinweisen könnte, die versuchen, Streß durch Drogen oder „Alternativverstärker" zu reduzieren oder zu umgehen. Die 6-Faktorenlösung klärt 72% der Varianz auf. In der 4-Faktorenlösung, die 61% der Varianz aufklärt, ließe sich der Faktor 4 bezeichnen als „Streßbewältigung durch Ersatzbefriedigung, Hilfeerwartung durch andere und Streßbewältigung durch psychotrope Stoffe". Mittels dieser Ergebnisse läßt sich die Annahme mehrerer faktoriell unabhängiger Streßbewältigungsstrategien stützen.

Tabelle 47: 6-Faktorenlösung des SVF

Faktor	Varianzanteil	Bezeichnung	Subtests
1	24,3 %	Emotionale Betroffenheit und Aufgeben	Gedankliche Weiterbeschäftigung Resignation Selbstbemitleidung Selbstbeschuldigung Fluchttendenz Soziale Abkapselung Aggression (weniger ausgeprägt)
2	12,4 %	Aktive Kontrollversuche von Belastungssituationen und -reaktionen	Situationskontrollversuche Reaktionskontrollversuche Positive Selbstinstruktion
3	9,7 %	Kognitive Bewältigung durch Bewertungsveränderung	Bagatellisierung Schuldabwehr Herunterspielen durch Vergleich mit anderen (geringere Ladung)
4	12,0 %	Ausweichen und Ablenkung	Ablenkung Suche nach Selbstbestätigung Vermeidungstendenz
5	7,5 %	Hilfeerwartung durch andere	Bedürfnis nach sozialer Unterstützung Soziale Abkapselung (negativ geladen!)
6	5,7 %	Alternativverstärker	Ersatzbefriedigung Pharmakaeinnahme

Untersucht wurden auch die Beziehungen zu anderen Persönlichkeitsmerkmalen. In verschiedenen Stichproben korrelierten jene Subtests, die den Faktor „Emotionale Betroffenheit und Aufgeben" determinieren, signifikant und jeweils in der erwarteten Richtung mit der N-Skala („Emotionale Labilität") des Freiburger Persönlichkeitsinventars (FAHRENBERG, SELG & HAMPEL, 1973), wie mit unterschiedlichen Depressivitätsskalen (Beck

Depression Inventory von BECK, WARD, MENDELSON, MOCK & ERBAUGH, 1961; DS-Fragebogen von JANKE, 1980) und der „Repression-Sensitization"-Skala von BYRNE (1961), in der deutschen Bearbeitung von KROHNE (1974). Niedrige Korrelationen ergaben sich mit der E-Skala „Extraversion" des FPI und der „Skala zur Erfassung von externalen/internalen Kontrollüberzeugungen" (ROTTER, 1966), in der deutschen Fassung von NENTWIG (1976). Zur Überprüfung der Annahme einer relativ hohen Generalität von Streßverarbeitungsmaßnahmen für verschiedene Belastungssituationen und -reaktionen wurden ein Situationsspezifischer (SVF-S) und ein Reaktionsspezifischer (SVF-R) Streßverarbeitungsfragebogen erstellt. Anhand der hiermit ermittelten Korrelationen ließ sich eine relativ hohe Situations- und Reaktionskonstanz des Verfahrens nachweisen.

Kriterienbezogene Validität
Bezüglich der Vorhersagevalidität zeigte sich in mehreren Untersuchungen, daß sich bestimmte Außenkriterien (Streßreaktionen bzw. -strategien in vorgestellten und realen Belastungssituationen) nur in mäßigem Ausmaß mit dem SVF vorhersagen lassen. „Aus dem Auftreten zwar mäßiger, aber stabiler Korrelationen zwischen den Subtests des SVF und den Kriterienarten Reaktionen und Bewältigungsstrategien läßt sich trotz aller Einschränkungen schließen, daß durch diesen Fragebogen operationalisierten Streßverarbeitungsstrategien eine substantielle Vorhersagevalidität zukommt" (JANKE, ERDMANN & KALLUS, 1985, S. 27).

6.1.2.1.4.5 Verteilungsmomente und Normierung

Die einzelnen Verarbeitungsstrategien werden unabhängig von Alter und Geschlecht der Probanden mit unterschiedlicher Wahrscheinlichkeit benutzt. Vergleicht man die Teilgruppen, so zeigt sich daß sowohl Geschlechts- als auch Altersunterschiede hinsichtlich der berichteten Streßverarbeitungsstrategien vorliegen.
Männliche Teilnehmer geben verstärkt *Herunterspielen* und *Situationskontrollversuche* an, weibliche Personen höhere Werte in *Ablenkung, Ersatzbefriedigung, Bedürfnis nach sozialer Unterstützung, Resignation* und *Aggression*.
„Eine Reihe von Verarbeitungsweisen werden mit steigendem Alter häufiger angegeben (*Herunterspielen, Schuldabwehr, Suche nach Selbstbestätigung, Reaktionskontrollversuche, positive Selbstinstruktion*), während *Aggression* am häufigsten von jüngeren Probanden angegeben wird. Ebenso tritt *Selbstbemitleidung* bei jüngeren Probanden relativ häufig als Verarbeitungs-

strategie auf. Diese Strategie wird auch von weiblichen Personen über 50 Jahre besonders häufig angegeben" (JANKE, ERDMANN & KALLUS, 1985, S. 28).
Für jeden Subtest liegen Mittelwerte und Streuungen für die nach Alter, Geschlecht und Bildung geschichtete Standardisierungsstichprobe vor, außerdem auch T-Werte, getrennt für Frauen ($N = 104$) und Männer ($N = 96$). Auch für männliche Studenten ($N = 173$; 19-35 Jahre) sind T-Werte dokumentiert. T-Werte im Bereich zwischen 40 und 60 werden als normal betrachtet. Darüber hinaus werden Subtestkennwerte (Mittelwerte und Streuungen) mitgeteilt für folgende Stichproben: 55 Personen älter als 65 Jahre; 84 Alkoholiker (Altersdurchschnitt 39 Jahre); 27 Herzinfarktpatienten (Durchschnitt 54 Jahre).

6.1.2.1.5 Kritische Betrachtung des SVF

JANKE, ERDMANN & KALLUS (1985) räumen selbst eine Reihe von Kritikpunkten ein. So werden die verhaltensorientierten Streßbewältigungsstrategien als unterrepräsentiert, die Standardisierungsstichprobe als zu klein bezeichnet. Fragen der Validität seien noch nicht in ausreichendem Umfang geklärt, die Normen nur grob und vorläufig. Der Einsatz des Verfahrens im Rahmen der Individualdiagnostik sei folglich nur begrenzt möglich.

RÜGER, BLOMERT & FÖRSTER (1990) geben als Vorteile des SVF die kurze Durchführungsdauer von ca. 15 Minuten und die Berücksichtigung der Heterogenität und Bandbreite individueller Bewältigungsstrategien an. Die Normierungs-, Zuverlässigkeits- und Gültigkeitsdaten zeichnen den SVF als gutes Instrument der differentiellen und angewandten Belastungsforschung aus.

NEUMER & MARGRAF (1997) sowie RÜGER et al. (1990) führen folgende Kritikpunkte an:

- die hohen Reliabilitätskoeffizienten lassen sich durch die extrem redundanten Formulierungen der Items erklären
- geringer Vorhersagewert des SVF für das individuelle Bewältigungsverhalten in konkreten Situationen aufgrund seiner Konzipierung als (Trait-) Persönlichkeitstest
- fehlende theoretische Begründung für die Auswahl der Bewältigungsstrategien
- schwer begründbare Grundannahme der Situationskonstanz von Verarbeitungsweisen
- grobe und nur vorläufige Normen
- komplizierte Auswertung des SVF

KRÖNER-HERWIG & WEICH (1990) konnten in einer Studie an 128 Probanden, die die Vorhersage von Bewältigungsverhalten in vorgestellten Situationen aufgrund der Kenntnis habitueller Streßverarbeitungsstrategien mit dem SVF untersuchte, keine überzufällig häufige Anzahl positiver Korrelationskoeffizienten zwischen habituellen und aktuellen Copingmodi finden. Weiters wurde der Zusammenhang von habituellem und aktuellem Coping durch situative Determinanten stark modifiziert. Hingegen folgern KALLUS & KATZENWADEL (1993) aus ihrer Untersuchung zur Streßspezifität des SVF, daß ihre Ergebnisse die Konstruktionsannahme des SVF, Streßbewältigungsstrategien valide abzubilden, erhärten.

6.1.2.2 Erhebung des Blutdrucks

Im Laufe der Vorsorgeuntersuchung wurde vom diensthabenden Arzt eine manuelle bilaterale Blutdruckmessung mit Manschette und Stethoskop durchgeführt.
Als hyperton wurden Patienten ab einem diastolischen Blutdruck von 95 mmHg und/oder einem systolischen Blutdruck von 160 mmHg bezeichnet (vgl. WHO, 1988).

6.1.2.3 Erhebung von Herzkrankheiten

Neben den Aussagen der Anamnese wurden die Daten der EKG-Untersuchung in Bezug auf das Vorliegen von Herzkrankheiten, insbesondere Vorhofflimmern, überprüft.

6.1.2.4 Erhebung von Alkohol- und Nikotinkonsum

Die Daten zu Alkohol- u. Nikotinkonsum wurden der Risikofaktoren-Anamnese entnommen.

6.1.2.5 Erhebung von Adipositas

Für die Bestimmung der Adipositas wurden die Daten für Größe und Gewicht dem physikalischen Statusbericht entnommen und der Body-Mass-Index berechnet. Die Zuordnung der BMI-Werte erfolgte nach dem Schema der WHO (1995) (siehe Tabelle 48).

Tabelle 48: Gewichtsklassifikation der WHO (1995)

Körpergewicht	BMI
Untergewicht	< 18,5
Normalgewicht	18,5 – 24,9
Übergewicht (Grad I)	25 – 29,9
Übergewicht (Grad II) - Adipositas	30 – 39,9
Übergewicht (Grad III) - morbide Adipositas	≥ 40

6.1.2.6 Erhebung der Gerinnungsparameter

Der Hämatokritwert wurde mittels des Sysmex SF-3000 bestimmt, Fibrinogen nach der Methode von Clauss auf einem STA Compact – Gerät. Für den Hämatokrit wurde bei Männern ein Wert bis 48% als normal betrachtet, bei Frauen bis 42%. Fibrinogenwerte über 450 mg/dl wurden als pathologisch eingeteilt.

6.1.2.7 Erhebung der Cholesterinparameter

Zur Erfassung der Labormeßwerte von Gesamt-Cholesterin (TC), High Density Lipoprotein-Cholesterin (HDL) und Low Density Lipoprotein-Cholesterin (LDL) wurde den Teilnehmern venöses Blut abgenommen und mittels enzymatischer Verfahren analysiert.
Gesamtcholesterin wurde im enzymatischen Test (CHOD-PAP Methode), HDL-Cholesterin im enzymatischen Farbtest (Alpha-Cycloddextrinsulfat / Cholesterin Esterase / Oxydase) analysiert. LDL-Cholesterin wurde rechnerisch mittels folgender Formel ermittelt.

$$\text{LDL-Cholesterin} = \text{Gesamtcholesterin} - \text{Triglyzeride}/5 - \text{HDL-Cholesterin}$$

Die TC/HDL-Ratio wurden ebenso rechnerisch ermittelt.
Für das Gesamtcholesterin galt ein Splitpoint von 200 mg/dl zwischen normalen und pathologischen Werten. Werte größer oder gleich 200 wurden als pathologisch eingestuft. Für das HDL-Cholesterin wurden geschlechtsspezifische Trennwerte verwendet. Werte ab 35 mg/dl bei Männern und ab 45 mg/dl bei Frauen galten als normal. Der Splitpoint bei LDL-Cholesterin wurde mit 150 mg/dl festgelegt, bei Triglyzeriden mit 150 mg/dl. Die TC/HDL-Ratio wurde ab einem Wert von 6.5 als erhöht angesehen (ASSMANN & SCHULTE, 1986).

6.1.2.8 Bildung der Altersgruppen

Für die Bildung der Altersgruppen wurde ursprünglich an eine klassische Einteilung in Dekaden gedacht. Da jedoch die Häufigkeiten sehr unterschiedlich verteilt waren, wurde eine etwas unorthodoxe Einteilung gewählt, die jedoch den Vorteil bietet, etwa gleich große Untersuchungsgruppen zu erhalten (s. Stichprobenbeschreibung zur Untersuchung der Altersunterschiede, Abschnitt 6.2.2.2).

6.1.3 Datenbank der Schlaganfallprävention (SAP) in der Christian Doppler Klinik Salzburg

Die gewonnene Daten wurden unter der Leitung von Dr. Michael Huemer, Mag. Dr. Alexander Fink sowie Ing. Christian Fersterer in einer Access-Datenbank archiviert. Zur statistischen Berechnung wurden die Daten anonymisiert in eine SPSS-Datei konvertiert.

Zur Berechnung und Archivierung der SVF-Daten wurde von Ing. Murauer, Dr. Huemer und in Weiterführung von Josef Schwaiger ein Auswertungsprogramm geschrieben und die Daten als Excel-Dateien bzw. später in einer Access-Datenbank archiviert.

6.2 Stichprobenbeschreibung

6.2.1 Gesamtstichprobe

Von den mehr als 10 000 Personen, die seit Herbst 1995 die Schlaganfallvorsorgeuntersuchung frequentierten, unterzogen sich 5993 Personen auch der psychologischen Testung mit dem Streßverarbeitungsfragebogen. 451 Personen kamen ein zweites Mal zur Untersuchung, 56 Personen dreimal und 3 Personen viermal. In die Datenauswertung gingen von diesen Personen nur die Erstuntersuchungen ein.
Tabelle 49 zeigt die Charakteristik der sozio-demographischen Daten in der Stichprobe.

Tabelle 49: Demographische Daten der Gesamtstichprobe

Variable	Männer	Frauen	Gesamtstichprobe
Anzahl n (%)	2406 (40,1%)	3587 (59,9%)	5993 (100%)
Alter m (sd)	58,39 (11,48)	59,01 (11,77)	58,76 (11,65)
Schulbildung			
Grundschule	590 (24,5%)	1331 (37,1%)	1921 (32,1%)
Lehre	1064 (44,2%)	1339 (37,3%)	2403 (40,1%)
Mittelschule	589 (24,5%)	850 (23,7%)	1439 (24,0%)
Hochschule	163 (6,8%)	67 (1,9%)	230 (3,8%)
Familienstand			
ledig	125 (5,2%)	355 (9,9%)	480 (8,0%)
verheiratet	2078 (86,7%)	2234 (62,5%)	4312 (72,2%)
geschieden	125 (5,2%)	343 (9,6%)	468 (7,8%)
verwitwet	70 (2,9%)	643 (18,0%)	713 (11,9%)
ohne Angabe			20 (0,3%)
Sozialkontakte			
reichlich	954 (39,8%)	1354 (37,9%)	2308 (38,7%)
ausreichend	1247 (52,0%)	1780 (49,8%)	3027 (50,7%)
wenig	193 (1,8%)	423 (11,8%)	616 (10,3%)
keine	3 (0,1%)	14 (0,4%)	17 (0,3%)
ohne Angabe			25 (0,4%)

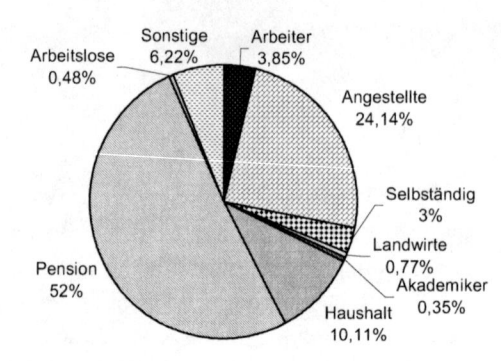

Abbildung 8: Berufsverteilung der Gesamtstichprobe

6.2.1.1 Risikofaktorenausprägung

Die Prävalenz der medizinischen Hauptrisikofaktoren, die einen Handlungsbedarf nach sich ziehen, stellte sich in der Gesamtstichprobe folgendermaßen dar:

Tabelle 50: Risikofaktoren in der Stichprobe

Risikofaktor	Prozent
Hypertonie	38,7%
Diabetes	4,9%
Herzerkrankungen	16,4%
Vorhofflimmern	5,1%
Übergewicht	
BMI > 25	41,8%
BMI > 30	15,5%
BMI > 40	0,5%
Bewegungsmangel	22,2%
Nikotinkonsum	38,6%
Alkoholkonsum	30,4%
Gesamtcholesterin >200 mg/dl	86,1%
erniedrigtes HDL	5,7%
LDL > 150 mg/dl	57,2%
Triglyzeride > 200 mg/dl	15,4%

Risikofaktor	Prozent
erniedrigtes Apo A1	0,9%
erhöhtes Apo B	40,3%
erhöhtes Fibrinogen	6,6%
erhöhter Hämatokrit	67,1%
erhöhte Plasmaviskosität	20,3%
Carotis-Veränderungen	
negativer Befund	52,4%
Sklerose	43,1%
Stenose >70%	0,4%
Verschluß	0,3%
Vertebralis-Veränderungen	
negativer Befund	4,0%
Stenose	0,3%
Verschluß	0,4%

Die Prävalenz von erhöhten (T-Wert > 60) bzw. erniedrigten (T-Wert < 40) Streßverarbeitungsstrategien in der Gesamtstichprobe war folgendermaßen charakterisiert:

Tabelle 51: Streßverarbeitungsstrategien in der Gesamtstichprobe

SVF-Subtest	erhöht	erniedrigt
Ablenkung	13,7%	9,9%
Aggression	9,3%	16,1%
Bagatellisieren	22,7%	7,3%
Bedürfnis nach sozialer Unterstützung	9,3%	11,9%
Ersatzbefriedigung	31,6%	7,4%
Fluchttendenz	11,1%	12,7%
Gedankliche Weiterbeschäftigung	9,6%	15,7%
Herunterspielen durch Vergleich mit anderen	18,6%	3,6%
Pharmakaeinnahme	9,4%	13,4%
Positive Selbstinstruktion	19,5%	13,6%
Reaktionskontrollversuche	6,8%	10,6%
Resignation	7,6%	12,6%
Suche nach Selbstbestätigung	18,2%	5,1%
Selbstbemitleidung	8,9%	13,5%
Selbstbeschuldigung	11,3%	15,0%
Schuldabwehr	25,5%	4,2%
Situationskontrollversuche	14,8%	11,0%
Soziale Abkapselung	10,1%	15,0%
Vermeidungstendenz	19,6%	4,8%

6.2.2 Untersuchungsstichproben

6.2.2.1 Geschlechtsunterschiede

Zur Beantwortung der Fragestellung bezüglich der Geschlechtsunterschiede wurde aus der Gesamtstichprobe eine bezüglich Alter und Geschlecht parallelisierte kleinere Stichprobe von $N = 600$ Personen gezogen, da „(...) zu große Stichprobenumfänge winzige Unterschiede entdecken, die praktisch bedeutungslos sind" (SACHS, 1992, S. 197).

6.2.2.2 Altersunterschiede

Zur Untersuchung der Altersunterschiede in den einzelnen Parametern wurden die Probanden in Altersgruppen eingeteilt. Aufgrund der inhomogenen

Altersverteilung wurde von einer klassischen Einteilung in Dekaden abgegangen und eine der Stichprobe angepaßtere Einteilung verwendet. Die Stichprobe wurde in vier Gruppen unterteilt (s. Tabelle 52). Personen unter 32 Jahren bzw. über 78 Jahre wurden aufgrund der geringen Anzahl aus der Untersuchungsstichprobe entfernt (Gesamtstichprobe $N = 5721$).

Da, wie bereits oben erwähnt, bei großen Stichproben geringe, inhaltlich bedeutungslose Unterschiede signifikant werden können, wurde aus der Gesamtstichprobe auch für die Untersuchung der Altersunterschiede eine kleinere Stichprobe, diesmal im Ausmaß von ca. 20% der ursprünglichen Größe, gezogen.

Tabelle 52: Altersgruppeneinteilung

Alter	Anzahl in Gesamtstichprobe		Anzahl in 20%-Stichprobe	
	Männer	Frauen	Männer	Frauen
32 – 49 Jahre	439	617	118	136
50 – 57 Jahre	622	919	132	172
58 – 66 Jahre	709	968	136	184
67 – 78 Jahre	542	905	126	173
Gesamt	2312	3409	512	665

Die Prävalenz der medizinischen Hauptrisikofaktoren, die einen Handlungsbedarf nach sich ziehen, stellte sich in der 20%-Untersuchungsstichprobe folgendermaßen dar:

Tabelle 53: Risikofaktoren in der Untersuchungsstichprobe

Risikofaktor	Prozent
Hypertonie	38,7%
Diabetes	4,9%
Herzerkrankungen	16,4%
Vorhofflimmern	5,1%
Übergewicht	
BMI > 25	41,8%
BMI > 30	15,5%
BMI > 40	0,5%
Bewegungsmangel	22,2%
Nikotinkonsum	38,6%
Alkoholkonsum	30,4%
Gesamtcholesterin >200 mg/dl	86,1%
erniedrigtes HDL	5,7%
LDL > 150 mg/dl	57,2%
Triglyzeride > 200 mg/dl	15,4%

Risikofaktor	Prozent
erniedrigtes Apo A1	0,9%
erhöhtes Apo B	40,3%
erhöhtes Fibrinogen	6,6%
erhöhter Hämatokrit	67,1%
erhöhte Plasmaviskosität	20,3%
Carotis-Veränderungen	
negativer Befund	52,4%
Sklerose	43,1%
Stenose >70%	0,4%
Verschluß	0,3%
Vertebralis-Veränderungen	
negativer Befund	4,0%
Stenose	0,3%
Verschluß	0,4%

Die Prävalenz von erhöhten (T-Wert > 60) bzw. erniedrigten (T-Wert < 40) Streßverarbeitungsstrategien in der 20%-Stichprobe war folgendermaßen charakterisiert:

Tabelle 54: Streßverarbeitungsstrategien in der 20%-Stichprobe

SVF-Subtest	erhöht	erniedrigt
Ablenkung	12,7%	9,4%
Aggression	9,0%	14,6%
Bagatellisieren	21,9%	7,5%
Bedürfnis nach sozialer Unterstützung	10,5%	11,2%
Ersatzbefriedigung	30,2%	8,5%
Fluchttendenz	11,8%	13,3%
Gedankliche Weiterbeschäftigung	8,7%	15,5%
Herunterspielen durch Vergleich mit anderen	17,2%	3,6%
Pharmakaeinnahme	9,3%	15,5%
Positive Selbstinstruktion	17,7%	12,7%
Reaktionskontrollversuche	5,7%	10,4%
Resignation	7,5%	12,9%
Suche nach Selbstbestätigung	17,9%	4,8%
Selbstbemitleidung	9,3%	12,5%
Selbstbeschuldigung	9,9%	15,0%
Schuldabwehr	24,5%	4,6%
Situationskontrollversuche	14,4%	10,4%
Soziale Abkapselung	10,4%	14,4%
Vermeidungstendenz	20,4%	4,8%

6.3 Statistische Verfahren

Die vorliegenden Daten bestehen aus dichotomen, nominal-, ordinal- und intervallskalierten Werten, die je nach Skalenniveau, Homogenität und Verteilung parametrische oder non-parametrische Verfahren erfordern.
Zur Überprüfung dieser Bedingungen wurden folgende Voraussetzungstests durchgeführt (BORTZ, LIENERT & BOEHNKE, 1990; BORTZ, 1999):
Prüfung auf Normalverteilung
- Ein-Stichproben-Kolmogoroff-Smirnov-Test
- Kolmogoroff-Smirnov-Anpassungstest mit Lillefors-Schranken
- χ^2-Anpassungstest (aufgrund der großen Stichprobe)

Prüfung auf Varianzhomogenität
- Levene-Test in der Brown-Forsythe-Version

Obwohl eine optische Prüfung der Daten keine gravierenden Abweichungen von der Normalverteilung ergab, zeigten die Ergebnisse der angeführten Prüfverfahren, daß alle Subtests des SVF nicht normalverteilt sind. In einem derartigen Falle wird üblicherweise vorgezogen, die weiteren Berechnungen non-parametrisch durchzuführen.

Nach BORTZ (1989) jedoch sind (Multivariate) Varianzanalysen gegenüber Voraussetzungsverletzungen, wie z.b. Abweichungen von der Normalität und heterogene Varianzen, bei hinreichend großer Stichprobe relativ robust und führen „zu keinen gravierenden Entscheidungsfehlern" (S. 398). Ebenso resümiert DIEHL (1978), „daß der Effekt der Non-Normalität ausgesprochen gering ist – in Bezug auf die Wahrscheinlichkeit eines Fehlers 1. Art ist die Annahme, daß die Stichproben normalverteilten Populationen entstammen, praktisch ohne Bedeutung. Bei Verletzung dieser Annahme bleibt die Wahrscheinlichkeit des Fehlers 1. Art beinahe genau bei dem vom Experimentator spezifizierten Wert, nämlich α" (S. 20).

Überdies sind nach BÜHL & ZÖFEL (1998) Multivariate Varianzanalysen univariaten Einzelanalysen dann vorzuziehen, „wenn die abhängigen Variablen nicht unabhängig voneinander sind, sondern untereinander Korrelationen aufweisen" (S. 384). Dies ist wegen der Subtestinterkorrelationen beim SVF im vorliegenden Fall gegeben.

Aufgrund dieser Gegebenheiten wurde für die Berechnungen der Altersgruppenunterschiede als Grundlage die Rangvarianzanalyse (H-Test) von KRUSKAL & WALLIS verwendet und zusätzlich eine Überprüfung mittels Multivariater Varianzanalysen nach dem General Linear Model, Typ III (zufällige Effekte), durchgeführt. Zur Klärung, welche Zellen sich signifikant unterschieden, wurden a posteriori-Tests für multiple Mittelwertsvergleiche berechnet. Der zur Anwendung gebrachte Test nach SCHEFFÉ zeichnet sich dadurch aus, daß die Wahrscheinlichkeit eines Fehlers 1. Art möglichst gering gehalten wird, und der Test auch bei ungleichen Stichprobenumfängen und/oder komplexen Vergleichen einsetzbar ist (DIEHL, 1978).

Bei der Überprüfung von nominalskalierten bzw. dichotomen Variablen auf Altersgruppenunterschiede wurde der „$k \times l$ -χ^2-Test" als auch der „Eindimensionale-χ^2-Test" verwendet.

Zur Überprüfung auf vorhandene Gruppierungen innerhalb der Daten wurde als Klassifikationsverfahren eine Clusteranalyse durchgeführt. Ziel dabei war es, für jeden der sechs Faktoren des SVF mögliche Clusterlösungen zu finden (i.e. unterschiedliche Verarbeitungsmuster). Aufgrund der großen Stichprobe (N=1177 für die 20%-Stichprobe) wurde das k-means-Verfahren ausgewählt, dessen Algorithmus speziell für große Fallzahlen entwickelt wurde (BÜHL & ZÖFEL, 1998; BORTZ, 1999; BACKHAUS, ERICHSON, PLINKE & WEIBER, 1996). Im Unterschied zu anderen clusteranalytischen Verfahren berechnet die k-means-Methode nur Lösungen mit vorgegebener Clusteranzahl. Aus diesem Grund war es notwendig mehrere Analysen mit unterschiedlicher Clusteranzahl (1 bis 8 Cluster im vorliegenden Fall) durchzuführen und über Prüfgrößen die optimale Lösung zu evaluieren. Da das verwendete Statistikprogrammpaket (SPSS) keine Evaluationskriterien beinhaltet, wurden die Modellprüfgrößen den Ausführungen BACHERs (1996) entnommen und „händisch" ausgewertet. Folgende Prüfgrößen wurden verwendet:

Erklärte Streuung

$$ETA^2{}_K = 1 - \frac{SQ_{in}(K)}{SQ_{ges}} = 1 - \frac{SQ_{in}(K)}{SQ_{in}(1)}$$

Proportionale Fehlerverbesserung

$$PRE^2{}_K = 1 - \frac{SQ_{in}(K)}{SQ_{in}(K-1)}$$

F-MAX-Statistik

$$F - MAX = \frac{SQ_{zw}(K)/K - 1}{SQ_{in}(K)/n - K} = \frac{[SQ_{ges} - SQ_{in}(K)]/K - 1}{SQ_{in}(K)/n - K}$$

mit
K = 1 ... p (Anzahl der Cluster)
n = 1 ... q (Anzahl der Vp)
SQ = Streuungsquadratsumme

Auf der Grundlage der drei Prüfgrößen wurde eine Clusterlösung ausgewählt. Modelle mit mehr als 8 Clustern wurden nicht berechnet, da die Interpretation dieser Lösungen nicht mehr sinnvoll möglich gewesen wäre.
Anschließend an die Clusteranalyse wurde mit den gefundenen Clustern als Faktorvariable und Alter als abhängige Variable eine Varianzanalyse berechnet, um Altersunterschiede zwischen den verschiedenen Clustern zu überprüfen.
Zur Berechnung der Geschlechtsunterschiede wurde der U-Test von MANN & WHITNEY, sowie zusätzlich der t-Test von STUDENT durchgeführt.
Alle Daten werden auf einem Signifikanzniveau von 5% geprüft. Als hochsignifikant werden Ergebnisse bei einem Wert $\leq .01$ und als Tendenzen bei Werten zwischen .1 und .05 bezeichnet. Die Auswertung wurde mit dem Statistikprogramm SPSS for Windows, Version 7.5.3 und 10.0.5 durchgeführt.

7 ERGEBNISSE

7.1 Voraussetzungstests

Wie bereits erwähnt zeigten die Ergebnisse der Normalverteilungstests, daß sowohl alle Subtests des SVF als auch die Risikofaktoren mit kontinuierlichen Variablenwerten (Blutdruck, BMI, Gesamtcholesterin, HDL-Cholesterin, LDL-Cholesterin, TC/HDL-Ratio) nicht normalverteilt sind.
Die Tabellen zeigen die Ergebnisse der Kolmogoroff-Smirnov-Anpassungstests mit Lillefors-Schranken.

Tabelle 55: Normalverteilungstest für die SVF-Subtests

Tests of Normality

	Kolmogorov-Smirnov[a]		
	Statistic	df	Sig.
ABL-SVF 0,100 adaptiert	,089	1177	,000
AGG	,064	1177	,000
BAG	,074	1177	,000
BESOZU	,085	1177	,000
ERS	,067	1177	,000
FLU	,081	1177	,000
GEDW	,072	1177	,000
HER	,096	1177	,000
PHA	,166	1177	,000
POSI	,067	1177	,000
REKON	,069	1177	,000
RES	,084	1177	,000
SCHAB	,072	1177	,000
SEBEST	,062	1177	,000
SEMITL	,059	1177	,000
SESCH	,101	1177	,000
SITKON	,085	1177	,000
SOZA	,056	1177	,000
VERM	,082	1177	,000

a. Lilliefors Significance Correction

Tabelle 56: Normalverteilungstest für die Risikofaktoren

Tests of Normality

	Kolmogorov-Smirnov[a]		
	Statistic	df	Sig.
RR-systolisch (größte Messung)	,111	1111	,000
RR-diastolisch (größte Messung)	,140	1111	,000
Body-Mass-Ind	,068	1111	,000
Cholesterin_ge	,036	1111	,002
Cholesterin_HD	,074	1111	,000
Cholesterin_LD	,037	1111	,001
TC_HDL_R	,062	1111	,000

a. Lilliefors Significance Correction

Die Tests zur Varianzhomogenität werden der jeweiligen statistischen Berechnung vorangestellt. Im Falle einer Inhomogenität werden die alternativen *F*-Werte herangezogen.

7.2 Geschlechtsunterschiede in der Streßverarbeitung (Fragestellung 1)

Fragestellung 1
Gibt es Unterschiede in der Streßverarbeitung von Männern und Frauen?

Zur Beantwortung der Fragestellung 1 wurde der U-Test von MANN & WHITNEY sowie zusätzlich der STUDENT'S t-Test durchgeführt. Die folgenden Tabellen stellen die Ergebnisse dieser Berechnungen dar.

Tabelle 57: Ergebnisse des U-Test bezüglich Geschlechtsunterschiede im SVF

SVF-Dimensionen	U-Wert	z-Wert	p-Wert	MR Männer	MR Frauen
Ablenkung	37018.000	-3.765	.000**	273.89	327.11
Aggression	34915.000	-4.759	.000**	334.12	266.88
Bagatellisieren	34973.500	-4.729	.000**	267.08	333.92
Bedürfnis nach sozialer Unterstützung	44214.500	-0.371	.711 ns	297.88	303.12
Ersatzbefriedigung	38932.500	-2.861	.004**	280.27	320.73
Fluchttendenz	41452.000	-1.674	.094 ^{t}	288.67	312.33
Gedankliche Weiterbeschäftigung	42516.500	-1.171	.242 ns	308.78	292.22
Herunterspielen durch Vergleich mit anderen	37007.000	-3.775	.000**	273.86	327.14
Pharmakaeinnahme	39979.500	-2.383	.017 *	283.77	317.23
Positive Selbstinstruktion	41617.500	-1.597	.110 ns	289.23	311.77
Reaktionskontrollversuche	40131.000	-2.299	.022 *	289.27	316.73
Resignation	43501.000	-0.707	.479 ns	305.50	295.50
Schuldabwehr	35261.000	-4.596	.000**	268.04	332.96
Suche nach Selbstbestätigung	41325.000	-1.733	.083 ^{t}	288.25	312.75
Selbstbemitleidung	42294.500	-1.277	.202 ns	309.52	291.48
Selbstbeschuldigung	44735.500	-0.125	.901 ns	299.62	301.38
Situationskontrollversuche	42172.500	-1.334	.182 ns	291.08	309.92
Soziale Abkapselung	44575.000	-0.200	.841 ns	301.92	299.08
Vermeidungstendenz	40586.500	-2.081	.037 *	285.79	315.21

MR: mittlerer Rang   ns (nicht signifikant)
^{t} .1 > x > .05   * x ≤ .05   ** x ≤ .01

Tabelle 58: Ergebnisse des *t*-Tests bezüglich Geschlechtsunterschiede im SVF

SVF-Dimensionen	t-Wert	df	p-Wert	M Männer	M Frauen
Ablenkung	**-3.240**	**598**	**.001****	**50.53**	**52.94**
Aggression	**4.964**	**598**	**.000****	**49.72**	**46.08**
Bagatellisieren	**-4.809**	**598**	**.000****	**52.16**	**55.44**
Bedürfnis nach sozialer Unterstützung	-0.247	598	.805 ns	51.16	51.33
Ersatzbefriedigung	**-2.881**	**598**	**.004****	**53.76**	**56.34**
Fluchttendenz	-1.214	598	.225 ns	48.93	49.90
Gedankliche Weiterbeschäftigung	0.834	598	.405 ns	48.62	47.97
Herunterspielen durch Vergleich mit anderen	**-3.707**	**598**	**.000****	**53.14**	**55.55**
Pharmakaeinnahme	-0.985	562.206	.325 ns	47.67	48.29
Positive Selbstinstruktion	-1.757	598	.079 ᵗ	49.78	51.12
Reaktionskontrollversuche	-1.762	598	.079 ᵗ	49.06	50.33
Resignation	0.300	598	.764 ns	49.56	49.35
Schuldabwehr	**-4.972**	**598**	**.000****	**52.50**	**55.88**
Suche nach Selbstbestätigung	-1.315	572.204	.189 ns	53.05	54.02
Selbstbemitleidung	-0.401	598	.689 ns	49.07	48.81
Selbstbeschuldigung	-0.257	598	.798 ns	48.92	48.73
Situationskontrollversuche	-1.736	598	.083 ᵗ	48.26	49.65
Soziale Abkapselung	0.556	598	.578 ns	48.50	48.08
Vermeidung	**-2.013**	**598**	**.045 ***	**52.55**	**54.04**

M: Mittelwert   ns (nicht signifikant)
ᵗ .1 > x > .05   * x ≤ .05   ** x ≤ .01

Vergleicht man beide Ergebnisse, so zeigt sich, daß 6 Subtests (*Ablenkung, Aggression, Bagatellisieren, Ersatzbefriedigung, Herunterspielen, Schuldabwehr*) hochsignifikante und einer (*Vermeidungstendenz*) signifikante Unterschiede aufweisen. Im U-Test sind zusätzlich *Pharmakaeinnahme* und *Reaktionskontrollversuche* signifikant; *Fluchttendenz* und *Suche nach Selbstbestätigung* weisen eine Tendenz auf.

Wie aus Abbildung 9 ersichtlich wird, reagieren Frauen in Streßsituationen mit folgenden Verhaltensweisen in stärkerem Maße als Männer: sie lenken sich mehr ab (ABL), bagatellisieren die Streßsituationen (BAG), lösen die Streßspannung durch Ersatzbefriedigung (ERS), spielen die Streßsituation im Vergleich zu anderen herunter (HER), wehren Schuld ab (SCHAB) und tendieren zur Vermeidung von Streßsituationen (VERM). Männer zeigen im Vergleich mehr Aggressionen (AGG) als Frauen.

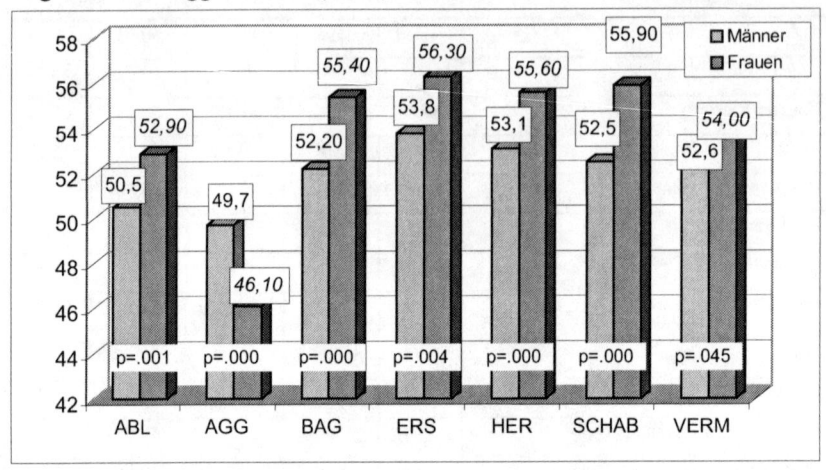

Abbildung 9: *t*-Test-Ergebnisse für Geschlechtsunterschiede im SVF

In Abbildung 11 sind noch zusätzliche signifikante und tendenzielle Ergebnisse des *U*-Tests dargestellt. Frauen weisen demnach höhere Werte in den Subtests Pharmakaeinnahme (PHA), Reaktionskontrollversuche (REKON), Fluchttendenz (FLU) und Suche nach Selbstbestätigung (SEBEST) auf. Die letzten beiden Ergebnisse sind Tendenzen ($p = .1 > x > .05$).

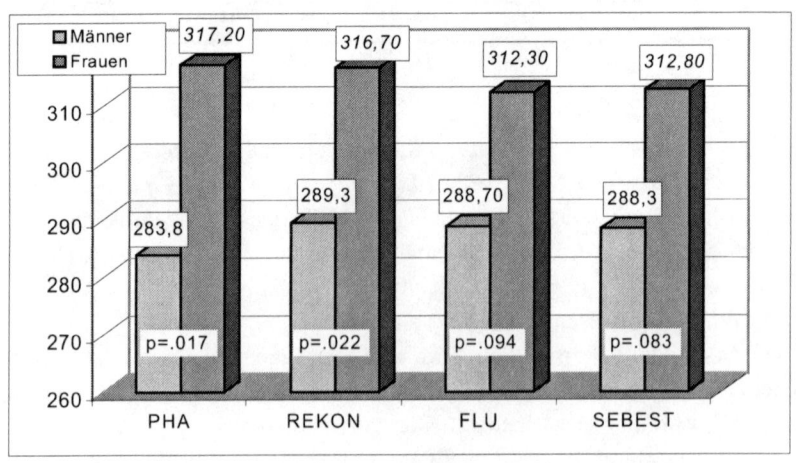

Abbildung 10: Zusätzliche *U*-Test-Ergebnisse für Geschlechtsunterschiede im SVF

7.3 Altersgruppenunterschiede in den Risikofaktoren (Fragestellung 2)

> **Fragestellung 2**
> Gibt es Unterschiede in der Ausprägung der Risikofaktoren Hypertonie, Herzkrankheiten, Alkoholkonsum, Nikotinkonsum, Adipositas, Gesamtcholesterin (TC), HDL-Cholesterin, LDL-Cholesterin, TC/HDL-Ratio, Hämatokrit und Fibrinogen zwischen verschiedenen Alterskohorten?

Zur Beantwortung der Fragestellung 2 wurden aufgrund unterschiedlicher Datenqualität verschiedene Testverfahren herangezogen. Die dichotomen Variablen Herzkrankheiten, Alkoholkonsum und Nikotinkonsum wurden mittels „$k \times l$ -χ^2-Test" und „Ein-dimensionalem-χ^2-Test" untersucht. Die Fragestellungen zu den übrigen Variablen wurden mit dem H-Test und dem GLM bearbeitet.

7.3.1 Dichotome Variablen – Alkohol-, Nikotinkonsum, Herzerkrankungen

Die Variable **Alkoholkonsum** zeigte keine signifikanten Unterschiede zwischen den Altersgruppen.
Bei Frauen wies die Variable **Nikotinkonsum** hochsignifikante Unterschiede zwischen den Altersgruppen auf (Tabelle 59 und Tabelle 60 zeigen Verteilung und Signifikanztest).

Tabelle 59: Altersgruppenverteilung Nikotin

Altersgruppen gleich 4

	Observed N	Expected N	Residual
32-49j	62	44,8	17,3
50-57j	49	44,8	4,3
58-66j	34	44,8	-10,8
67-78j	34	44,8	-10,8
Total	179		

a. Geschlecht = weiblich

Tabelle 60: χ^2-Test Nikotin

Test Statistics

	Altersgruppen weiblich
Chi-Square	12.218
df	3
Asymp. Sig.	.007

Demnach konsumieren jüngere Frauen öfter Nikotin als Frauen fortgeschritteneren Alters. Ab Altersgruppe 3 (> 58 Jahre) bleibt die Häufigkeit stabil, während beinahe doppelt so viele Frauen im Alter von 32 bis 49 Jahren Raucherinnen sind. Bei männlichen Rauchern gab es keine Unterschiede.

Die Variable **Herzerkrankungen** demonstrierte in beiden Geschlechtern hochsignifikante Altersunterschiede (Tabelle 61 und Tabelle 62 zeigen Verteilung und Signifikanztest). Männer der Altersgruppe 4 (67-78 Jahre) litten dreimal so oft an Herzerkrankungen als aus Altersgruppe 1 (32-49 Jahre).

Tabelle 61: Altersverteilung Herzerkrankungen Männer

Altersgruppen gleich 4			
	Observed N	Expected N	Residual
32-49j	13	22,0	-9,0
50-57j	14	22,0	-8,0
58-66j	22	22,0	,0
67-78j	39	22,0	17,0
Total	88		

a. Geschlecht = männlich

Tabelle 62: χ^2-Test Herzerkrankungen Männer

Test Statistics	
	Altersgruppen männlich
Chi-Square	19.727
df	3
Asymp. Sig.	.000

Frauen in Altersgruppe 4 weisen beinahe viermal so häufig Herzerkrankungen auf als Frauen aus Altersgruppe 1 (siehe Tabelle 63 und Tabelle 64).

Tabelle 63: Altersverteilung Herzerkrankungen Frauen

Altersgruppen gleich 4			
	Observed N	Expected N	Residual
32-49j	14	26,3	-12,3
50-57j	21	26,3	-5,3
58-66j	22	26,3	-4,3
67-78j	48	26,3	21,8
Total	105		

a. Geschlecht = weiblich

Tabelle 64: χ^2-Test Herzerkrankungen Frauen

Test Statistics	
	Altersgruppen weiblich
Chi-Square	25.476
df	3
Asymp. Sig.	.000

7.3.2 Blutdruck

Die Variable **Blutdruck** zur Überprüfung des Risikofaktors Hypertonie zeigte bei beiden Geschlechtern hochsignifikante Werte sowohl im *H*-Test als auch im

GLM auf (p = .000). Bei der Berechnung mittels des GLM wurden post hoc-Tests nach SCHEFFÉ durchgeführt.

Tabelle 65: Altersunterschiede im *H*-Test und GLM für Blutdruck

H-TEST	Männer		Frauen		*GLM*	Männer		Frauen	
	syst	diast	syst	diast		syst	diast	syst	diast
Chi-Square	43.42	6.74	124.22	27.23	F-Wert	14.85	2.15	42.92	5.565
df	3	3	3	3	df	3	3	3	3
Asym. Sig.	.000	.081	.000	.000	Sig.	.000	.093	.000	.001

Laut SCHEFFÉ-Test unterscheiden sich bei den Frauen alle Altersgruppen (außer Gruppe 1 von Gruppe 2) in der Ausprägung des systolischen Blutdrucks voneinander und beim diastolischen Blutdruck Gruppe 1 von Gruppe 3 und 4 sowie Gruppe 2 von Gruppe 3. Die höheren Altersgruppen hatten in der Regel auch höhere Blutdruckwerte (siehe und Abbildung 12).

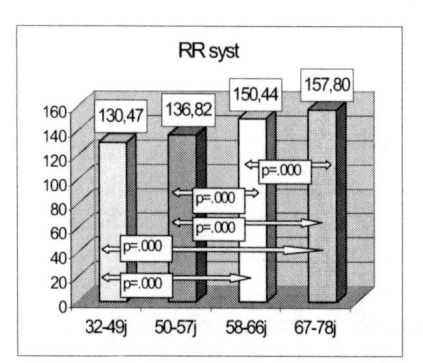

Abbildung 11: Altersgruppenunterschiede für systolischen Blutdruck bei Frauen

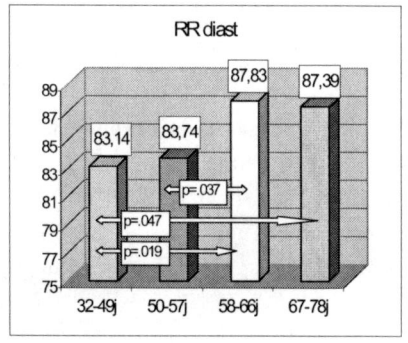

Abbildung 12: Altersgruppenunterschiede für diastolischen Blutdruck bei Frauen

Sehr deutlich ist der Anstieg von den 50-57jährigen zu den 58-66jährigen mit einer Erhöhung von beinahe 14 mmHg beim systolischen Blutdruck. Beim diastolischen Blutdruck sind die Unterschiede nicht in dieser Größenordnung. Auch zeigte sich ein leichter Rückgang in der höchsten Altersgruppe.

Männer unterscheiden sich nur im systolischen Blutdruck hochsignifikant (p = .000), im diastolischen Blutdruck wurde eine Tendenz gefunden (vgl. Tabelle 65). Abbildung 13 zeigt die Ergebnisse des SCHEFFÉ-Tests. Ältere Männer demonstrierten höheren Blutdruck.

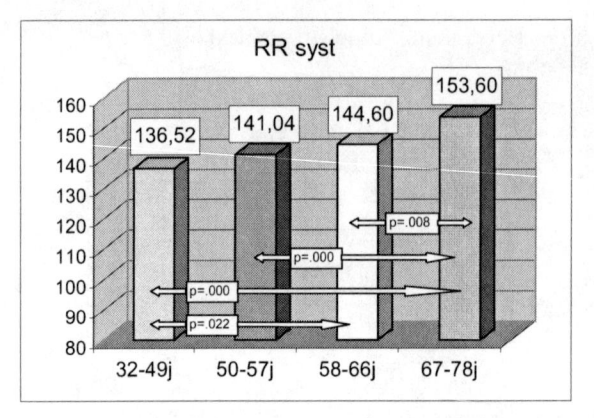

Abbildung 13: Altersgruppenunterschiede für systolischen Blutdruck bei Männern

Mit Ausnahme von Gruppe 1 und 2 sowie Gruppe 2 und 3 unterscheiden sich alle männlichen Altersgruppen im systolischen Blutdruck voneinander.

7.3.3 Übergewicht – Body mass index

Bei der Variable **Übergewicht** wiesen nur Frauen hochsignifikante Altersunterschiede auf. Sowohl im H-Test, χ^2 (3, n = 634) = 25.537, als auch im GLM, F (3, 468) = 6.443, war der Signifikanzwert bei p = .000. Abbildung 14 zeigt die Ergebnisse des SCHEFFÉ-Tests, wonach eine Erhöhung im BMI zwischen Altersgruppe 2 und 3 eintritt.

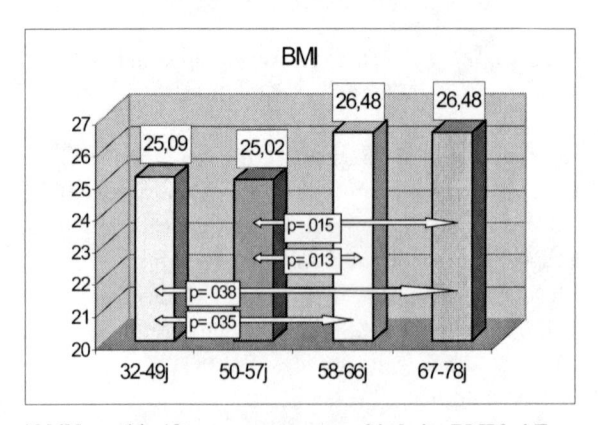

Abbildung 14: Altersgruppenunterschiede im BMI bei Frauen

7.3.4 Lipidwerte – TC, HDL, LDL, TC/HDL

Männer demonstrierten bei den Lipidwerten Altersunterschiede lediglich in den Variablen HDL-Cholesterin und Gesamtcholesterin/HDL-Cholesterin Ratio (TC/HDL). HDL-C wies einen Signifikanzwert von $p = .015$ im H-Test, χ^2 (3, n = 508) = 10.482, und $p = .003$ im GLM, F (3, 468) = 4.620, auf. Der SCHEFFÉ-Test (siehe Abbildung 15) zeigte, daß sich Altersgruppe 1 von Altersgruppe 4 durch niedrigere Werte unterschied ($p = .008$).

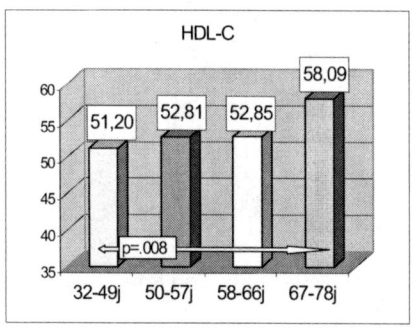

Abbildung 15: Altersgruppenunterschiede HDL-C bei Männern

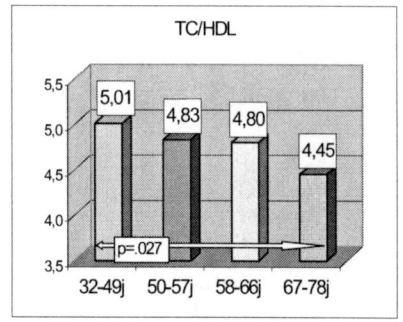

Abbildung 16: Altersgruppenunterschiede von TC/HDL bei Männern

Die Gesamtcholesterin/HDL-Cholesterin-Ratio erreichte im GLM eine Signifikanz mit $p = .021$ und im H-Test eine Tendenz mit $p = .087$. Da sich die Ergebnisse hier unterscheiden, wird der konservative Weg eingeschlagen und der H-Test-Wert für die Diskussion herangezogen. Der zusätzlich durchgeführte SCHEFFÉ-Test (siehe Abbildung 16) demonstrierte, daß sich Altersgruppe 1 von Altersgruppe 4 durch höhere Werte unterschied ($p = .027$).

Frauen wiesen in allen untersuchten Lipidparametern signifikante Altersgruppenunterschiede sowohl im H-Test als auch im GLM auf.

Tabelle 66: Lipide bei Frauen – H-Test

H-TEST	TC	HDL	LDL	TC/HDL
Chi-Square	62.96	8.65	52.86	33.208
df	3	3	3	3
Asym. Sig.	.000	.034	.000	.000

Tabelle 67: Lipide bei Frauen – GLM

GLM	TC	HDL	LDL	TC/HDL
F-Wert	16.28	3.90	15.40	8.842
df	3	3	3	3
Sig.	.000	.009	.000	.001

Der Wert für Gesamtcholesterin stieg mit zunehmendem Alter an. Im SCHEFFÉ-Test unterschieden sich alle Altersgruppen hochsignifikant von AG 1 durch höhere TC-Werte (Abbildung 17). Bei HDL-Cholesterin wurde ein Anstieg in AG 2 und danach eine rückläufige Entwicklung erhoben, wobei eine Signifikanz zwischen AG 2 und AG 4 aufgezeigt wurde (Abbildung 19). Bei LDL-Cholesterin unterschieden sich alle Altersgruppen von AG 1 durch fortlaufend höhere Werte (Abbildung 18). Ebenso waren bei Frauen höheren Alters signifikant höhere Werte in der TC/HDL-Ratio ersichtlich (Abbildung 20).

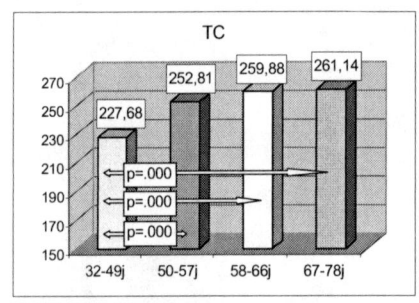

Abbildung 17: Altersgruppenunterschiede TC

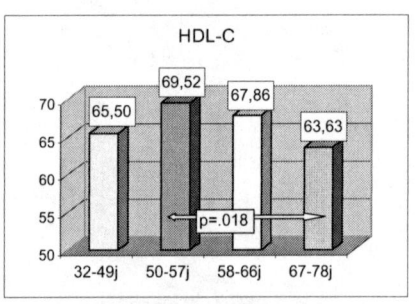

Abbildung 19: Altersgruppenunterschiede HDL-C

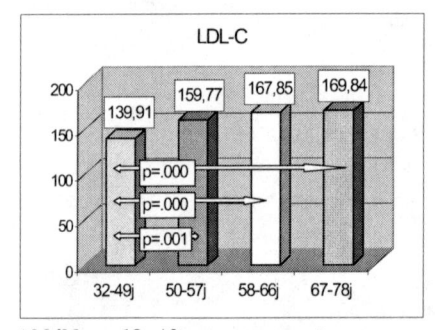

Abbildung 18: Altersgruppenunterschiede LDL-C

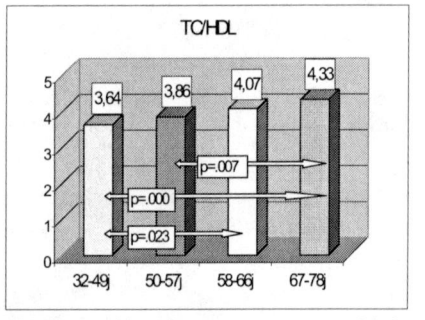

Abbildung 20: Altersgruppenunterschiede TC / HDL

7.3.5 Gerinnungsparameter

Der **Hämatokrit** wies Altersunterschiede ausschließlich bei Frauen auf. Der H-Test, χ^2 (3, $n = 504$) = 20.002, ergab einen Signifikanzwert von $p = .000$, und das GLM, F (3, 468) = 5.887, einen Wert von $p = .001$. Der Hämatokrit-Wert steigt bis zu AG 3 an und ist danach rückläufig. Die signifikanten Unterschiede liegen zwischen den AG 1, 2 und 3.

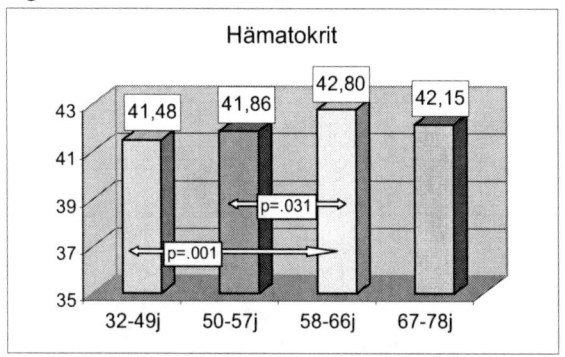

Hämatokrit

(32-49j: 41,48; 50-57j: 41,86; 58-66j: 42,80; 67-78j: 42,15; p=.001; p=.031)

Abbildung 21: Altersgruppenunterschiede Hämatokrit bei Frauen

Die Variable **Fibrinogen** wies bei beiden Geschlechtern hochsignifikante Werte sowohl im H-Test als auch im GLM auf ($p = .000$).

Tabelle 68: Fibrinogen H-Test

H-TEST	Männer	Frauen
Chi-Square	30.766	33.273
df	3	3
Asym. Sig.	.000	.000

Tabelle 69: Fibrinogen GLM

GLM	Männer	Frauen
F-Wert	7.606	9.239
df	3	3
Asym. Sig.	.000	.000

Laut SCHEFFÉ-Test unterschieden sich bei den Männern Altersgruppe 3 und 4 von Altersgruppe 1 durch signifikant höhere Werte (Abbildung 22). Bei den Frauen konnten auch höhere Fibrinogen-Werte bei höherem Alter erhoben werden. Altersgruppe 4 unterschied sich hochsignifikant von Altersgruppe 1 sowie 2 (Abbildung 23).

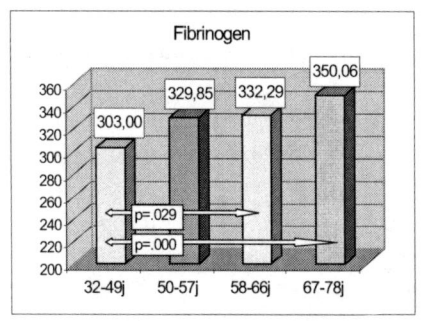

Fibrinogen (Männer): 32-49j: 303,00; 50-57j: 329,85; 58-66j: 332,29; 67-78j: 350,06; p=.029; p=.000

Fibrinogen (Frauen): 32-49j: 326,03; 50-57j: 334,67; 58-66j: 344,91; 67-78j: 365,95; p=.001; p=.000

Abbildung 22: Fibrinogen bei Männern 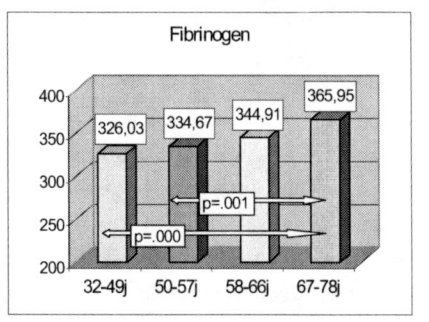   Abbildung 23: Fibrinogen bei Frauen

7.4 Altersgruppenunterschiede in der Streßverarbeitung (Fragestellung 3)

> **Fragestellung 3**
> Gibt es Unterschiede in der Streßverarbeitung zwischen verschiedenen Alterskohorten?

Zur Beantwortung der Fragestellung 3 wurden der *H*-Test sowie das GLM Multivariate, Typ III, herangezogen.
Der *H*-Test zeigte diese Ergebnisse: Männer wiesen in folgenden Subtests des SVF signifikante Altersgruppenunterschiede auf: *Ersatzbefriedigung, Selbstbeschuldigung, Resignation* und *Vermeidungstendenz. Fluchttendenz* und *Schuldabwehr* wiesen Tendenzen auf.
Frauen demonstrierten signifikante Altersgruppenunterschiede in *Aggression, Ersatzbefriedigung, Fluchttendenz, Gedankliche Weiterbeschäftigung, Herunterspielen, Reaktionskontrollversuche, Resignation, Selbstbemitleidung, Soziale Abkapselung* und *Vermeidungstendenz. Ablenkung, Bagatellisieren* und *Schuldabwehr* zeigten Tendenzen.

Mittels des GLM wurde nun eine multivariate Analyse durchgeführt, die die allgemeine Fragestellung bezüglich des Streßverhaltens als Gesamthypothese überprüfbar macht und sodann im Sinne von Einzeltests die verschiedenen Subtests auf Signifikanzen prüft.
Als Testkennwert wurde das Wilks' Lambda mit einem Wert von .809 und einem *F*-Wert von 1,893 (df_{hyp} 57, df_{err} 1476) sowie einer Signifikanz von $p = .000$ ermittelt (Tabelle 72).
Das hochfignifikante Ergebnis der multivariaten Analyse zeigt, daß es Altersunterschiede in der Streßverarbeitung als allgemeines Konstrukt bzw. als Gesamtkomplex gibt.
Nachfolgend werden nun die von der GLM-Prozedur ausgeführten Einzeltests bezüglich der Streßverarbeitung dargestellt, d.h. die einzelnen Subtests werden nun auf Altersunterschiede geprüft.
Mittels der zusätzlich berechneten post-hoc-Tests nach SCHEFFÉ lassen sich die unterschiedlichen Gruppen letztendlich identifizieren und somit können Aussagen über Altersunterschiede getätigt werden.

Tabelle 70: Altersunterschiede im SVF – Männer

H-TEST	Chi-Square	df	Asymp. Sig.
ABL	3.861	3	.277
AGG	1.163	3	.762
BAG	3.89	3	.274
BESOZU	5.129	3	.163
ERS	8.562	3	.036 *
FLU	6.968	3	.073 [t]
GEDW	3.571	3	.312
HER	1.642	3	.650
PHA	0.481	3	.923
POSI	5.083	3	.166
REKON	1.639	3	.651
RES	13.7	3	.003 **
SCHAB	7.612	3	.055 [t]
SEBEST	0.128	3	.988
SEMITL	6.243	3	.100
SESCH	10.648	3	.014 *
SITKON	3.238	3	.356
SOZA	1.733	3	.630
VERM	21.717	3	.000 **

Tabelle 71: Altersunterschiede im SVF – Frauen

H-TEST	Chi-Square	df	Asymp. Sig.
ABL	6.631	3	.085 [t]
AGG	23.795	3	.000 **
BAG	6.893	3	.075 [t]
BESOZU	4.876	3	.181
ERS	10.402	3	.015 *
FLU	11.979	3	.007 **
GEDW	8.842	3	.031 *
HER	11.049	3	.011 *
PHA	5.01	3	.171
POSI	2.15	3	.542
REKON	13.97	3	.003 **
RES	16.524	3	.001 **
SCHAB	6.554	3	.088 [t]
SEBEST	1.699	3	.637
SEMITL	14.755	3	.002 **
SESCH	4.748	3	.191
SITKON	1.459	3	.692
SOZA	11.075	3	.011 *
VERM	23.409	3	.000 **

Tabelle 72: Kennwerte der Multivariaten Varianzanalyse

Multivariate Tests [d,e]

Effect		Value	F	Hypothesis df	Error df	Sig.	Noncent. Parameter	Observed Power [a]
Intercept	Pillai's Trace	,995	5307,779 [b]	19,000	490,000	,000	100847,81	1,000
	Wilks' Lambda	,005	5307,779 [b]	19,000	490,000	,000	100847,81	1,000
	Hotelling's Trace	205,812	5307,779 [b]	19,000	490,000	,000	100847,81	1,000
	Roy's Largest Root	205,812	5307,779 [b]	19,000	490,000	,000	100847,81	1,000
ALTGR11	Pillai's Trace	,200	1,853	57,000	1476,000	,000	105,633	1,000
	Wilks' Lambda	,809	1,893	57,000	1461,849	,000	107,198	1,000
	Hotelling's Trace	,225	1,932	57,000	1466,000	,000	110,140	1,000
	Roy's Largest Root	,161	4,164 [c]	19,000	492,000	,000	79,110	1,000

a. Computed using alpha = ,05
b. Exact statistic
c. The statistic is an upper bound on F that yields a lower bound on the significance level.
d. Design: Intercept+ALTGR11
e. Geschlecht = männlich

Die Ergebnisse des *H*-Tests wurden im GLM für die einzelnen Subtests (mit zum Teil anderen Signifikanzwerten) bestätigt.

Tabelle 73: Altersgruppenunterschiede im SVF bei Männern – GLM

GLM		Type III Sum of Squares	df	Mean Square	F	Sig.
Corrected Model	ABL	254.492	3	84.831	1.216	.303
	AGG	70.081	3	23.360	0.327	.806
	BAG	406.470	3	135.490	1.512	.210
	BESOZU	383.730	3	127.910	2.047	.106
	ERS	720.862	3	240.287	2.393	.068 [t]
	FLU	**843.372**	**3**	**281.124**	**3.185**	**.024 ***
	GEDW	258.829	3	86.276	1.035	.377
	HER	68.363	3	22.788	0.333	.801
	PHA	69.884	3	23.295	0.310	.818
	POSI	380.141	3	126.714	1.337	.262
	REKON	221.407	3	73.802	0.952	.415
	RES	**893.129**	**3**	**297.710**	**4.380**	**.005 ****
	SCHAB	442.108	3	147.369	2.170	.091 [t]
	SEBEST	27.075	3	9.025	0.105	.957
	SEMITL	494.083	3	164.694	2.417	.066 [t]
	SESCH	**634.558**	**3**	**211.519**	**3.201**	**.023 ***
	SITKON	344.981	3	114.994	1.166	.322
	SOZA	209.057	3	69.686	0.961	.411
	VERM	**1821.012**	**3**	**607.004**	**8.592**	**.000 ****

Bei einem Vergleich von *H*-Test und GLM bei Männern ergibt sich, daß im GLM ein weiterer Subtest (*Selbstbemitleidung*) tendenzielle Unterschiede aufwies, als auch, daß *Ersatzbefriedigung* zu einer Tendenz ($p = .068$) und *Fluchttendenz* zu einer Signifikanz ($p = .024$) umgewandelt wurde.

Beim Vergleich der Berechnung für Frauen zeigt sich, daß bis auf wenige Ausnahmen alle Ergebnisse bestätigt werden konnten. Lediglich die Tendenzen für *Bagatellisieren* und *Schuldabwehr* wurden nicht erreicht, die Tendenz für *Ablenkung* wurde signifikant ($p = .043$) und *Pharmakaeinnahme* zeigte eine zusätzliche Tendenz auf ($p = .070$).

Tabelle 74: Altersgruppenunterschiede im SVF bei Frauen – GLM

GLM		Type III Sum of Squares	df	Mean Square	F	Sig.
Corrected Model	ABL	733.024	3	244.341	2.739	.043 *
	AGG	1582.733	3	527.578	8.193	.000 **
	BAG	431.271	3	143.757	1.866	.134
	BESOZU	328.216	3	109.405	1.547	.201
	ERS	999.697	3	333.232	2.972	.031 *
	FLU	1143.787	3	381.262	4.300	.005 **
	GEDW	754.014	3	251.338	3.300	.020 *
	HER	567.636	3	189.212	3.095	.026 *
	PHA	414.751	3	138.250	2.362	.070 †
	POSI	270.635	3	90.212	1.112	.343
	REKON	892.504	3	297.501	4.670	.003 **
	RES	1193.079	3	397.693	5.723	.001 **
	SCHAB	453.362	3	151.121	2.059	.104
	SEBEST	242.965	3	80.988	1.084	.355
	SEMITL	851.480	3	283.827	4.224	.006 **
	SESCH	492.332	3	164.111	1.769	.152
	SITKON	205.274	3	68.425	.827	.479
	SOZA	1166.929	3	388.976	4.324	.005 **
	VERM	1933.991	3	644.664	8.651	.000 **

Bei der weiteren Analyse mittels des post-hoc-Tests nach SCHEFFÉ zeigte sich, daß für Männer nur mehr drei Subtests mit signifikanten Unterschieden resultierten (*Fluchttendenz, Resignation, Vermeidungstendenz*) und zwei Subtests Tendenzen aufwiesen (*Selbstbeschuldigung, Selbstbemitleidung*).

Bei Frauen konnten sieben Subtests als signifikant erkannt werden (*Aggression, Fluchttendenz, Reaktionskontrollversuche, Resignation, Selbstbemitleidung, Soziale Abkapselung, Vermeidungstendenz*) und vier als tendenziell unterschiedlich (*Ablenkung, Ersatzbefriedigung, Gedankliche Weiterbeschäftigung, Herunterspielen*).

Die Resultate des SCHEFFÉ-Tests geben nun Aufschluß darüber, welche Altersgruppen sich voneinander unterscheiden (siehe folgende Abbildungen).

Männer

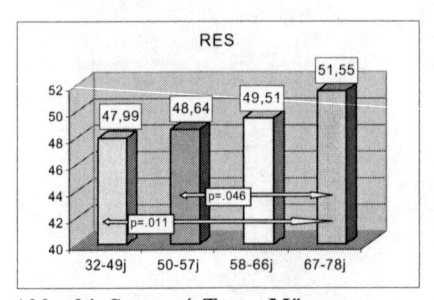

Abb. 24: SCHEFFÉ-Test – Männer – Resignation

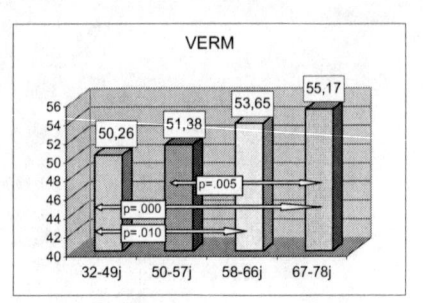

Abb. 25: SCHEFFÉ-Test – Männer – Vermeidung

Im Subtest *Resignation* unterschieden sich Altersgruppe (AG) 1 sowie 2 von Altersgruppe 4 durch niedrigere Werte. Bei *Vermeidungstendenz* weisen AG 1 sowie 2 niedrigere Werte als AG 4 auf. Weiters unterscheidet sich AG 1 von AG 3 ebenfalls durch niedrigere Werte. Dies bedeutet, daß Männer höheren Alters vermehrt *Resignation* und *Vermeidungstendenz* zeigen als jüngere Männer.

Fluchttendenz zeigte zwar im SCHEFFÉ-Test einen signifikanten Wert von $p = .042$, war jedoch im H-Test nur tendenziell unterschiedlich. *Selbstbemitleidung* ($p=.082$) und *Selbstbeschuldigung* ($p = .087$) blieben unterhalb des Signifikanzniveaus.

Frauen

Frauen weisen im Gesamten eine höhere Anzahl von Altersgruppenunterschieden im SVF auf, d.h. beträchtlich mehr Subtests des SVF sind in der Analyse signifikant unterschiedlich als bei Männern.

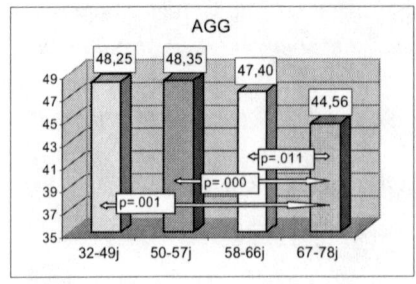

Abb. 26: SCHEFFÉ-Test – Frauen – Aggression

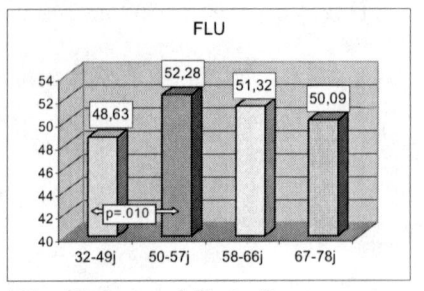

Abb. 27: SCHEFFÉ-Test – Frauen – Fluchttendenz

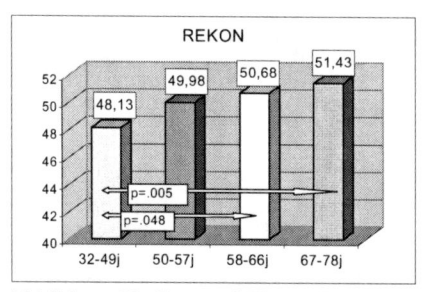

Abbildung 28: SCHEFFÉ-Test – Frauen
Reaktionskontrollversuche

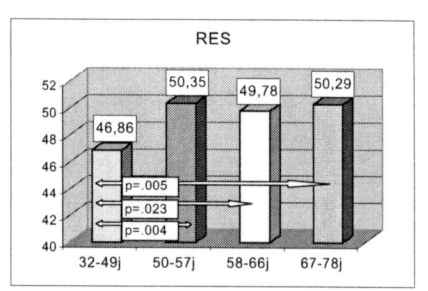

(REKON: 32-49j: 48,13; 50-57j: 49,98; 58-66j: 50,68; 67-78j: 51,43; p=.005; p=.048)

Abbildung 30: SCHEFFÉ-Test – Frauen
Resignation

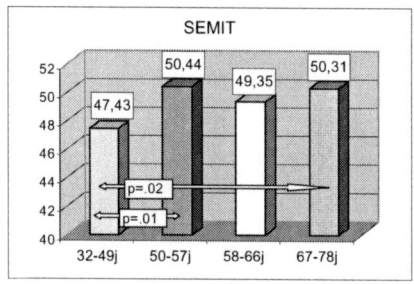

(RES: 32-49j: 46,86; 50-57j: 50,35; 58-66j: 49,78; 67-78j: 50,29; p=.005; p=.023; p=.004)

Abbildung 29: SCHEFFÉ-Test – Frauen
Selbstbemitleidung

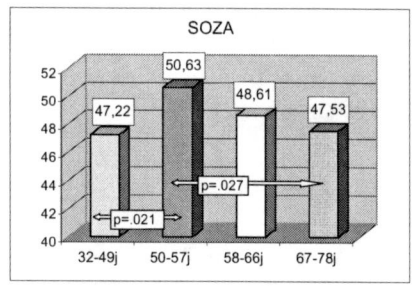

(SEMIT: 32-49j: 47,43; 50-57j: 50,44; 58-66j: 49,35; 67-78j: 50,31; p=.02; p=.01)

Abbildung 31: SCHEFFÉ-Test – Frauen
Soziale Abkapselung

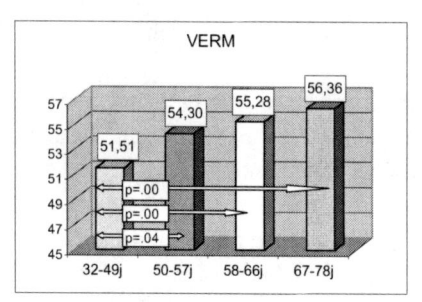

(SOZA: 32-49j: 47,22; 50-57j: 50,63; 58-66j: 48,61; 67-78j: 47,53; p=.027; p=.021)

Abbildung 32: SCHEFFÉ-Test – Frauen –
Vermeidungstendenz

(VERM: 32-49j: 51,51; 50-57j: 54,30; 58-66j: 55,28; 67-78j: 56,36; p=.00; p=.00; p=.04)

Im Subtest *Aggression* unterschieden sich alle AGn von AG 4 durch höhere Werte. Jüngere Frauen sind signifikant aggressiver als ältere.
Bei *Fluchttendenz* differieren AG 1 und AG 2, wobei die 50-57jährigen höhere Werte aufweisen. Bei den beiden letzten Altersgruppen nehmen die T-Werte wieder ab.

Reaktionskontrollversuche werden von älteren Personen (AG 3 und 4) signifikant öfter verwendet als von AG 1.
Im Subtest *Resignation* differieren alle AGn von AG 1 durch höhere Werte. Ältere Frauen resignieren öfter als jüngere Frauen.
Im Subtest *Selbstbemitleidung* unterschieden sich AG 2 und 4 von AG 1 durch höhere Werte. AG 3 zeigt zwar auch höhere Werte, der Unterschied ist jedoch nicht signifikant.
Im Subtest *Soziale Abkapselung* gibt es einen signifikanten Anstieg zwischen AG 1 und AG 2. Die Werte fallen bei den nachfolgenden AGn wieder ab, wobei es noch einen signifikanten Unterschied zwischen AG2 und AG4 gibt.
In *Vermeidungstendenz* differieren alle AGn von AG 1 durch höhere T-Werte. *Ablenkung* ($p = .082$), *Ersatzbefriedigung* ($p = .088$), *Gedankliche Weiterbeschäftigung* ($p = .051$) und *Herunterspielen* ($p = .056$) wiesen (zum Teil sehr starke) Tendenzen auf.

FAZIT

Schlägt man nun eine konservative Linie in der Ergebnisfindung ein, das heißt Berücksichtigung aller durchgeführten Analysen (*H*-Test, GLM Multivariate, SCHEFFÉ-Test) auf kleinstem gemeinsamen Nenner und somit Minimierung der Fehlerwahrscheinlichkeit, so ergeben sich folgende Resultate aus den Berechnungen:

Männer zeigen signifikante Altersgruppenunterschiede in den Subtests *Resignation und Vermeidungstendenz* sowie eine Tendenz bei *Fluchttendenz*, wobei ältere Männer höhere Werte aufweisen.

Frauen demonstrieren signifikante Altersgruppenunterschiede in diesen Subtests des SVF: *Aggression* nahm mit zunehmendem Alter ab. *Fluchttendenz* und *Soziale Abkapselung* steigen bis zur Lebensmitte an und nehmen mit weiter fortschreitendem Alter wieder ab. Die Werte für *Reaktionskontrollversuche, Resignation, Selbstbemitleidung* und *Vermeidungstendenz* zeigen höhere Ausprägungen bei höherem Alter. Eine Tendenz wurde bei *Ablenkung* aufgefunden.

7.5 Gruppierungen in Streßverarbeitungsmuster und deren Altersunterschiede

---
Fragestellung 4
Gibt es unterschiedliche Gruppierungen von Streßverarbeitungsmustern?
Lassen sich Altersunterschiede zwischen diesen Gruppierungen feststellen?

Zur Überprüfung unterschiedlicher Ausprägungen von Streßverarbeitungsmustern und möglicher diesbezüglicher Altersunterschiede wurden Clusteranalysen und nachfolgende Varianzanalysen durchgeführt.
Der Streßverarbeitungsfragebogen weist eine Faktorenstruktur mit 6 (bzw. 4) unterschiedlichen Faktoren auf (siehe Abschnitt 6.1.2.1.4). Diese sechs Faktoren wurden als Repräsentanten unterschiedlicher Streßverarbeitungsmuster herangezogen. Für jeden der sechs Faktoren (mit den einzelnen Subtests als Variablen) wurden (geschlechtsspezifische) Clusteranalysen durchgeführt, um verschiedene Ausprägungen (Cluster) innerhalb eines Musters (Faktor) zu erhalten. Mittels besonderer Prüfgrößen wurde die geeignetste Clusterlösung für jeden Faktor ermittelt (siehe Abschnitt 6.3). Für die meisten Faktoren zeigte sich eine 4-Clusterlösung als vorteilhaft. Lediglich Faktor 5 (6 Cluster) und Faktor 6 (5 Cluster) bei Männern und Faktor 6 (5 Cluster) bei Frauen wichen davon ab.

7.5.1 Ergebnisse Männer

7.5.1.1 *Faktor 1 des SVF: Emotionale Betroffenheit*

Für den Faktor 1 des SVF – Emotionale Betroffenheit – bestehend aus den Subtests *Gedankliche Weiterbeschäftigung, Selbstbemitleidung, Selbstbeschuldigung, Aggression, Soziale Abkapselung, Fluchttendenz* und *Resignation* wurde eine Clusteranalyse durchgeführt und eine Lösung mit 4 Clustern aufgrund der Prüfgrößen (Tabelle 75) für geeignet befunden.

Tabelle 75: Prüfgrößen der 4-Clusterlösung für Faktor 1 - Männer

Faktor 1				
	Clusteranzahl	SQin(K)	Eta^2	Pre^2	F-Max
	4	142544,67	0,4649303	-0,062877	147,13635

Die Prüfgröße Eta^2 zeigt auf, daß dieses Modell 46,5% der Varianz aufklärt. Die Verbesserung gegenüber der vorausgehenden Clusterlösung (3 Cluster) beträgt 6,3% (Pre^2). Der F-Max-Wert liegt in einem noch relativ hohen Bereich gegenüber den anderen Lösungen.

Tabelle 76: Clusterzentren und Fallzahlen in den einzelnen Clustern (Faktor 1)

Final Cluster Centers[a]

	Cluster			
	1	2	3	4
GEDW	54,65	40,98	43,53	55,31
SEMITL	56,27	40,39	47,54	51,36
SESCH	55,91	41,00	47,81	50,80
AGG	56,06	43,59	48,75	52,51
SOZA	58,63	41,22	47,90	48,80
FLU	62,01	40,98	47,72	48,95
RES	58,49	39,85	49,96	51,64

[a.] Geschlecht = männlich

Number of Cases in each Cluster[a]

Cluster		
	1	98,000
	2	132,000
	3	145,000
	4	137,000
Valid		512,000
Missing		,000

[a.] Geschlecht = männlich

Cluster 1 ist charakterisiert durch hohe T-Werte in den einzelnen Subtests, Cluster 2 zeigt sehr niedrige T-Werte, Cluster 3 unterdurchschnittliche Ausprägungen und Cluster 4 durchschnittliche T-Werte (außer in *Gedanklicher Weiterbeschäftigung*).

Die Verteilung der untersuchten Stichprobe auf die vier Cluster ist relativ gleichmäßig. Nur in Cluster 1 sind etwas weniger Personen vertreten.

In einer nachfolgenden Varianzanalyse wurde nun die Variable „Alter" in Bezug auf diese vier Cluster (Gruppen) untersucht.

Tabelle 77: ANOVA Faktor 1 – Alter/Cluster - Männer

ANOVA[a]

		Sum of Squares	df	Mean Square	F	Sig.
ALTER	Between Groups	1334,988	3	444,996	3,715	,012
	Within Groups	60849,012	508	119,782		
	Total	62184,000	511			

[a.] Geschlecht = männlich

Wie in Tabelle 77 dargestellt, wurde ein signifikantes Ergebnis erzielt. Im post hoc-Test nach SCHEFFÉ zeigte sich, daß das signifikante Ergebnis auf den Unterschied von Cluster 1 und Cluster 2 zurückzuführen war ($p = .019$).

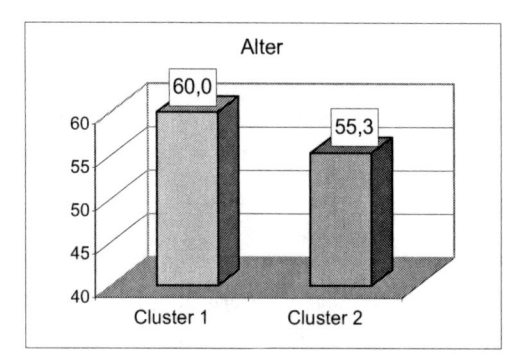

Abbildung 33: Altersunterschied zwischen Cluster 1 und 2 (SCHEFFÉ)

Die beiden nachfolgenden Abbildungen charakterisieren die Altersstruktur in den beiden unterschiedlichen Clustern.

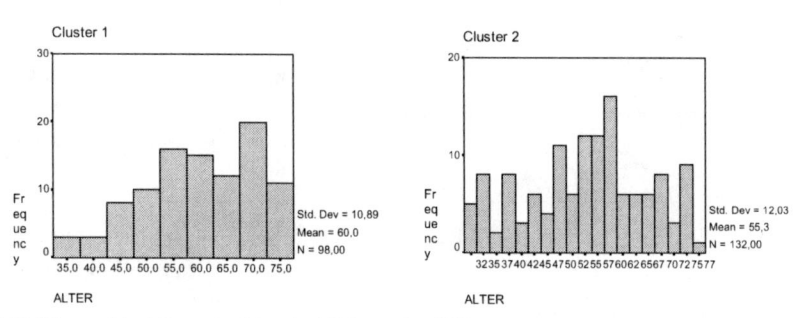

Abbildung 34: Altersstruktur bei Faktor 1 – Männer

Die Ergebnisse demonstrieren also, daß Männer, die verstärkt mit emotionaler Betroffenheit auf Streßsituationen reagieren bzw. dies als Bewältigung einsetzen, ein durchschnittlich höheres Alter aufweisen als Männer, deren emotionale Betroffenheit wenig ausgeprägt ist.

7.5.1.2 Faktor 2 des SVF: Aktive Kontrollversuche

Für den Faktor 2 des SVF – Aktive Kontrollversuche – bestehend aus den Subtests *Positive Selbstinstruktion, Reaktionskontrollversuche, Situationskontrollversuche* wurde eine Lösung mit 4 Clustern für geeignet befunden.

Tabelle 78: Prüfgrößen der 4-Clusterlösung für Faktor 2 - Männer

Faktor 2				
	Clusteranzahl	SQin(K)	Eta²	Pre²	F-Max
	4	51247,8	0,6302826	-0,164674	288,67415

Die Prüfgröße *Eta²* zeigt auf, daß dieses Modell 63,0% der Varianz aufklärt. Die Verbesserung gegenüber der vorausgehenden Clusterlösung (3 Cluster) beträgt 16,5% (*Pre²*). Der *F*-Max-Wert liegt in einem noch relativ hohen Bereich gegenüber den anderen Lösungen.

Tabelle 79: Clusterzentren und Fallzahlen in den einzelnen Clustern (Faktor 2)

Final Cluster Centers[a]

	Cluster			
	1	2	3	4
POSI	61,11	47,71	48,40	36,64
REKON	57,33	48,61	46,33	37,57
SITKON	58,59	51,32	41,85	34,84

[a] Geschlecht = männlich

Number of Cases in each Cluster[a]

Cluster	
1	148,000
2	165,000
3	129,000
4	70,000
Valid	512,000
Missing	,000

[a] Geschlecht = männlich

Cluster 1 wird von Personen gebildet, die in allen relevanten Subtests sehr hohe T-Werte aufweisen, Cluster 2 ist charakterisiert durch durchschnittliche Werte, Cluster 3 durch durchschnittliche Werte in *Positive Selbstinstruktion* und *Reaktionskontrollversuche* und niedrige Werte in *Situationskontrollversuche*. Cluster 4 besteht aus Fällen mit sehr niedrigen Werten in allen Subtests. Bis auf Cluster 4 sind alle Cluster relativ ähnlich in ihrer Fallanzahl.

In der nachfolgenden Varianzanalyse mit der abhängigen Variable „Alter" in Bezug auf die vier Cluster wurde ein signifikantes Ergebnis erzielt. Die weitere Analyse mittels SCHEFFÉ-Test konnte diese Signifikanzen jedoch nicht erhärten.

Tabelle 80: ANOVA Faktor 2 – Alter/Cluster - Männer

ANOVA[a]

		Sum of Squares	df	Mean Square	F	Sig.
ALTER	Between Groups	961,605	3	320,535	2,660	,048
	Within Groups	61222,395	508	120,517		
	Total	62184,000	511			

[a] Geschlecht = männlich

7.5.1.3 Faktor 3 des SVF: Kognitive Bewältigung

Für den Faktor 3 des SVF – Kognitive Bewältigung – bestehend aus den Subtests *Bagatellisieren, Herunterspielen durch Vergleich mit anderen* und *Schuldabwehr* wurde eine Lösung mit 4 Clustern als geeignet angesehen.

Tabelle 81: Prüfgrößen der 4-Clusterlösung für Faktor 3 - Männer

Faktor 3					
	Clusteranzahl	SQin(K)	Eta²	Pre²	F-Max
	4	53114,77	0,5408093	-0,147674	199,43141

Durch dieses Modell werden 54,1% der Varianz aufgeklärt (Eta^2). Die Verbesserung gegenüber der vorausgehenden Clusterlösung (3 Cluster) beträgt 14,8% (Pre^2). Der F-Max-Wert liegt in einem noch relativ hohen Bereich gegenüber den anderen Lösungen.

Tabelle 82: Clusterzentren und Fallzahlen in den einzelnen Clustern (Faktor 3)

Final Cluster Centers[a]

	Cluster			
	1	2	3	4
BAG	46,09	44,72	66,40	55,63
HER	46,42	50,35	62,47	55,74
SCHAB	57,59	42,73	59,74	54,24

[a] Geschlecht = männlich

Number of Cases in each Cluster[a]

Cluster	1	103,000
	2	142,000
	3	72,000
	4	195,000
Valid		512,000
Missing		,000

[a] Geschlecht = männlich

Cluster 1 ist charakterisiert durch unterdurchschnittliche Werte in *Bagatellisieren* und *Herunterspielen* und hohe Werte in *Schuldabwehr*. In Cluster 2 weisen die Fälle niedrige Werte in *Bagatellisieren* und *Schuldabwehr* und durchschnittliche Werte in *Herunterspielen* auf. Cluster 3 weist hohe T-Werte in allen Subtests auf, und Cluster 4 überdurchschnittliche Werte. Die Varianzanalyse bezüglich des Alters war nicht signifikant (Tabelle 83).

Tabelle 83: ANOVA Faktor 3 – Alter/Cluster - Männer

		ANOVA[a]				
		Sum of Squares	df	Mean Square	F	Sig.
ALTER	Between Groups	505,793	3	168,598	1,389	,245
	Within Groups	61678,207	508	121,414		
	Total	62184,000	511			

[a.] Geschlecht = männlich

7.5.1.4 Faktor 4 des SVF: Ausweichen und Ablenkung

Für den Faktor 4 des SVF – Ausweichen und Ablenkung – bestehend aus den Subtests *Ablenkung, Suche nach Selbstbestätigung* und *Vermeidungstendenz* wurde eine Lösung mit 4 Clustern für geeignet befunden.

Tabelle 84: Prüfgrößen der 4-Clusterlösung für Faktor 4 - Männer

Faktor 4					
	Clusteranzahl	SQin(K)	Eta²	Pre²	F-Max
	4	52459,69	0,5518306	-0,160941	208,50002

Durch dieses Modell werden 55,2% der Varianz aufgeklärt (Eta^2). Die Verbesserung gegenüber der vorausgehenden Clusterlösung (3 Cluster) beträgt 16,1% (Pre^2). Der F-Max-Wert liegt in einem noch relativ hohen Bereich gegenüber den anderen Lösungen.

Tabelle 85: Clusterzentren und Fallzahlen in den einzelnen Clustern (Faktor 4)

Final Cluster Centers [a]

	Cluster 1	Cluster 2	Cluster 3	Cluster 4
ABL	43,3	60,6	53,7	51,1
SEBEST	45,0	66,8	56,5	49,3
VERM	45,8	58,8	49,6	61,1

a. Geschlecht = männlich

Number of Cases in each Cluster [a]

Cluster		
	1	152,000
	2	72,000
	3	162,000
	4	126,000
Valid		512,000
Missing		,000

a. Geschlecht = männlich

Cluster 1 enthält Fälle mit sehr niedrigen T-Werten, Cluster 2 mit sehr hohen T-Werten in allen Subtests. Cluster 3 ist gekennzeichnet durch überdurchschnittliche Werte in *Ablenkung* und *Suche nach Selbstbestätigung* und durchschnittliche Werte in *Vermeidungstendenz*. Cluster 4 zeichnet sich aus durch durchschnittliche Werte in *Ablenkung* und *Suche nach Selbstbestätigung* und hohe Werte in *Vermeidungstendenz*.
Die Varianzanalyse bezüglich des Alters zeigte ein hoch signifikantes Ergebnis.

Tabelle 86: ANOVA Faktor 4 – Alter/Cluster - Männer

ANOVA[a]

		Sum of Squares	df	Mean Square	F	Sig.
ALTER	Between Groups	1498,077	3	499,359	4,180	,006
	Within Groups	60685,923	508	119,460		
	Total	62184,000	511			

a. Geschlecht = männlich

Der Scheffé-Test wies letztlich die Cluster 1 und 2 als unterschiedlich aus mit einem $p = .030$.

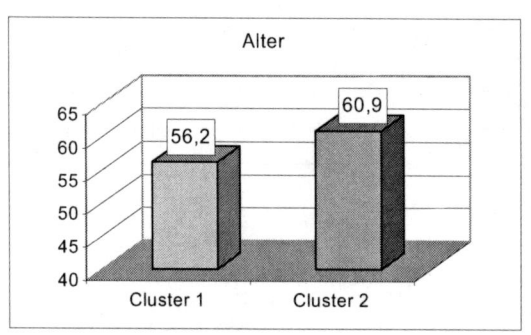

Abbildung 35: Altersunterschied zwischen Cluster 1 und 2 (SCHEFFÉ)

Die folgenden Histogramme veranschaulichen die Altersverteilung in den beiden Clustern.

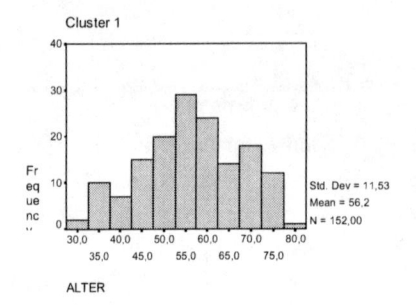

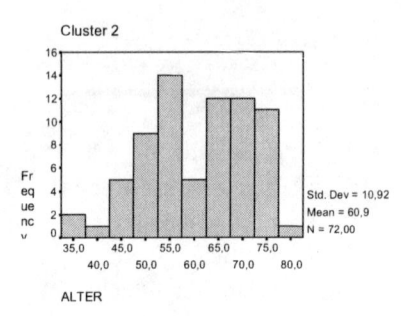

Cluster 1: Std. Dev = 11,53; Mean = 56,2; N = 152,00
Cluster 2: Std. Dev = 10,92; Mean = 60,9; N = 72,00

Abbildung 36: Altersstruktur bei Faktor 4 – Männer

Die Ergebnisse zeigen auf, daß Männer, die in besonders großem Ausmaß „Ausweichen und Ablenkung" als Verarbeitungsstrategie wählen, ein durchschnittlich höheres Alter aufweisen als Männer mit geringerer Ausprägung dieses Coping-Faktors.

7.5.1.5 Faktor 5 des SVF: Hilfeerwartung

Für den Faktor 5 des SVF – Hilfeerwartung – bestehend aus *Bedürfnis nach sozialer Unterstützung* und *Soziale Abkapselung* wurde eine 6 Cluster-Lösung für geeignet befunden.

Tabelle 87: Prüfgrößen der 6-Clusterlösung für Faktor 5 - Männer

Faktor 5				
Clusteranzahl	SQin(K)	Eta²	Pre²	F-Max
6	15928,26	0,7697148	-0,170357	338,2551

Die Prüfgröße *Eta²* zeigt, daß dieses Modell 77,0% der Varianz aufklärt. Die Verbesserung gegenüber der vorausgehenden Clusterlösung (4 Cluster) beträgt 17,0% (*Pre²*). Der *F*-Max-Wert liegt in einem noch relativ hohen Bereich gegenüber den anderen Lösungen.

Tabelle 88: Clusterzentren und Fallzahlen in den einzelnen Clustern (Faktor 5)

Final Cluster Centers

	Cluster 1	2	3	4	5	6
BESOZU	46,06	53,98	40,19	58,31	41,17	56,21
SOZA	49,94	39,36	38,45	48,17	63,44	59,94

a. Geschlecht = männlich

Number of Cases in each Cluster [a]

Cluster	1	112,000
	2	86,000
	3	58,000
	4	158,000
	5	36,000
	6	62,000
Valid		512,000
Missing		,000

a. Geschlecht = männlich

Cluster 1 ist gekennzeichnet durch leicht unterdurchschnittliche Werte, Cluster 3 durch sehr niedrige Werte und Cluster 6 durch sehr hohe Werte in beiden Subtests. Cluster 2 zeigt hohe Werte in *Bedürfnis nach sozialer Unterstützung (BESOZU)* und sehr niedrige Werte in *Soziale Abkapselung (SOZA)*. Cluster 4 weist hohe Werte in *BESOZU* auf und durchschnittliche in *SOZA* und Cluster 5 zeigt niedrige Werte in *BESOZU* und sehr hohe in *SOZA*. Die Varianzanalyse bezüglich des Alters zeigte kein signifikantes Ergebnis.

Tabelle 89: ANOVA Faktor 5 – Alter/Cluster – Männer

ANOVA[a]

		Sum of Squares	df	Mean Square	F	Sig.
ALTER	Between Groups	1086,839	5	217,368	1,800	,111
	Within Groups	61097,161	506	120,745		
	Total	62184,000	511			

a. Geschlecht = männlich

7.5.1.6 Faktor 6 des SVF: Alternativverstärker

Für den Faktor 6 des SVF – Alternativverstärker – bestehend aus den Subtests *Ersatzbefriedigung* und *Pharmakaeinnahme* wurde eine Lösung mit 5 Clustern als geeignet angesehen.

Tabelle 90: Prüfgrößen der 5-Clusterlösung für Faktor 6 - Männer

Faktor 6				
	Clusteranzahl	SQin(K)	Eta²	Pre²	F-Max
	5	21094,21	0,7655307	-0,181556	413,83241

Durch dieses Modell werden 76,6% der Varianz aufgeklärt (Eta^2). Die Verbesserung gegenüber der vorausgehenden Clusterlösung (4 Cluster) beträgt 18,2% (Pre^2). Der F-Max-Wert liegt in einem noch relativ hohen Bereich gegenüber den anderen Lösungen.

Tabelle 91: Clusterzentren und Fallzahlen in den einzelnen Clustern (Faktor 6)

Final Cluster Centers

	Cluster				
	1	2	3	4	5
ERS	38,91	52,27	63,13	64,73	49,55
PHA	40,65	41,53	58,88	44,48	55,91

a. Geschlecht = männlich

Number of Cases in each Cluster

Cluster	1	96,000
	2	151,000
	3	82,000
	4	89,000
	5	94,000
Valid		512,000
Missing		,000

a. Geschlecht = männlich

Cluster 1 weist sehr niedrige Werte, Cluster 3 sehr hohe Werte in beiden Subtests auf. Cluster 2 ist charakterisiert durch durchschnittliche Werte für *Ersatzbefriedigung (ERS)* und niedrige Werte in *Pharmakaeinnahme (PHA)*. Cluster 4 zeigt hohe Werte in *ERS* und unterdurchschnittliche Werte in *PHA*. Cluster 5 zeigt Durchschnittswerte für *ERS* und überdurchschnittliche *PHA*-Werte.

Die Varianzanalyse bezüglich des Alters zeigte kein signifikantes Ergebnis.

Tabelle 92: ANOVA Faktor 6 – Alter/Cluster - Männer

ANOVA[a]

		Sum of Squares	df	Mean Square	F	Sig.
ALTER	Between Groups	681,726	4	170,431	1,405	,231
	Within Groups	61502,274	507	121,306		
	Total	62184,000	511			

a. Geschlecht = männlich

7.5.2 Ergebnisse Frauen

7.5.2.1 Faktor 1 des SVF: Emotionale Betroffenheit

Für den Faktor 1 des SVF – Emotionale Betroffenheit – bestehend aus den Subtests *Gedankliche Weiterbeschäftigung, Selbstbemitleidung, Selbstbeschuldigung, Aggression, Soziale Abkapselung, Fluchttendenz* und *Resignation* wurde eine Lösung mit 4 Clustern aufgrund der Prüfgrößen für geeignet befunden.

Tabelle 93: Prüfgrößen der 4-Clusterlösung für Faktor 1 - Frauen

Faktor 1					
	Clusteranzahl	SQin(K)	Eta^2	Pre^2	F-Max
	4	195115,44	0,4724459	-0,060901	197,31737

Die Prüfgröße Eta^2 zeigt auf, daß dieses Modell 47,2% der Varianz aufklärt. Die Verbesserung gegenüber der vorausgehenden Clusterlösung (3 Cluster) beträgt 6,1% (Pre^2). Der F-Max-Wert liegt in einem noch relativ hohen Bereich gegenüber den anderen Lösungen.

Tabelle 94: Clusterzentren und Fallzahlen in den einzelnen Clustern (Faktor 1)

Final Cluster Centers [a]

	Cluster			
	1	2	3	4
GEDW	36,98	50,33	57,48	47,01
SEMITL	40,64	51,15	58,44	46,40
SESCH	38,39	49,38	61,02	47,22
AGG	39,51	48,14	52,41	46,30
SOZA	38,44	52,40	57,90	43,27
FLU	41,28	54,42	60,85	44,68
RES	38,75	51,28	59,91	46,17

[a] Geschlecht = weiblich

Number of Cases in each Cluster [a]

Cluster		
	1	100,000
	2	240,000
	3	124,000
	4	201,000
Valid		665,000
Missing		,000

[a] Geschlecht = weiblich

Cluster 1 ist charakterisiert durch sehr niedrige T-Werte in den einzelnen Subtests, Cluster 2 zeigt durchschnittliche T-Werte, Cluster 3 sehr hohe Ausprägungen und Cluster 4 unterdurchschnittliche T-Werte. Die Verteilung der untersuchten Stichprobe auf die vier Cluster ist ungleichmäßig.
Die Varianzanalyse bezüglich Alter war nicht signifikant.

Tabelle 95: ANOVA Faktor 1 – Alter/Cluster – Frauen

ANOVA[a]

		Sum of Squares	df	Mean Square	F	Sig.
ALTER	Between Groups	662,960	3	220,987	1,970	,117
	Within Groups	74129,701	661	112,148		
	Total	74792,662	664			

a. Geschlecht = weiblich

7.5.2.2 Faktor 2 des SVF: Aktive Kontrollversuche

Für den Faktor 2 des SVF – Aktive Kontrollversuche – bestehend aus den Subtests *Positive Selbstinstruktion, Reaktionskontrollversuche* und *Situationskontrollversuche* wurde eine Lösung mit 4 Clustern als geeignet angesehen.

Tabelle 96: Prüfgrößen der 4-Clusterlösung für Faktor 2 - Frauen

Faktor 2					
	Clusteranzahl	SQin(K)	Eta²	Pre²	F-Max
	4	58987,66	0,611434	-0,163069	346,70883

Die Prüfgröße *Eta²* zeigt, daß dieses Modell 61,1% der Varianz aufklärt. Die Verbesserung gegenüber der vorausgehenden Clusterlösung (3 Cluster) beträgt 16,3% (*Pre²*). Der *F*-Max-Wert liegt in einem noch relativ hohen Bereich gegenüber den anderen Lösungen.

Tabelle 97: Clusterzentren und Fallzahlen in den einzelnen Clustern (Faktor 2)

Final Cluster Centers[a]

	Cluster			
	1	2	3	4
POSI	62,00	47,49	41,21	52,67
REKON	57,86	46,92	41,10	52,54
SITKON	61,19	55,19	41,39	47,78

a. Geschlecht = weiblich

Number of Cases in each Cluster[a]

Cluster	1	154,000
	2	129,000
	3	146,000
	4	236,000
Valid		665,000
Missing		,000

a. Geschlecht = weiblich

Cluster 1 enthält Fälle mit hohen T-Werten, Cluster 3 Fälle mit niedrigen Werten in allen Subtests. Cluster 2 zeigt leicht unterdurchschnittliche Werte in *Positiver Selbstinstruktion* und *Reaktionskontrollversuche* sowie überdurchschnittliche Werte in *Situationskontrollversuche*. Cluster 4 weist durchschnittliche Werte auf.

Die Varianzanalyse mit Alter als abhängiger Variable zeigte ein tendenzielles Ergebnis, das jedoch im SCHEFFÉ-Test nicht mehr erzielt wurde.

Tabelle 98: ANOVA Faktor 2 – Alter/Cluster – Frauen

ANOVA[a]

		Sum of Squares	df	Mean Square	F	Sig.
ALTER	Between Groups	768,381	3	256,127	2,287	,077
	Within Groups	74024,281	661	111,988		
	Total	74792,662	664			

a. Geschlecht = weiblich

7.5.2.3 Faktor 3 des SVF: Kognitive Bewältigung

Für den Faktor 3 des SVF – Kognitive Bewältigung – bestehend aus den Subtests *Bagatellisieren, Herunterspielen durch den Vergleich mit anderen* und *Schuldabwehr* wurde ebenfalls eine Lösung mit 4 Clustern für geeignet befunden.

Tabelle 99: Prüfgrößen der 4-Clusterlösung für Faktor 3 - Frauen

Faktor 3					
	Clusteranzahl	SQin(K)	Eta²	Pre²	F-Max
	4	67013,48	0,525809	-0,10245	244,31771

Durch dieses Modell werden 52,6% der Varianz aufgeklärt (Eta^2). Die Verbesserung gegenüber der vorausgehenden Clusterlösung (3 Cluster) beträgt 10,2% (Pre^2). Der *F*-Max-Wert liegt in einem noch relativ hohen Bereich gegenüber den anderen Lösungen.

Tabelle 100: Clusterzentren und Fallzahlen in den einzelnen Clustern (Faktor 3)

Final Cluster Centers[a]

	Cluster 1	Cluster 2	Cluster 3	Cluster 4
BAG	63,13	43,33	57,14	51,18
HER	63,54	48,12	56,97	52,07
SCHAB	63,11	46,96	51,61	63,06

a. Geschlecht = weiblich

Number of Cases in each Cluster[a]

Cluster		
	1	151,000
	2	102,000
	3	239,000
	4	173,000
Valid		665,000
Missing		,000

a. Geschlecht = weiblich

Cluster 1 ist charakterisiert durch sehr hohe T-Werte, Cluster 2 durch unterdurchschnittliche Werte, Cluster 3 durch überdurchschnittliche Werte und Cluster 4 durch durchschnittliche Werte, außer in *Schuldabwehr* (hohe Werte). Die Varianzanalyse mit den vier Clustern als Gruppen bezüglich des Alters ergab ein tendenzielles Ergebnis, das im SCHEFFÉ-Test nicht bestätigt werden konnte.

Tabelle 101: ANOVA Faktor 3 – Alter/Cluster – Frauen

ANOVA[a]

		Sum of Squares	df	Mean Square	F	Sig.
ALTER	Between Groups	745,237	3	248,412	2,218	,085
	Within Groups	74047,425	661	112,023		
	Total	74792,662	664			

a. Geschlecht = weiblich

7.5.2.4 Faktor 4 des SVF: Ausweichen und Ablenkung

Für den Faktor 4 des SVF – Ausweichen und Ablenkung – bestehend aus den Subtests *Ablenkung, Suche nach Selbstbestätigung* und *Vermeidungstendenz* wurde eine Lösung mit 4 Clustern für geeignet befunden.

Tabelle 102: Prüfgrößen der 4-Clusterlösung für Faktor 4 - Frauen

Faktor 4					
	Clusteranzahl	SQin(K)	Eta²	Pre²	F-Max
	4	74780,14	0,5341314	-0,13898	252,61838

Durch dieses Modell werden 53,4% der Varianz aufgeklärt (Eta^2). Die Verbesserung gegenüber der vorausgehenden Clusterlösung (3 Cluster) beträgt 13,9% (Pre^2). Der *F*-Max-Wert liegt in einem noch relativ hohen Bereich gegenüber den anderen Lösungen.

Tabelle 103: Clusterzentren und Fallzahlen in den einzelnen Clustern (Faktor 4)

Final Cluster Centers [a]						Number of Cases in each Cluster [a]		
	Cluster					Cluster	1	84,000
	1	2	3	4			2	132,000
ABL	38,2	48,0	54,8	60,2			3	227,000
SEBEST	46,4	47,1	55,9	60,2			4	222,000
VERM	44,8	59,1	48,2	61,8		Valid		665,000
						Missing		,000
a. Geschlecht = männlich						a. Geschlecht = weiblich		

Cluster 1 ist gekennzeichnet durch niedrige T-Werte, Cluster 4 durch hohe T-Werte. Cluster 2 zeigt durchschnittliche Werte, außer in *Vermeidungstendenz* (hohe Werte). Cluster 3 weist überdurchschnittliche Werte außer in *Vermeidungstendenz* (durchschnittliche Werte) auf.

Die Varianzanalyse zur Prüfung auf Altersunterschiede zeigte ein hoch signifikantes Ergebnis.

Tabelle 104: ANOVA Faktor 4 – Alter/Cluster – Frauen

ANOVA [a]						
		Sum of Squares	df	Mean Square	F	Sig.
ALTER	Between Groups	2269,266	3	756,422	6,894	,000
	Within Groups	72523,395	661	109,718		
	Total	74792,662	664			
a. Geschlecht = weiblich						

Im post hoc-Test nach SCHEFFÉ zeigte sich, daß sich Cluster 3 von Cluster 2 ($p = .004$) und von Cluster 4 ($p = .002$) unterschied.

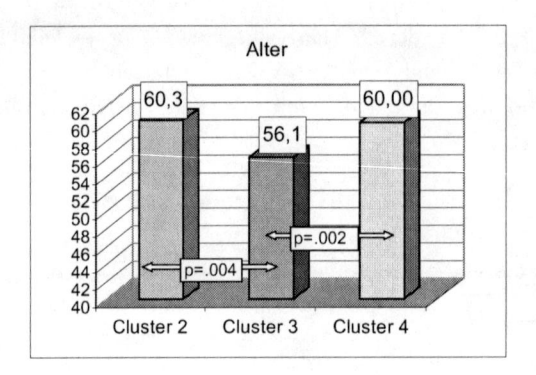

Abbildung 37: Altersunterschiede zwischen den Clustern (SCHEFFÉ)

Die folgenden Histogramme zeigen die Altersverteilung innerhalb der relevanten Cluster.

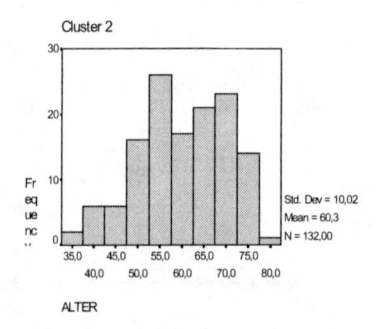

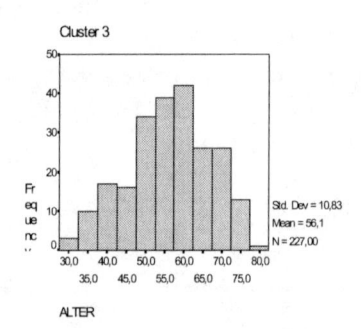

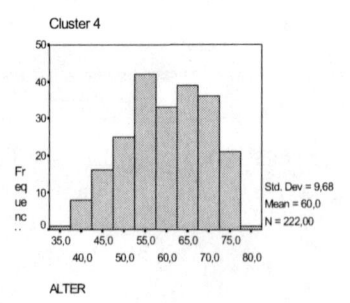

Abbildung 38: Altersstruktur bei Faktor 4 – Frauen

Die Ergebnisse lassen darauf schließen, daß Frauen die besonders häufig „Ausweichen und Ablenkung" als Bewältigungsstrategie verwenden, älter sind, als Frauen, die dieses Coping-Verhalten in gerade überdurchschnittlichem Maße zeigen. Weiters sind auch jene Frauen älter, die nur *Vermeidungstendenz* sehr stark verwenden, die beiden weiteren Strategien jedoch nur in durchschnittlichem Maße.

7.5.2.5 Faktor 5 des SVF: Hilfeerwartung

Für den Faktor 5 des SVF – Hilfeerwartung – bestehend aus *Bedürfnis nach sozialer Unterstützung* und *Sozialer Abkapselung* wurde eine 4 Cluster-Lösung als geeignet angesehen.

Tabelle 105: Prüfgrößen der 6-Clusterlösung für Faktor 5 - Frauen

Faktor 5					
	Clusteranzahl	SQin(K)	Eta²	Pre²	F-Max
	4	33010,56	0,6935548	-0,223198	498,66421

Die Prüfgröße *Eta²* zeigt, daß dieses Modell 69,4% der Varianz aufklärt. Die Verbesserung gegenüber der vorausgehenden Clusterlösung (3 Cluster) beträgt 22,3% (*Pre²*). Der *F*-Max-Wert ist in diesem Falle der größte von allen berechneten Clusterlösungen, was im Besonderen für die 4-Clusterlösung spricht.

Tabelle 106: Clusterzentren und Fallzahlen in den einzelnen Clustern (Faktor 5)

Final Cluster Centers[a]						Number of Cases in each Cluster[a]	
	Cluster					Cluster 1	157,000
	1	2	3	4		2	200,000
BESOZU	58,08	44,34	58,86	44,63		3	178,000
SOZA	56,22	55,71	40,43	39,49		4	130,000
[a]. Geschlecht = weiblich						Valid	665,000
						Missing	,000
						[a]. Geschlecht = weiblich	

Cluster 1 zeigt hohe Werte in beiden Subtests, Cluster 4 niedrige Werte. Cluster 2 weist niedrige Werte in *Bedürfnis nach sozialer Unterstützung* auf und hohe Scores in *Sozialer Abkapselung*. Cluster 3 verhält sich reziprok zu Cluster 2. Die Fallverteilung auf die vier Cluster ist einigermaßen ausgeglichen.

Die Varianzanalyse zur Berechnung von Altersunterschieden zeigte kein signifikantes Ergebnis.

Tabelle 107: ANOVA Faktor 5 – Alter/Cluster – Frauen

		Sum of Squares	df	Mean Square	F	Sig.
ALTER	Between Groups	673,564	3	224,521	2,002	,112
	Within Groups	74119,098	661	112,132		
	Total	74792,662	664			

a. Geschlecht = weiblich

7.5.2.6 Faktor 6 des SVF: Alternativverstärker

Für den Faktor 6 des SVF – Alternativverstärker – bestehend aus den Subtests *Ersatzbefriedigung* und *Pharmakaeinnahme* wurde eine Lösung mit 5 Clustern für geeignet befunden.

Tabelle 108: Prüfgrößen der 5-Clusterlösung für Faktor 6 - Frauen

Faktor 6				
Clusteranzahl	SQin(K)	Eta²	Pre²	F-Max
5	28424,54	0,7511612	-0,148667	498,07988

Durch dieses Modell werden 75,1% der Varianz aufgeklärt (*Eta²*). Die Verbesserung gegenüber der vorausgehenden Clusterlösung (4 Cluster) beträgt 14,9% (*Pre²*). Der *F*-Max-Wert zeigt die größte Ausprägung von allen berechneten Clusterlösungen, was im Besonderen für die 5-Clusterlösung spricht.

Tabelle 109: Clusterzentren und Fallzahlen in den einzelnen Clustern (Faktor 6)

Final Cluster Centers

	Cluster				
	1	2	3	4	5
ERS	54,68	38,27	68,85	52,37	67,27
PHA	43,90	45,01	44,45	56,91	57,74

a. Geschlecht = weiblich

Number of Cases in each Cluster[a]

Cluster	1	227,000
	2	85,000
	3	103,000
	4	145,000
	5	105,000
Valid		665,000
Missing		,000

a. Geschlecht = weiblich

Cluster 2 weist niedrige Werte in beiden Subtests auf, Cluster 4 leicht überdurchschnittliche Werte und Cluster 5 hohe Scores. Cluster 1 ist charakterisiert durch überdurchschnittliche Werte in *Ersatzbefriedigung* und niedrige T-Werte in *Pharmakaeinnahme*, Cluster 3 durch sehr hohe Scores in *Ersatzbefriedigung* und niedrige Werte in *Pharmakaeinnahme*.

Die Cluster zeigen zum Teil große Unterschiede in der Anzahl der beinhalteten Fälle, wodurch sich auch die Varianzen zwischen den Clustern nicht mehr als homogen erweisen. (LEVENE-Test, Tabelle 110). Aufgrund dieser Tatsache wurden die post hoc-Tests im Anschluß an die Varianzanalyse bezüglich der Altersunterschiede mittels TAMHANE's *T2* berechnet.

Tabelle 110: Levene-Test für Cluster (Faktor 4)

	Test of Homogeneity of Variances [a]			
	Levene Statistic	df1	df2	Sig.
ALTER	3,041	3	661	,028

[a]. Geschlecht = weiblich

Tabelle 111: ANOVA Faktor 6 – Alter/Cluster – Frauen

	ANOVA[a]					
		Sum of Squares	df	Mean Square	F	Sig.
ALTER	Between Groups	1570,809	4	392,702	3,540	,007
	Within Groups	73221,853	660	110,942		
	Total	74792,662	664			

[a]. Geschlecht = weiblich

Die Varianzanalyse ergab ein hoch signifikantes Resultat. TAMHANE's *T2* wies Unterschiede zwischen Cluster 1 und Cluster 3 ($p = .013$) sowie Cluster 5 ($p = .023$) aus.

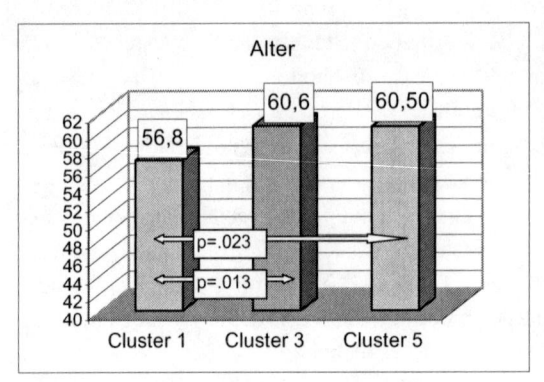

Abbildung 39: Altersunterschiede zwischen den Clustern (TAMHANE'S T2)

Die folgenden Histogramme geben wieder Aufschluß über die Verteilung des Alters in den relevanten Clustern.

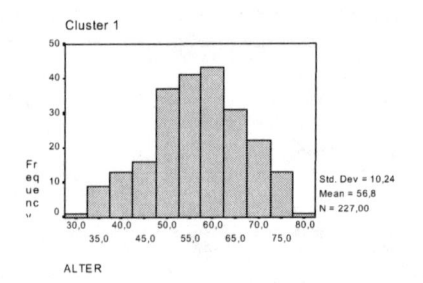

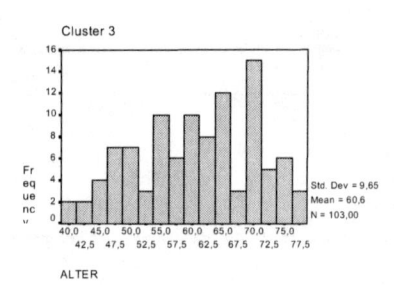

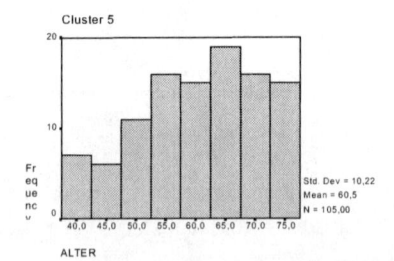

Abbildung 40: Altersstruktur bei Faktor 6 – Frauen

Die Ergebnisse lassen darauf schließen, daß Frauen die besonders häufig nur *Ersatzbefriedigung* oder auch beide Strategien der „Alternativverstärker" zur Streßbewältigung verwenden, älter sind, als Frauen, die diese Coping-Strategien nicht in diesem Ausmaß verwenden.

7.6 Zusammenfassung der Ergebnisse

Fragestellung 1
Gibt es Unterschiede in der Streßverarbeitung von Männern und Frauen?

Frauen reagierten in Streßsituationen mit folgenden Verhaltensweisen in stärkerem Maße als Männer:
- sie lenken sich mehr ab,
- bagatellisieren die Streßsituationen öfter,
- lösen die Streßspannung durch Ersatzbefriedigung,
- spielen die Streßsituation im Vergleich zu anderen herunter,
- zeigen öfter Schuldabwehr,
- tendieren zur Vermeidung von Streßsituationen,
- nehmen öfter narkotische Substanzen zu sich (U-Test) und
- zeigen öfter Reaktionskontrollversuche auf (U-Test).

Männer zeigten im Vergleich mehr Aggressionen als Frauen.

Fragestellung 2
Gibt es Unterschiede in der Ausprägung der Risikofaktoren Hypertonie, Herzkrankheiten, Alkoholkonsum, Nikotinkonsum, Adipositas, Gesamtcholesterin (TC), HDL-Cholesterin, LDL-Cholesterin, TC/HDL-Ratio, Hämatokrit und Fibrinogen zwischen verschiedenen Alterskohorten?

Frauen aller untersuchten Altersgruppen wiesen Unterschiede in der Ausprägung des systolischen **Blutdrucks** und des diastolischen Blutdrucks auf, wobei die Höhe mit zunehmendem Alter anstieg. Männer unterschieden sich nur im systolischen Blutdruck signifikant durch höhere Werte bei höherem Alter.
Ältere Personen litten bis zu viermal so oft an **Herzerkrankungen** als Jüngere.
Die Variable **Alkoholkonsum** zeigte keine signifikanten Unterschiede.
Jüngere Frauen wiesen öfter **Nikotinkonsum** auf als Frauen fortgeschritteneren Alters. Bei männlichen Rauchern gab es keine Unterschiede.
Frauen höheren Alters demonstrierten einen höheren **Body-Mass-Index**. Männer zeigten keine Unterschiede.

Männer zeigten bei den **Lipidwerten** signifikante Altersunterschiede lediglich in der Variablen HDL-Cholesterin, wobei höhere Werte mit höherem Alter einhergehen. Frauen wiesen in allen Lipidparametern Altersunterschiede auf. Bei Gesamtcholesterin sowie bei LDL-Cholesterin hob sich die jüngste Altersgruppe von allen anderen durch niedrigere Werte ab. Bei HDL-Cholesterin wies die Altersgruppe der 50-57jährigen höhere Werte als die älteste Gruppe auf. Die TC/HDL-Ratio nahm mit zunehmendem Alter zu.

Bei Frauen stieg der **Hämatokritwert** mit zunehmendem Alter und reduzierte sich aber in der letzten Altersgruppe wieder. Männer zeigten keine Unterschiede.

Sowohl bei Männern als auch bei Frauen zeigte der **Fibrinogenwert** signifikant höhere Ausprägungen in den älteren Kohorten.

Fragestellung 3
Gibt es Unterschiede in der Streßverarbeitung zwischen den verschiedenen Alterskohorten?

Männer zeigten signifikante Altersgruppenunterschiede in den Subtests *Resignation* und *Vermeidungstendenz* sowie eine Tendenz bei *Fluchttendenz*. In allen Subtests wiesen ältere Männer höhere Scores auf.

Frauen demonstrierten signifikante Altersgruppenunterschiede in diesen Subtests des SVF: *Aggression* verringerte sich mit zunehmendem Alter. *Fluchttendenz* und *Soziale Abkapselung* stiegen bis zur Lebensmitte an und nahmen mit weiter fortschreitendem Alter wieder ab.

Die Werte für *Reaktionskontrollversuche, Resignation, Selbstbemitleidung* und *Vermeidungstendenz* zeigten höhere Ausprägungen bei höherem Alter.

Fragestellung 4
Gibt es unterschiedliche Gruppierungen von Streßverarbeitungsmustern? Lassen sich Altersunterschiede zwischen diesen Gruppierungen feststellen?

Für jeden der 6 unterschiedlichen Streßverarbeitungsmuster (Faktoren des SVF) ließen sich mindestens vier signifikant unterschiedliche Gruppierungen (Cluster) bilden. Für folgende Streßverarbeitungsmuster ließen sich Altersunterschiede feststellen:

Männer, die verstärkt mit emotionaler Betroffenheit reagierten, wiesen durchschnittlich höheres Alter auf. Ebenso waren Männer, die verstärkt Ausweichen und Ablenkung als Strategie wählten, im Durchschnitt höheren Alters.

Frauen die besonders häufig „Ausweichen und Ablenkung" als Bewältigungsstrategie verwendeten, waren im Durchschnitt älter, als Frauen, die dieses Coping-Verhalten in gerade überdurchschnittlichem Maße zeigten. Auch jene Frauen, die lediglich *Vermeidungstendenz* vermehrt anwendeten, waren höheren Alters. Frauen, die verstärkt nur *Ersatzbefriedigung* oder auch beide Strategien der „Alternativverstärker" zur Streßbewältigung verwendeten, waren im Durchschnitt älter, als Frauen, die diese Coping-Strategien nicht in diesem Ausmaß anwandten.

8 DISKUSSION

Das Hauptthema der vorliegenden Untersuchung bestand in der Überprüfung einer Schlaganfallvorsorgestichprobe auf das Vorliegen von Altersunterschieden in verschiedenen Risikofaktoren, jedoch im Speziellen im Bereich der Streßverarbeitung.

Bereits in der Framingham-Studie wurde das Lebensalter als wichtiger Risikofaktor des Schlaganfalls dargestellt (WOLF, D'AGOSTINO, BELANGER & KANNEL, 1991). Die Schlaganfallrate verdoppelt sich ab einem Alter von 55 Jahren alle weiteren 10 Jahre (WOLF, COBB & D'AGOSTINO, 1992). Ein Großteil weiterer Risikofaktoren ist ebenso altersabhängig und zeigt eine Risikoerhöhung bei fortschreitendem Alter. Hypertonie, Übergewicht und Hypercholesterinämie nehmen bei beiden Geschlechtern stetig zu (SCHETTLER & MÖRL, 1991).
In der vorliegenden Untersuchung konnten diese Ergebnisse bestätigt werden. Bei Frauen erhöhte sich sowohl der systolische als auch der diastolische **Blutdruck** mit zunehmendem Alter. Der systolische Wert stieg von durchschnittlich 131 auf 158 mmHg, der diastolische Wert von 83 auf 88 mmHg. Bei Männern wurden signifikante Altersunterschiede für den systolischen Blutdruck gefunden, wobei auch dieser mit fortschreitendem Alter von 137 auf 154 mmHg anstieg. Physiologisch gesehen hängt dies mit der verringerten Elastizität der Arterien, Veränderungen der Fließeigenschaften des Blutes und der daraus resultierenden Erhöhung des Schlagvolumens zusammen, was einen Anstieg des Blutdrucks mit sich bringt. Die Ergebnisse bestätigen auch zum Teil die Praxis, für unterschiedliche Lebensalter verschiedene Grenzwerte für die Hypertonie festzulegen. Aufgrund neuerer Untersuchungen besteht im Moment wieder der Trend niedrigere Werte festzusetzen, wobei die Werte für Grenzwerthypertonie (RR >140 bzw. >90) als Werte für manifeste Hypertonie bei jüngeren Probanden in Diskussion sind. Nicht außer acht zu lassen sind auch mögliche Auswirkungen der (altersspezifischen) Streßverarbeitung auf die Ausprägung des Blutdrucks. JORGENSEN, JOHNSON, KOLODZIEJ & SCHREER (1996) weisen darauf hin, daß sich mit dem Alter die Art des Copings, unter anderem auch in Richtung eines hypertoniefördernden Einflußfaktors, verändert. In der vorliegenden Studie wiesen ältere Probanden

verstärkt Streßbewältigungsmechanismen auf, die mit Vermeidungsverhalten, Selbstbemitleidung und Resignation verbunden sind. FORD, HUNTER, HENSELEY, GILLIES, CARNEY, SMITH, BAMFORD, LENZER, LISTER, RAVADZDY & STEYN (1989) bzw. VITALIANO, RUSSO, BAILEY, YOUNG & MCCANN (1993) sehen gerade dieses Vermeidungsverhalten in Zusammenhang mit erhöhtem Blutdruck. SHAPIRO, GOLDSTEIN & JAMNER (1995) berichten von Zusammenhängen mit defensiven Verhaltensweisen, denen z.b. Resignation zugerechnet werden kann. Eine zusätzliche erhöhende Beeinflussung des Blutdrucks durch repressives Coping im Alter wäre also denkbar.

Altersunterschiede für den Risikofaktor **Übergewicht** (gemessen mittels Body mass index) wurden bei Frauen festgestellt. Probandinnen höheren Alters hatten höhere Werte im Risikofaktor. Männer wiesen keine Altersunterschiede auf. Ergebnisse der Deutschen Herz-Kreislaufpräventionsstudie zeigten ebenfalls auf, daß der durchschnittlich höchste BMI bei den Frauen in der Altersgruppe der 60-69jährigen lag (BERGMANN, MENZEL, BERGMANN, TIETZE, STOLZENBERG & HOFFMEISTER, 1989). Betrachtet man die Ergebnisse der vorliegenden Studie genau, so wird deutlich, daß der kontinuierliche Anstieg des BMI in der höchsten Altersgruppe (67-78jährige) stagniert und auf dem Wert der Altersgruppe der 58-66jährigen bleibt. Ähnliche Resultate wurden in einer schwedischen Studie (ULF-Studie: KUSKOWSKA-WOLK & RÖSSNER, 1990) berichtet. Aus der Analyse von 14 549 Schweden im Alter von 16 bis 84 Jahren wurde errechnet, daß der durchschnittliche BMI bis zu einem Alter von 55 bis 64 Jahren ansteigt und danach wieder langsam absinkt. Diese Entwicklung wurde vor allem bei Frauen beobachtet.

Eine mögliche Erklärung für die ermittelten geschlechtsspezifisch ausgeprägten Unterschiede könnte einerseits in der Wirkung von Schönheitsidealen, die mit zunehmendem Alter an Relevanz verlieren, und andererseits in zusätzlichen weiblichen Risikofaktoren (Schwangerschaft als Hauptrisikofaktor einer Adipositas, hormonelle Veränderungen in der Menopause) gesehen werden (vgl. RÖSSNER & ÖHLIN, 1995). Eine Abnahme der körperlichen Aktivität findet zudem statt, zum Teil durch verschiedene Alterserscheinungen und Gesundheitsprobleme. Eine zusätzliche Komponente könnte auch der Einfluß der Streßverarbeitung sein, da Frauen höheren Alters auch verstärkt Ersatzbefriedigung zur Streßbewältigung heranziehen. Eine besonders verbreitete Art der Ersatzbefriedigung besteht in der Tätigkeit des Essens, insbesondere im Verzehr von Süßspeisen etc. Konsequenzen daraus sind Gewichtszunahme und Erhöhung des BMI (vgl. GSTACH, 1999; ESTERBAUER, ANDERS, LADURNER, HUEMER & WRANEK, 2001).

Für den Risikofaktor **Hypercholesterinämie** bestehen nach HOLTMEIER (1996) sowohl alters- als auch geschlechtsspezifische Unterschiede. Jüngere Personen haben einen niedrigen Serumcholesterinspiegel um 175 mg% und ebenso einen niedrigen LDL-Serumspiegel um 50-70 mg%. Erwachsene zwischen 50 und 60 Jahren zeigen Serumcholesterinspiegel um 245 mg% und LDL-Serumspiegel um 80-210 mg%. Da der Cholesterinspiegel mit dem Alter ansteigt, gibt es nur noch wenige Erwachsene mit einem Serumwert von unter 160 mg%. Diesem Umstand wurde nun auch Rechnung getragen und der Grenzwert für pathologische Werte für das Serumcholesterin (für Alter > 40 Jahre) von 200 auf 240 mg erhöht (NIH CONSENSUS CONFERENCE, 1985). Bei HDL-Cholesterin gestaltet sich die Grenzwertbestimmung etwas schwieriger. Allein die angegebenen Vertrauensgrenzen von WHO (35 mg) und der Deutschen Gesellschaft für Klinische Chemie (55 bzw. 65 mg) liegen sehr weit auseinander.

Betrachtet man nun die Ergebnisse der vorliegenden Untersuchung, so wurden durchwegs höhere Werte bei höherem Alter vorgefunden. Jedoch zeigten sich auch hier geschlechtsspezifische Ausprägungen. Männer wiesen signifikante Altersunterschiede nur in der Variablen HDL-Cholesterin auf. Der durchschnittliche Wert entwickelte sich von 51,2 mg/dl in der jüngsten Altersgruppe bis zu 58,1 mg/dl in der ältesten Gruppe. Bei den Frauen jedoch stieg der HDL-Cholesterinspiegel nur bis zum Alter von 50-57 Jahren an und war in den weiteren Altersgruppen rückläufig. Ein ähnlicher Effekt wurde, um gut eine Dekade nach oben verschoben, von LESTIN (1995) beschrieben. Gesamtcholesterin, LDL-Cholesterin und TC/HDL-Ratio zeigten bei Frauen die auch in anderen Studien dargestellte Progression mit zunehmendem Alter (vgl. BUNDESMINISTERIUM FÜR GESUNDHEIT, 1991; LESTIN, 1995). Vergleicht man diese Aussagen mit internationalen Resultaten bei unterschiedlichen Völkern bzw. Lebensbereichen (Stadt / Land), so lassen sich Rückschlüsse auf genetische und äußere Einflüsse ziehen. Nach WEIZEL & LIERSCH (1976) gilt in den westlichen Ländern ein Anstieg des Serumcholesterins mit dem Alter als gesichert. Dieser Anstieg fehle bei einigen Völkern vollständig. Den Ausführungen von SABINE (1977) ist zu entnehmen, daß in ländlichen Gebieten durchwegs niedrigere Cholesterinspiegel die Regel sind. Der in der vorliegenden Untersuchung erfaßte, alterskorrelierte Anstieg ist somit neben biochemischen und metabolischen Veränderungen möglicherweise auch auf Lebensstilfaktoren wie Ernährung, Bewegung und psychosozialen Streß zurückzuführen.

So berichten STONEY, OWENS, GUZIC & MATHEWS (1997), daß Frauen nach der Menopause bei induziertem Streß größere Schwankungen zeigten, als Frauen vor der Menopause.
In der vorliegenden Untersuchung zeigten ältere Personen im Vergleich zu jüngeren in stärkerem Maße repressive Copingmechanismen wie Vermeidungs- bzw. Fluchtverhalten, Resignation etc. Dieses Verhalten könnte auch in Assoziation mit den höheren Lipidwerten im Alter stehen. Einige Untersuchungen berichten (ohne jedoch den Blickwinkel der altersprogressiven Werte mitzuberücksichtigen) Zusammenhänge von repressivem Coping und Lipidwerten. NIAURA, HERBERT, MACMAHON & SOMMERVILLE (1992) konstatierten, daß Repressors die höchsten Gesamtcholesterinwerte aufweisen. Weiters konnten ANDERS, ESTERBAUER, FINK, LADURNER, HUEMER & WRANEK (2000) zeigen, daß Personen mit erhöhten Lipidwerten öfters Vermeidungs- und Fluchtverhalten zeigen, als Personen mit Normalwerten. Diese Zusammenhänge geben Hinweise auf eine auch längerfristige, alterskorrelierte Beeinflussung der Lipidwerte durch die Streßverarbeitung.
Die untersuchten **Gerinnungsparameter** zeigten ebenso signifikante Altersunterschiede auf. Bei Frauen erhöhte sich der Hämatokritwert mit zunehmendem Alter, war aber in der letzten Altersgruppe wieder rückläufig. Die Fibrinogenwerte wiesen in beiden Geschlechtern höhere Werte in den älteren Altersgruppen auf. Dies entspricht den Darstellungen LESTINs (1995), der von einem systematischen Anstieg des Fibrinogens bis über 60 Jahre berichtet.
Ältere Probanden wiesen gegenüber jüngeren in der vorliegenden Studie viermal so oft **Herzerkrankungen** auf. Der wichtigste kardiale Risikofaktor besteht nach KRÄMER (1998) im *Vorhofflimmern*, dessen Inzidenz und Prävalenz mit dem Alter zunehmen. Die Prävalenz liegt bei 1% der Gesamtbevölkerung. Ab einem Alter von 55 Jahren verdoppelt sich die Inzidenz alle 10 Jahre (vgl. auch LEIß & BERGMANN, 1987). Neben Störungen des Herzrhythmusses führen auch atherosklerotische Veränderungen, die meist einen altersprogressiven Verlauf haben, zu Herzkrankheiten. Aus psycho- logischer Sicht ist hier die Theorie des Typ-A-Verhaltens als Determinante für Herzkrankheiten heranzuziehen. Eine spezifische Zunahme des Typ-A- Verhaltens im Alter (als Erklärung für den Häufigkeitsanstieg) ist jedoch nicht belegt.
Der Risikofaktor **Nikotinkonsum** zeigte signifikante Altersunterschiede bei Frauen auf. Wie bereits von mehreren Studien berichtet, steigt die Prävalenz des Nikotinkonsums rapide bei jüngeren Frauen an (LEIß & BERGMANN, 1987;

SCHETTLER & MÖRL, 1991; vgl. dazu Tabelle 42, S. 157). Ab Altersgruppe 3 (> 58 Jahre) bleibt die Häufigkeit stabil, während beinahe doppelt so viele Frauen im Alter von 32 bis 49 Jahren Raucherinnen sind. Ursachen dafür sind ein genereller Lebensstilwandel in den westlichen Ländern, aufgrund dessen auch Frauen vermehrt Zigaretten rauchen bzw. jüngere Frauen mit diesen Möglichkeiten aufgewachsen sind. Bei männlichen Rauchern gab es keine Unterschiede zwischen den Altersgruppen.

Bei **Alkoholkonsum** konnten keine signifikanten Altersunterschiede aufgezeigt werden. Das Ausmaß an Alkoholkonsumenten blieb sowohl für Männer als auch für Frauen über alle Altersstufen konstant. Jedoch wiesen im Verhältnis deutlich mehr Männer als Frauen Alkoholkonsum auf.

Im Gesamten gesehen läßt sich also für die hier untersuchten medizinischen Risikofaktoren eine weitestgehende Übereinstimmung mit international publizierten Daten bezüglich vorhandener Altersunterschiede konstatieren. Weiters zeigten sich Hinweise für den möglichen Einfluß der Streßverarbeitung auf die Zunahme der Risikofaktoren im Alter.

Während der Einfluß des Lebensalters auf einzelne medizinische Risikofaktoren evident ist und in der vorliegenden Untersuchung repliziert werden konnte, wird die Frage möglicher Altersunterschiede im Copingprozeß kontrovers diskutiert.

Bevor jedoch auf die Altersunterschiede in der Streßverarbeitung eingegangen wird, sollen im Vorfeld die Ergebnisse bezüglich der **Geschlechtsunterschiede** diskutiert werden, die argumentativ die a priori - Trennung der untersuchten Stichprobe unterstützen.

Verschiedene Publikationen berichten von Unterschieden im Streßerleben und in der Streßverarbeitung zwischen den Geschlechtern. Bereits im Jahr 1976 führte BLOCK eine Metaanalyse zu Geschlechtsunterschieden durch, wonach Frauen mehr nach Unterstützung und Bestätigung von Familie und Freunden suchen als Männer.

Nach FLEISHMAN (1984) nutzen Frauen selektives Ignorieren, um finanziellen und Arbeitsstreß zu bewältigen, während sie im familiären Umfeld eher Ratsuche, Resignation und passives Akzeptieren anwenden.

JANKE, ERDMANN & KALLUS (1985) beschreiben in der Handanweisung zum Streßverarbeitungsfragebogen (SVF), daß Männer verstärkt das *Herunterspielen im Vergleich mit anderen* und *Situationskontrollversuche* angeben, während Frauen vermehrt *Ablenkung, Ersatzbefriedigung, Bedürfnis nach sozialer Unterstützung*, *Resignation* und *Aggression* anwenden (Ergebnisse der Standardisierungsstichprobe mit $N = 200$). Vergleicht man das Ergebnis von FLEISHMAN mit den Resultaten JANKEs, so ergeben sich weitgehende Übereinstimmungen. Selektives Ignorieren kann man dem Bereich Ablenkung oder Bagatellisieren zuschreiben, Ratsuche dem Bedürfnis nach sozialer Unterstützung, Resignation zeigte in beiden Studien Geschlechtsunterschiede. MOOS (1988) beschreibt, daß Frauen eher als Männer zu Vermeidungs-Coping tendieren, was mit einer stärkeren Leistungsminderung zusammenhängt. ENDLER & PARKER (1994) charakterisierten Geschlechtsunterschiede mit dem Coping Inventory for Stressful Situations. Dabei wiesen Frauen höhere Werte in Skalen von Emotion, Vermeidung, Ablenkung und Sozialer Unterstützung auf.

Die Ergebnisse der vorliegenden Studie zeigen, daß Frauen in Streßsituationen mit folgenden Verhaltensweisen in stärkerem Maße als Männer reagieren: sie lenken sich mehr ab, bagatellisieren die Streßsituationen, lösen die Streßspannung durch Ersatzbefriedigung, spielen die Streßsituation im Vergleich zu anderen herunter, wehren Schuld ab und tendieren zur Vermeidung von Streßsituationen. Männer sind im Vergleich aggressiver als Frauen.

Diese Resultate sprechen für ein vermehrtes Verdrängungsverhalten von Frauen, das vor allem durch kognitive Umdeutungsprozesse gesteuert wird. Nach der streßtheoretischen Konzeption von LAZARUS (1995) führt die Streßsituation zu einer Einschätzung des Stressors und der vorhandenen Bewältigungsmöglichkeiten. Frauen scheinen in der Phase der primären Bewertung die Bedeutung des Stressors öfter abzuwerten bzw. dessen Bedrohlichkeit zu vermindern. Durch diese Bedeutungsveränderung kommt es zu einer Verdrängung des Erregungsniveaus und zu einer Verschiebung der psychoemotionalen Streßreaktion.

In der darauffolgenden Phase der sekundären Einschätzung werden die eigenen Ressourcen zur Bewältigung bewertet. Wird der Stressor als Herausforderung gesehen, so zeigen sich Frauen hier leistungsorientiert und stellen die eigene Streßkompetenz durch Vergleiche mit anderen verstärkt heraus. Bei einer Bewertung als Bedrohung jedoch wehren sie öfter als Männer die Schuld von sich und entziehen sich der Verantwortung für die Streßsituation. Alternativ dazu zeigen Frauen auch vermehrt non-konfrontative Bewältigung. Sie versuchen Streßsituationen überhaupt zu vermeiden oder durch einen Verdrängungsprozeß bzw. eine Aufmerksamkeitsverlagerung der Auseinandersetzung mit der Streßsituation auszuweichen. Ein ähnliches Verhaltensmuster

liegt der Ersatzbefriedigung zugrunde, wobei hier der Schwerpunkt auf einem Belohnungsverhalten liegt, das die Konfrontation mit der Streßsituation zu kompensieren sucht.
Männer hingegen reagieren in stärkerem Ausmaß als Frauen mit Aggression auf Streßsituationen. Ein adäquates, konstruktives Coping ist nicht möglich und das durch die Streßwirkung entstandene physiologische Erregungsniveau wird über Aggressionen nach außen transportiert.

Stellt man nun die vorliegenden Ergebnisse den berichteten Studien gegenüber, so ergibt sich folgendes Bild:
Tabelle 112 faßt die Ergebnisse zusammen, wobei die angegebenen Copingmodi für erhöhte Ausprägung bei Frauen stehen (außer in angegebenen Fällen – „weniger HER" bedeutet, daß bei Frauen der Copingmodus *Herunterspielen* weniger ausgeprägt ist).
In mehreren Bereichen lassen sich Übereinstimmungen mit verschiedenen Autoren finden. Verstärktes ablenkendes Coping als auch Vermeidungsverhalten wird von je zwei weiteren Untersuchungen als vermehrte weibliche Strategie angegeben. Alternative Verstärker (*Ersatzbefriedigung*) und Verdrängungsprozesse (*Bagatellisieren*) erwähnt zumindest eine weitere Studie als geschlechtsspezifisch unterschiedlich. Differenzen zwischen den Ergebnissen zeigen sich bei *Aggression*, wobei JANKE erhöhte Ausprägung bei Frauen angibt, in der vorliegenden Untersuchung jedoch bei Männern stärkeres Vorhandensein konstatiert wurde. Eine ähnliches Resultat, nur in reziproker Ausführung, ist bei *Herunterspielen* festzustellen.
Die Gemeinsamkeiten der Studien sprechen für das Vorhandensein von Geschlechtsunterschieden in verschiedenen (ähnlich beschriebenen) Strategien der Streßverarbeitung. Die Unterschiede, vor allem zu den Ergebnissen von JANKE et al., die mit dem gleichen Testinstrument (SVF) erhoben wurden, liegen vermutlich in den unterschiedlichen Stichproben begründet, wie die weiteren Ausführungen aufzeigen werden.
Im Rahmen der Salzburger Schlaganfallpräventions-Studie wurden mehrmals Geschlechtsunterschiede mittels des SVF an unterschiedlichen Stichproben erhoben. Tabelle 113 veranschaulicht die Ergebnisse dieser Untersuchungen, wobei das angeführte Geschlecht die signifikant höheren Werte aufweist.

Tabelle 112: Geschlechtsunterschiede im Coping bei verschiedenen Autoren

Copingmodus	BLOCK (1976)	FLEISHMAN (1984)	ENDLER & PARKER (1994)	JANKE et al. (1985)	Vorliegende Studie (2001)
Soziale Unterstützung	Unterstützung aus Familie	Ratsuche	Soziale Unterstützung	Bedürfnis n. sozialer Unterstützg	
Bestätigung von außen	Bestätigung von Freunden				
Ablenkung			Ablenkung	Ablenkung	Ablenkung
Verdrängungsprozesse		Selektives Ignorieren			Bagatellisieren
					Schuldabwehr
Resignatives Verhalten		Resignation		Resignation	
Akzeptanz		Passive Akzeptanz			
Alternative Verstärker				Ersatzbefriedigung	Ersatzbefriedigung
Emotionales Coping			Emotion	Aggression	weniger Aggression
Vermeidungsverhalten			Vermeidung		Vermeidungstendenz
Bedeutungsveränderung				weniger Heruntersp.	Herunterspielen
Kontrollverhalten				weniger Situationskontrolle	

Nach GÖTZL (1997) zeigen Männer, bei einer Stichprobe von $N = 1159$, mehr *Aggression* und *soziale Abkapselung* sowie Frauen mehr *Ablenkung, Bagatellisieren, Ersatzbefriedigung, Herunterspielen, Pharmakaeinnahme, Situations-* und *Reaktionskontrollversuche, Selbstbemitleidung* und *Schuldabwehr*. In der Untersuchung von STIGLBAUER (2000) weisen Frauen zusätzlich *Flucht-* und *Vermeidungstendenz* auf (Stichprobe: $N = 6503$). FINK (1999) beschreibt, daß Frauen (ergänzend zu den Ergebnissen von GÖTZL, 1997) *positive Selbstinstruktion* und *Vermeidungstendenz* aufweisen, Männer aber keine höheren Werte in *sozialer Abkapselung*. Diese Ergebnisse, die an einer „wachsenden" Stichprobe durchgeführt wurden (d.h. daß die Stichprobe bei jeder Untersuchung um neue Probanden ergänzt worden ist), zeigen ein sehr ähnliches Bild, wobei bei höherem N auch die Anzahl der signifikanten Subtests stieg. Dies ist ein bekanntes statistisches Problem, wonach bei größeren Stichproben immer kleinere Unterschiede signifikant werden (bei Anwendung varianzanalytischer Modelle). Bei diesen Ergebnissen ist nun danach zu fragen, inwieweit die erzielten Resultate sinnvoll interpretierbare, d.h. hinreichend große Differenzen demonstrieren. In der Untersuchung von FINK weisen mehrere Ergebnisse Differenzen um 1,2 T-Wert Punkte auf, bei GÖTZL ebenfalls um 1,2 Punkte. In der vorliegenden Untersuchung (N = 600) war die niedrigste Differenz 1,4 und alle weiteren wiesen jedoch mindestens 2,4 T-Wertpunkte auf (vgl. Abbildung 9, S. 200). Inwieweit eine T-Wert-Differenz von 1,2 auch als inhaltlich signifikant erscheint, mag Anstoß zur Diskussion geben. Aufgrund einiger Erfahrungswerte wäre eine Differenz von 2 - 2,5 T-Wertpunkten ein Mindestmaß, um von inhaltlichen Unterschieden sprechen zu können. Insofern sind die Ergebnisse der beiden vorangegangenen Studien zu kritisieren. Auch der signifikante Unterschied bei *Vermeidungstendenz* in der vorliegenden Untersuchung ist zu hinterfragen. Die Ergebnisse von SCHWARZ (1999) weichen in größerem Maße von den beschriebenen Studien ab, da die verwendete Stichprobe (N = 419) eine besondere Auswahl von Personen bezüglich unterschiedlicher kardialer Risikofaktoren darstellte.

Tabelle 113: Geschlechtsunterschiede in den SVF-Subtests

Nr.	SVF-Subtests	*JANKE et al. (1985)* $N=200$	*GÖTZL (1997)* $N=1159$	*FINK (1999)* $N=2421$	*SCHWARZ (1999)* $N=419$	*STIGLBAUER (2000)* $N=6503$	*Vorliegende Studie (2001)* $N=600$
1	BAG		Frauen	Frauen	Männer	Frauen	Frauen
2	HER	Männer	Frauen	Frauen		Frauen	Frauen
3	SCHAB		Frauen	Frauen		Frauen	Frauen
4	ABL	Frauen	Frauen	Frauen	Frauen	Frauen	Frauen
5	ERS	Frauen	Frauen	Frauen	Frauen	Frauen	Frauen
6	SEBEST						
7	SITKON	Männer	Frauen	Frauen		Frauen	
8	REKON		Frauen	Frauen		Frauen	(Frauen)
9	POSI			Frauen			
10	BESOZ	Frauen			Frauen		
11	VERM			Frauen		Frauen	Frauen
12	FLU				Frauen	Frauen	
13	SOZA		Männer			Männer	
14	GEDW				Frauen		
15	RES	Frauen			Frauen		
16	SEMITL		Frauen	Frauen	Frauen	Frauen	
17	SESCH						
18	AGG	Frauen	Männer	Männer		Männer	Männer
19	PHA		Frauen	Frauen		Frauen	(Frauen)

Die Angaben in Klammer weisen zusätzliche *U*-Test-Ergebnisse aus.

Betrachtet man die Ergebnisse der vorliegenden Studie auf faktorieller Ebene (6-Faktorenlösung nach JANKE et al., 1985), so zeigen sich Geschlechtsunterschiede in allen Subtests von Faktor 3 „Kognitive Bewältigung und Bewertungsveränderung", wobei Frauen höhere Werte aufwiesen. Dieser Bewältigungsbereich zeichnet sich durch kognitive Umdeutung (Abwerten der Bedeutung, Verminderung der Bedrohlichkeit) und durch Verdrängung der Streßsituation bzw. ihrer Bedeutsamkeit aus (siehe oben; vgl. LAZARUS, 1995). Weiters ist Faktor 4 („Ausweichen und Ablenkung") ebenso vermehrt bei Frauen präsent, was für weniger Konfrontationsbereitschaft spricht. Unterschiede zeigten sich auch bei „Alternativverstärkern" (Faktor 6), die dem Verarbeitungskreis der Verdrängung bzw. Kompensation zuordenbar sind (siehe oben).

Diese Verhaltensweisen werden im Repressors-Sensitizers-Konzept von BYRNE (1964) bzw. KROHNE (1975) als repressives Coping bezeichnet. Dabei tritt eine Wahrnehmungsabwehr bzw. eine Zurückweisung von emotional negativ assoziierten Reizen oder Situationen auf, um eine Konfrontation zu vermeiden. Repressiven Reaktionen werden nach KROHNE (1975) die psychoanalytischen Abwehrmechanismen Verdrängung, Ablenkung, Verschiebung, Verweigerung, Blockierung und Reaktionsbildung zugeordnet.

Mögliche Ursachen für diese ermittelten Geschlechtsdifferenzen könnten neben komplexeren gehirnphysiologischen Prozessen (die bekanntermaßen für Geschlechtsunterschiede verantwortlich sind), in einer andersgearteten Sozialisation von Männern und Frauen, einem unterschiedlich erfahrenen Erziehungsstil (Lernprozesse) liegen. Die hier untersuchte Stichprobe entstammt zum Großteil einer Generation, in denen die geschlechtliche Trennung von Lebensbereichen sehr früh begonnen hatte und sich zum Teil über einen Großteil des Lebens erstreckte bzw. erstreckt. Männer wurden im Allgemeinen zu einem konfrontativen, platzgreifenden Verhalten erzogen. Negatives, nicht-konstruktives Ausdrucksverhalten wurde bei ihnen eher akzeptiert als bei Frauen. So ist das konfrontative Element (aus einem gesellschaftlichen Standpunkt) eher Männern vorbehalten, während Frauen negative Emotionen und Erlebnisse auf andere Art zu bearbeiten lernten. Verdrängungsprozesse, innere Umdeutungs- und Verarbeitungsweisen und der Versuch sich Gratifikationen in anderen Bereichen zu suchen, werden als Streßbewältigung bei Frauen gesellschaftlich besser akzeptiert als aggressives Verhalten. Dies entspricht auch den empirischen Ergebnissen von CRONQVIST, KLANG & BJOERVELL (1997) wonach Männer öfter konfrontative und selbstbewußte Stile anwenden, Frauen den unterstützenden Copingstil.

Im Sinne einer gesundheitspsychologischen Fragestellung und möglichen Konsequenzen bzw. therapeutischen Implikationen (bei dem nicht veränderbaren Faktum des Geschlechtes) ist ein wichtiger Gesichtspunkt die Frage nach protektiven Faktoren (positiven Copingmechanismen) für die einzelnen Geschlechter. MAUGHAN & CHAMPION (1990) berichten in diesem Zusammenhang, daß emotionale Unterstützung sowie Intimität und Freundschaften die protektivsten Strategien für ältere Frauen sind, während instrumentelle Unterstützung und Kameradschaft für Männer positive Wirkung zeigen. In den verschiedensten beratenden, behandelnden oder therapeutischen Bereichen sind diese Erkenntnisse von großem Nutzen und können auch gut in einen Prozeß integriert werden und als Handlungsideen an die Patienten bzw. Klienten weitergeleitet werden. Andererseits sind auch spezifische Modifikationsprogramme möglich, um protektive Verhaltensweisen zu entwickeln.

Zusammenfassend betrachtet läßt sich feststellen, daß im Vergleich Männer mehr konfrontatives Coping und Frauen verstärkt umdeutendes, ablenkendes und kompensatorisches Coping anwenden. Ähnliche Ergebnisse lassen sich bei verschiedenen Autoren finden, was zu einer Festigung der Hypothese der Geschlechtsunterschiede von Copingstrategien beiträgt.

Die Diskussion von **Altersunterschieden** im Copingverhalten zeigt größere Divergenzen in den Ausgangsstandpunkten als bei den Geschlechtsunterschieden.

Von mehreren Autoren werden Argumente für ein Modell der Kontinuität von Bewältigungsstrategien eingebracht. Danach ändern sich die Copingstile nicht mit Fortschreiten des Alters. Einen besonderen Stellenwert in der Diskussion nimmt die Theorie von THOMAE (1983) ein, der von unterschiedlichen „Daseinstechniken" spricht und den Einsatz von Copingstilen über „Reaktionshierarchien" beschreibt. Dabei nimmt er an, daß Belastungssituationen, die etwas längere Zeit anhalten, von einer Person mit Hilfe von unterschiedlichen Reaktionen beantwortet werden. Hier kommt es aber zu unterschiedlichen Häufigkeiten und Intensitäten verschiedener Lösungsversuche. „Eine ‚Reaktionshierarchie' ist die Basis für eine Aussage über die Wahrscheinlichkeit, mit der eine bestimmte Reaktion von einer Person oder Gruppe für eine bestimmte Belastungssituation gewählt wird" (THOMAE, 1984, S. 189). In der Auseinandersetzung mit der gleichen Situation, wie etwa einer gesundheitlichen Belastung, einer chronischen Erkrankung etc., wird eine bemerkenswerte Konstanz des Reagierens über einen Zeitraum von zehn Jahren hinweg (Dauer der Studie) erkennbar, was bedeutet, daß sich die verwendeten Copingstile für bestimmte Situationen über verschiedene Lebensalter nicht verändern (THOMAE, 1984, 1987).

In der Jerusalem Longitudinal Study on Middle Age and Aging, die sich über einen Zeitraum von 20 Jahren erstreckte, berichtet SHANAN (1993) keine generellen Änderungen in Copingmustern. Die Copingstrategien schienen vor allem mit Persönlichkeitsfaktoren zusammenzuhängen. COSTA & MCCRAE (1993) zeigten in einer 10-Jahre-Follow-Up-Studie an jüngeren (25 bis 64 Jahre) und älteren (65 bis 74 Jahre) Personen, daß es kaum Altersunterschiede in Persönlichkeitsfaktoren und Bewältigungsstrategien gibt. Auch FOLKMAN & LAZARUS (1980) beschreiben für einen Altersbereich von 45 bis 64 Jahren keine Hinweise für Altersunterschiede (ebenso CRONQVIST, KLANG & BJOERVELL, 1997; KEEFE & WILLIAMS, 1990).

Im Gegensatz zu den dargestellten Untersuchungen gibt es auch Hinweise für die Hypothese der Existenz von Altersunterschieden. PEARLIN & SCHOOLER (1978) fanden unterschiedliche und weniger effektive Copingstrategien bei älteren Personen. Nach FLEISHMAN (1984) suchen ältere Personen weniger oft nach Rat und nutzen weniger aktives Coping (Disziplin), jedoch mehr passiv-reinterpretative Mechanismen wie selektives Ignorieren. Ähnliche Ergebnisse werden auch von LAZARUS & FOLKMAN (1987), FOLKMAN, LAZARUS, PIMLEY & NOVACEK (1987) bzw. FOLKMAN (1991) berichtet. Jüngere Probanden nutzen demnach mehr aktive, problem-zentrierte Copingformen (konfrontatives Coping, planmäßiges Problemlösen, Suche nach sozialer Unterstützung), während ältere eher passive, gefühls-zentrierte Copingstile (Distanzierung, Akzeptanz der Verantwortlichkeit, positives Reappraisal) favorisierten (vgl. auch QUAYHAGEN & QUAYHAGEN, 1982). Die Altersunterschiede im Coping waren zum Teil auch durch Altersunterschiede bei den vorhandenen Streßursachen bedingt. Jüngere Probanden berichteten mehr tägliche Widrigkeiten, Probleme bei der Kindererziehung, etc. während ältere Personen mehr Gesundheitsprobleme hatten. FELTON & REVENSON (1987) zeigten auf, daß Strategien wie Informationssuche, emotionaler Ausdruck und Selbstbeschuldigungstendenzen mit zunehmendem Alter rückgängig waren. Nach FEIFEL & STRACK (1989) benutzen ältere Personen Vermeidung weniger oft als Personen mittleren Alters bei Situationen der Entscheidungsfindung und Autoritätskonflikten. GUTMANN (1977) beschreibt geschlechtsdifferente, altersspezifische Copingmechanismen. Danach wechseln ältere Männer von aktivem zu mehr passivem und innerlichem Coping, während Frauen ein aktiveres Verhalten an den Tag legen.

JANKE et al. (1985) berichten im Rahmen der Standardisierung des Streßverarbeitungsfragebogens (SVF), daß eine Reihe von Verarbeitungsstrategien mit steigendem Alter häufiger angegeben wird. Dazu zählen *Herunterspielen durch Vergleich mit anderen, Schuldabwehr, Suche nach Selbstbestätigung, Reaktionskontrollversuche, Positive Selbstinstruktion* und *Vermeidungstendenz*. Im Gegensatz dazu wird *Aggression* am häufigsten von jüngeren Probanden angewendet. Diese Strategie wird jedoch auch von weiblichen Personen über 50 Jahre öfters angegeben. Laut JANKE et al. ließen sich diese Altersdifferenzen auch bei MCCRAE (1982) finden.

In der vorliegenden Untersuchung wurden Altersunterschiede über zwei unterschiedliche Zugangsweisen überprüft. Zum einen wurden *H*-Tests sowie multivariate Varianzanalysen durchgeführt. Zum anderen wurden Clusteranalysen über die einzelnen Faktoren berechnet und nachfolgend die Varianzen der entstandenen Klassifikationen bezüglich des Alters analysiert. Die Altersgruppeneinteilung für die varianzanalytischen Berechnungen war folgendermaßen: 32 – 49 Jahre, 50 – 57 Jahre, 58 – 66 Jahre, 67 – 78 Jahre. In einem „konservativen Minimalmodell" (S. 215) zeigte sich, daß ältere Männer vor allem *Resignation* und *Vermeidungstendenz* anwendeten. Frauen der höheren Altersgruppen wiesen höhere Ausprägungen an *Reaktionskontrollversuchen, Resignation, Selbstbemitleidung* und *Vermeidungstendenz* auf. Die Werte für *Fluchttendenz* und *Soziale Abkapselung* demonstrierten einen Anstieg in Altersgruppe 2 und waren danach wieder rückläufig. *Aggression* nahm mit zunehmendem Alter bei Frauen ab.

Resignation, Selbstbemitleidung und Soziale Abkapselung weisen auf depressive Prozesse hin. Motivations- und Hoffnungslosigkeit sowie sozialer Rückzug stehen im Vordergrund. Das Gefühl, zu kurz gekommen zu sein oder besonders oft schlechtere Voraussetzungen oder Ergebnisse zu haben als andere, breitet sich aus. Andere Menschen werden als Belastung empfunden, die Sozialkontakte werden reduziert. Weiters kann das Erleben von Hilflosigkeit eintreten. Möglicherweise spielt auch das Konzept der erlernten Hilflosigkeit (SELIGMAN, 1979) eine Rolle. Erlernte Hilflosigkeit entsteht dann, wenn Personen auf nicht kontrollierbare Situationen oder Ereignisse treffen, wenn sie keine Möglichkeiten besitzen, das Ereignis oder die Situation entsprechend zu beeinflussen. Diese Erfahrungen werden dann je nach Häufigkeit, Dauer, Intensität und Bedeutsamkeit auf andere Kontexte generalisiert. Es werden also auch potentiell oder tatsächlich kontrollierbare

Ereignisse als gleichermaßen unkontrollierbar wahrgenommen. Die Hilflosigkeit manifestiert sich nach SELIGMAN in drei typischen Symptomen: Das kognitive Defizit wird darin gesehen, daß die Person faktisch kontrollierbare Ereignisse in zunehmendem Maße als nicht kontrollierbar wahrnimmt (eine negative Form der kognitiven Umdeutungsprozesse). Das motivationale Defizit liegt in einer Verminderung der Bereitschaft, Einfluß nehmen und kontrollierende Reaktionen ausführen zu wollen. Das emotionale Defizit soll die damit einhergehenden Gefühle umschreiben, wie etwa Resignation, Hilflosigkeit, Selbstmitleid oder Hoffnungslosigkeit, die in der vorliegenden Untersuchung als altersspezifische Streßverarbeitungsstrategien charakterisiert wurden. Ältere Menschen erleben meist Veränderungen im sozialen Umfeld und zunehmende Vereinsamung im höheren Alter. Die Streßverarbeitung wird dabei direkt von den auftretenden Gefühlen beeinflußt bzw. mitbestimmt und drückt sich in dem beschriebenen „depressiven Formenkreis" (Resignation, Selbstbemitleidung, soziale Abkapselung) aus.

Erhöhtes Vermeidungs- und Fluchtverhalten lassen auf ein Unvermögen schließen, mit der Streßsituation adäquat umzugehen. Eine konfrontative Auseinandersetzung ist entweder nicht möglich oder zu beschwerlich, die Ressourcen werden als nicht ausreichend bewertet, möglicherweise tritt auch eine Dekompensation in der Einschätzung der eigenen Möglichkeiten ein. Diese „evasiven bzw. exgressiven Techniken" (THOMAE, 1968) haben ihren Ursprung in den natürlichen, primitiven Reaktionsformen auf Stressoren, dem Kampf-Flucht-Mechanismus, wobei die Fluchtreaktion bevorzugt wird. Der Vorteil des Flucht- bzw. Vermeidungsverhaltens liegt in einem meist geringeren Energieaufwand als bei einem konfrontativen Bewältigungsakt. Möglicherweise versuchen ältere Menschen durch defensives Coping ihre Energiereserven aufrecht zu erhalten bzw. haben eine andere Sichtweise für ihre Problemlagen entwickelt, die in Richtung passives Akzeptieren weist (vgl. FLEISHMAN, 1984). Nachteilig wirken sich jedenfalls das Ungelöstsein, Weiterbestehen oder Wiederauftreten der Streßsituation und deren Konsequenzen aus. Ein chronifiziertes Vermeidungsverhalten wird kaum zu einer befriedigenden Lösung führen und die daraus entstehenden Konsequenzen mit der Zeit zu einer resignativen Sicht der Problemlage beitragen. So entsteht eine wechselseitige Beeinflussung der Copingmechanismen, die zu einem Komplex defensiver Strategien führen könnte.

Ein weiterer im Alter ansteigender Copingmechanismus besteht in durchgeführten Versuchen die eigenen Reaktionen auf die Streßsituation zu kontrollieren. Erregungsbekämpfung, „Haltung bewahren", Verhaltenskontrolle und innerliche kognitive Disziplinierungsversuche werden dazu eingesetzt. Vor allem Frauen zeigen in deutlichem Ausmaß dieses Verhalten. Hingegen wurde aggressives Verhalten in der Streßsituation, wie z.b. Wut, Gereiztheit, Ungehaltensein, Kampfbereitschaft oder Zerstörungslust bei Frauen mit fortschreitendem Alter weniger. Wie bereits bei den Geschlechtsunterschieden beschrieben, läßt sich dies auf Sozialisationsformen bzw. gesellschaftliche Konventionserfordernisse zurückführen. Je älter die Frauen sind, desto rigidere Formen der gesellschaftlichen Erfordernisse (in dieser Hinsicht) wurden ihnen beigebracht. Bei zunehmend jüngeren Frauen lockern sich auch die sozialen Maßstäbe, wodurch auch mehr direkt-aggressives Verhalten möglich wurde.

Vergleicht man nun die Ergebnisse der vorliegenden Untersuchung mit den Resultaten der Standardisierungsstichprobe von JANKE et al. (1985) so finden sich drei Gemeinsamkeiten: reduzierte *Aggression*, vermehrtes *Vermeidungsverhalten* und *Reaktionskontrollversuche*. *Schuldabwehr*, *Suche nach Selbstbestätigung* und *Positive Selbstinstruktion* wurden in der vorliegenden Studie nicht als altersbedingt unterschiedlich erkannt. Jedoch konnten vier weitere Subtests, die alle dem Faktor 1 „Emotionale Betroffenheit und Aufgeben" angehören, vermehrt bei älteren Personen erhoben werden. Die Differenzen zwischen den beiden Untersuchungen liegen vermutlich in der unterschiedlichen Stichprobengröße begründet (JANKE et al. $N = 200$, vorliegende Studie $N = 1177$). Weiters enthält die vorliegende Studie auch ältere Probanden als bei JANKE et al. Konkordant zu den Resultaten von FLEISHMAN (1984) und FOLKMAN (1991) wurde eine Abnahme von aktiven Copingmechanismen wie konfrontatives Coping (z.B. *Aggression*) und eine Zunahme von passiven Strategien (*Resignation, Vermeidung, Selbstbemitleidung*) erkannt.
Bei dem Versuch umfassendere Copingmuster anhand der Faktorenstruktur zu identifizieren, also über einen anderen Zugang die Daten zu bearbeiten, konnten folgende Altersunterschiede erhoben werden:
Männer mit durchschnittlich höherem Alter wiesen höhere Werte in „Emotionaler Betroffenheit und Aufgeben" sowie in „Ausweichen und Ablenkung" auf. Emotionale Betroffenheit ist vor allem durch negatives Erleben oder Reaktionen auf die Streßsituation gekennzeichnet, verbunden mit depressiven und aufgebenden Tendenzen (Resignation, Selbstbemitleidung, Soziale Abkapselung, Flucht). Ausweichen und Ablenkung ist charakterisiert durch Vermeidungsverhalten, wodurch versucht wird, einer Konfrontation mit dem Stressor zu entgehen, was jedoch nicht zu einem Abbau der psychophysiologischen Reaktion führt und in chronifizierter Form möglicher-

weise zur Genese von Krankheiten beiträgt. Dafür spricht auch der von FORD et al. (1989) und VITALIANO, RUSSO, BAILEY, YOUNG & MCCANN (1993) beschriebene Zusammenhang von Vermeidung und Hypertonie. Da sowohl der Blutdruck, als auch das Vermeidungsverhalten im Alter ansteigen, könnte hier ein Zusammenhang bestehen. Die weiteren Faktoren „Aktive Kontrollversuche", „Kognitive Bewältigung durch Bewertungsveränderung", „Hilfeerwartung durch andere" und „Alternativverstärker" zeigten keine Unterschiede zwischen den Altersgruppen und bleiben somit bei Männern über verschiedene Lebensalter gleich ausgeprägt.

Bei Frauen mit durchschnittlich höherem Alter wurden höhere Werte in „Ausweichen und Ablenkung" und „Alternativverstärker" aufgezeigt. Bei den Alternativverstärkern wies sich vor allem Ersatzbefriedigung als wichtige Strategie aus. Hier steht vor allem ein Belohnungsverhalten im Vordergrund, das als Kompensation für die erfahrene Streßsituation fungiert. Neben verschiedenen individuellen Möglichkeiten spielt vor allem auch das Essen eine gewichtige Rolle, was auf eine wechselseitige Bedingtheit von Übergewicht und Ersatzbefriedigung bei zunehmendem Alter zurückzuführen ist. Alle weiteren Faktoren des SVF zeigten sich bei Frauen in dieser Analyse über das Alter stabil.

Der einzige Unterschied, der zwischen den Ergebnissen der beiden in der vorliegenden Untersuchung angewandten Methoden (Varianzanalyse, Clusteranalyse) auffällt, ist die Absenz von Altersunterschieden in Faktor 1 „Emotionale Betroffenheit und Aufgeben" bei Frauen. Vermutlich ist dies bedingt durch den kurvenhaften Altersverlauf der Subtests *Fluchttendenz* und *Soziale Abkapselung* der anfangs ansteigt und später wieder abfällt und so in der zweiten Analysemethode nicht signifikant wurde.

Aus einem interpretativen Gesichtspunkt kann man nun einerseits von Altersunterschieden in der Streßverarbeitung sprechen (z.B. Resignation, Vermeidungsverhalten), andererseits aber auch von Copingstrategien, die eine Konstanz über das Lebensalter aufweisen, wie z.B. aktive Streßbewältigung oder Hilfeerwartung durch andere, die in der vorliegenden Untersuchung nicht signifikant waren. Dies spiegelt die unterschiedlichen Standpunkte in der Diskussion wieder (z.B. FOLKMAN, 1991 versus THOMAE, 1984). Auch HEIM, AUGUSTINY, BLASER, KÜHNE, ROTHENBÜHLER, SCHAFFNER & VALACH (1990) konnten bei Datenanalysen mit Hilfe gruppenstatistischer und idiographischer Methoden Hinweise sowohl auf die *Variabilität* als auch auf die *Stabilität* von Coping (mit Krankheitsprozessen) erbringen.

Bei stabilen Copingmechanismen ist davon auszugehen, daß sie, sobald einmal erworben, sich nicht mehr verändern. Hier zeigte sich vor allem aktives Coping, wie *Positive Selbstinstruktion* oder *Bedürfnis nach sozialer Unterstützung*, als über Geschlecht und alle Altersgruppen stabil. Aufgrund dieser Daten ist anzunehmen, daß durch Modifikationsprogramme erworbenes aktives Coping erhalten bleibt und, wie weitere Studien beschreiben, möglicherweise zu einem gesünderen Lebensstil im Alter beiträgt (ANDERS, ESTERBAUER, FINK, LADURNER, HUEMER & WRANEK, 2000).

Bezüglich der Variabilität der Copingmechanismen nehmen Vermeidungsverhalten und Resignation bei beiden Geschlechtern im Alter zu, Selbstbemitleidung, Fluchttendenz und Soziale Abkapselung nur bei Frauen. Diese Resultate entsprechen der Hypothese der Abnahme von konfrontativen Auseinandersetzungsformen im Alter zugunsten von defensivem Coping. Bestimmte Veränderungen im Lebensablauf wie die Pensionierung und daraus sich ergebende Konsequenzen spielen für den Anstieg im Alter sicher eine gewichtige Rolle. Eine Umwandlung des sozialen Umfelds, das Austreten aus dem Erwerbsprozeß, das Phänomen des „Pensionsschocks" mit depressiven Episoden sowie ein vermehrtes Auftreten von gesundheitlichen Problemen führen zu den beschriebenen Copingstrategien. Für Frauen spielt sicherlich auch das Eintreten der Menopause und die damit verbundenen physiologischen und psychisch-emotionalen Veränderungen eine Rolle, die das Wesen des Copings bei zunehmendem Alter umformen. ROBRECHT (1994) interpretiert gefundene Kohortenunterschiede unter anderem mit Veränderungen im Rollenverständnis, zeitgeschichtlichen Einflüssen sowie sozialen, politischen und gesellschaftlichen Wandlungsprozessen.

Bezieht man einen medizinischen Gesichtspunkt mit ein, so kann man auch von kybernetischen Bedingtheiten zwischen Copingmechanismen und physiologischen Parametern sprechen. Aufgrund verschiedenster Untersuchungen, die den Einfluß von Streß auf medizinische Parameter aufgezeigt haben (siehe Kap. 4), läßt sich eine Hypothese formulieren, wobei pathologische Werte in medizinischen Risikofaktoren durch Streß induziert bzw. aufrechterhalten werden könnten. Wie bereits angeführt bestehen Beziehungen zwischen Vermeidungsverhalten und Hypertonie, Ersatzbefriedigung und Übergewicht oder repressivem Coping und Hypercholesterinämie (vgl. ANDERS, ESTERBAUER, FINK, LADURNER, HUEMER & WRANEK, 2000; DUJOVNE & HOUSTON, 1991; ESTERBAUER, ANDERS, LADURNER & WRANEK, 2001; FORD et al., 1989), die jeweils bei fortschreitendem Alter ansteigen.

DISKUSSION

In Zusammenhang mit den hier dargestellten Ergebnissen zu Altersunterschieden in Copingmechanismen würden daraus therapeutische Implikationen entstehen, die für präventive Maßnahmen auch im Bereich der Streßverarbeitung sprechen. Eine Veränderung in den Copingmustern der emotionalen Betroffenheit, des Ausweichens oder von Alternativverstärkern bzw. ein Erwerb von aktiven Bewältigungsstrategien bei fortschreitendem Alter könnte möglicherweise zu einer Abnahme der medizinischen Risikofaktoren beitragen.

9 KRITIK UND SCHLUSSFOLGERUNGEN

Eine Querschnitt-Analyse zur Überprüfung von Altersunterschieden kann immer nur ein aktuelles Zustandsbild der untersuchten Fragestellung bieten. Außer acht gelassen werden dabei entwicklungsbedingte Prozesse, die zu einer andersgestaltigen Theorienbildung beitragen. Jedoch kann eine Querschnitt-Studie aktuelle gesellschaftliche Strömungen und deren Auswirkungen besser repräsentieren.
In der vorliegenden Untersuchung wurden somit auch keine Unterschiede des Copings in verschiedenen Lebensaltern derselben Personen untersucht, sondern Unterschiede von verschiedenen Personengruppen (definiert durch das Alter). Als Prämisse für die Interpretation als altersspezifisches Coping wurde angenommen, daß die erhobenen Ergebnisse auch einen entwicklungsbedingten Charakter haben. Dies läßt sich durch ähnliche Resultate, die in früheren Jahrzehnten erhoben wurden, stützen. Waren diese Ergebnisse damals schon eruierbar, so lassen ähnliche Resultate Jahrzehnte später darauf schließen, daß die damals jüngere Generation zum jetzigen Zeitpunkt die Coping-Strategie-Unterschiede der damals älteren Generation aufweist. Dieser Schluß ist jedoch hypothetisch, da die untersuchten Populationen unterschiedlich waren.
Kritisch zu betrachten ist jedoch im Allgemeinen die Verwendung von Checklisten bzw. Fragebögen im Bereich der Streßuntersuchung bzw. der Streßverarbeitung. Nach MEEKS, CARTEN, TAMSKY, WRIGHT & PELLEGRINI (1989) werden durch das Verwenden von Checklisten Coping-Prozeduren übersehen. Bei Untersuchungen mit Interviews über Copingprozesse gebe es kaum Alterseffekte. Ein Drittel der Streßsituationen würde durch Checklisten verloren gehen (GEORGE & SIEGLER, 1982).
Auch der verwendete Streßverarbeitungsfragebogen (SVF) prüft hypothetische Strategien anstatt real-life-Situationen. JANKE, ERDMANN & KALLUS (1985) berichteten dazu Folgendes:

> „Insgesamt lassen die bisher vorliegenden Ergebnisse die Schlußfolgerung zu, daß die durch den SVF operationalisierten Streßverarbeitungsstrategien Außenkriterien in nur mäßigem Ausmaße vorherzusagen vermögen. Der SVF ermöglicht bei Zugrundelegung eines unidimensionalen linearen Vorhersagemodells weder eine hinreichende Vorhersage der Reaktionen

noch der eingesetzten Bewältigungsmaßnahmen in einer realen Belastungssituation. Trotzdem kann festgestellt werden, daß sich für eine Reihe der SVF-Subtests über Situationen und verschiedene Stichproben stabile Korrelationen in der erwarteten Richtung mit den erlebten Belastungsreaktionen in realen Belastungssituationen nachweisen lassen. Auch die Beziehungen zwischen den durch den SVF erfaßten Bewältigungsstrategien und den in realen Belastungssituationen angewandten Bewältigungsstrategien sind über mehrere Bedingungen (Situationen, Stichproben) reproduzierbar. Aus dem Auftreten zwar mäßiger, aber stabiler Korrelationen zwischen den Subtests des SVF und den Kriterienarten Reaktionen und Bewältigungsstrategien läßt sich trotz aller Einschränkungen schließen, daß den durch diesen Fragebogen operationalisierten Streßverarbeitungsstrategien eine substantielle Vorhersagevalidität zukommt" (S. 27f.).

Aufgrund der eigenartigen Argumentation, haben diese Aussagen einen etwas verwirrenden Charakter, und letztendlich ist unklar, ob der Test ein valides Instrument darstellt. Auch weitere Untersuchungen dazu geben kein eindeutiges Bild. KRÖNER-HERWIG & WEICH (1990) konnten in einer Studie zur Vorhersage von Bewältigungsverhalten in vorgestellten Situationen mit dem SVF keine überzufällig häufige Anzahl positiver Korrelationskoeffizienten zwischen habituellen und aktuellen Copingmodi finden. Hingegen folgern KALLUS & KATZENWADEL (1993) aus ihrer Untersuchung zur Streßspezifität des SVF, daß ihre Ergebnisse die Konstruktionsannahme des SVF, Streßbewältigungsstrategien valide abzubilden, erhärten. Die offenen Fragen bezüglich der Validität des SVF wurden auch nicht durch die Neubearbeitung des Tests (JANKE & ERDMANN, 1997) beantwortet. Umfangreichere Untersuchungen (wie bei der ersten Ausgabe) fehlen hier leider gänzlich.

Letztendlich jedoch ist der SVF einer der wenigen Coping-Tests im deutschen Sprachraum und findet in vielen auch größeren Studien Verwendung. Für einen Rahmen, wie ihn die Schlaganfallprävention an der Christian Doppler Klinik Salzburg, bietet, sind andere Verfahren (insbesondere Interviewtechniken) aufgrund verschiedenster Faktoren (Durchführungszeit etc.) nicht geeignet. Dementsprechend wären zusätzliche Untersuchungen mit weiteren Streßcoping-Erfassungsmethoden gefordert, um die gefunden Ergebnisse zu erhärten. Optimal wäre eine Weiterführung mit einer ergänzten Methodik im Sinne einer Längsschnittstudie.

Anlaß zur Kritik an der vorliegenden Studie könnte auch die unkonventionelle Altersgruppeneinteilung geben, die nicht nach Dekaden oder 5-Jahres-Einheiten getätigt wurde, sondern eine Anpassung an die Stichprobenverteilung (im Sinne einer Vergrößerung der untersuchten Gruppen) darstellt. Eine konventionelle Einteilung hätte jedoch die Stichprobengröße um ein Vielfaches verringert und somit einen bestehenden Vorteil der vorliegenden Studie eliminiert. Außerdem ist anzumerken, daß auch die konventionelle Einteilung (Dekaden, 5-Jahres-Einheiten) keine empirischen Grundlagen vorweisen kann.

Vergleicht man nun abschließend die Ergebnisse der medizinischen und psychologischen Untersuchungen, so findet sich eine Konkordanz im Sinne von erhöhten Risikofaktoren im höheren Lebensalter.

Die Behandlung von Risikofaktoren im medizinischen Bereich hat als primäre Prävention von Herzinfarkt und Schlaganfall eine hohe Priorität. Dabei finden medikamentöse Behandlung, Programme zur Veränderung des Lebensstils, der Ernährungsgewohnheiten, etc. weite Verbreitung. Die Ergebnisse der Arbeiten im Rahmen der Salzburger Schlaganfallpräventions-Studie, zu denen die vorliegende Untersuchung zählt, weisen verstärkt daraufhin, daß die Streßverarbeitung einen Einflußfaktor auf die medizinischen Risikofaktoren darstellt. Da im vorliegenden Fall bei fortschreitendem Alter die Risikofaktorerhöhung mit einer Erhöhung der passiven Streßverarbeitung einhergeht, könnte eine psychologische Modifikation des Copings möglicherweise auch zu einer Verringerung der Risikofaktoren im Alter beitragen. Eine Integration von Modifikationsprogrammen in die Gesundheitsvorsorge wäre wünschenswert.

10 ZUSAMMENFASSUNG / SUMMARY

ZUSAMMENFASSUNG

Einleitung: Schlaganfallerkrankungen sind in den westlichen Industrieländern nach Herzerkrankungen und Tumorerkrankungen die dritthäufigste Todesursache. Mit höherem Lebensalter wird eine Erhöhung von einzelnen Schlaganfallrisikofaktoren beobachtet, die sich auch in einer Erhöhung der Prävalenzrate für den Schlaganfall konkretisiert. Verschiedene Untersuchungen berichten Geschlechts- und Altersunterschiede auch für die Streßbewältigung als Risikofaktor des Schlaganfalls.
Fragestellung: Ziel dieser Studie war es Geschlechts- und Altersunterschiede in der Streßverarbeitung zu untersuchen. Weiters wurden folgende medizinische Risikofaktoren des Schlaganfalls auf Altersunterschiede geprüft: Hypertonie, Herzkrankheiten, Alkoholkonsum, Nikotinkonsum, Adipositas, Gesamtcholesterin, HDL-Cholesterin, LDL-Cholesterin, TC/HDL-Ratio, Hämatokrit und Fibrinogen.
Methode: 1177 Personen absolvierten ein medizinisch-psychologisches Schlaganfallvorsorgeprogramm mit Erhebung der wichtigsten Risikofaktoren und einer Untersuchung zur Streßbewältigung mit dem Streßverarbeitungsfragebogen (SVF). Nach einer Einteilung in vier Altersgruppen wurden Altersunterschiede mittels des *H*-Tests und einer multivariaten Varianzanalyse mit nachfolgenden Einzelvergleichen und Scheffé-Tests überprüft. Weiters wurde eine k-means-Clusteranalyse mit subsequenter Varianzanalyse bezüglich des Alters durchgeführt. Geschlechtsunterschiede wurden mit *t*-Tests ermittelt.
Ergebnisse: Männer zeigten mehr Aggressionen als Frauen. Frauen hingegen lenken sich mehr ab, bagatellisieren die Streßsituationen öfter, lösen die Streßspannung durch Ersatzbefriedigung, spielen die Streßsituation im Vergleich zu anderen herunter, zeigen öfter Schuldabwehr, tendieren zur Vermeidung von Streßsituationen.
Frauen fortgeschritteneren Alters weisen höhere Werte in den Risikofaktoren systolischer Blutdruck, diastolischer Blutdruck, Herzerkrankungen, BMI, Gesamtcholesterin, TC/HDL-Ratio und Fibrinogen auf. HDL-Cholesterin und Hämatokrit steigen mit zunehmendem Alter an und reduzieren sich bei fortschreitendem Alter wieder. Jüngere Frauen weisen öfter Nikotinkonsum auf

als Frauen fortgeschritteneren Alters. Keine Unterschiede gibt es bei Alkoholkonsum. Männer mit höherem Lebensalter demonstrieren höhere Werte in den Risikofaktoren systolischer Blutdruck, Herzerkrankungen, HDL-Cholesterin, Fibrinogen. Keine Unterschiede zeigen sich bei Alkoholkonsum, Rauchen, BMI, Hämatokrit und den Lipidwerten (außer HDL-C).
In der Streßverarbeitung reagieren ältere Männer verstärkt mit emotionaler Betroffenheit und Ausweichen / Ablenkung. Auch Frauen, die besonders häufig Ausweichen und Ablenkung oder Alternativverstärker als Bewältigungsstrategie verwenden, sind im Durchschnitt älter. Weiters nimmt *Aggression* bei Frauen mit zunehmendem Alter ab. Die Werte für *Reaktionskontrollversuche, Resignation, Selbstbemitleidung* und *Vermeidungstendenz* zeigen höhere Ausprägungen bei höherem Alter. *Fluchttendenz* und *Soziale Abkapselung* steigen bis zur Lebensmitte an und sind bei fortschreitendem Alter rückläufig.

Diskussion: Die Ergebnisse für die medizinischen Risikofaktoren und die Geschlechtsunterschiede in der Streßverarbeitung zeigen weitgehende Übereinstimmung mit international publizierten Daten. Bei den Geschlechtsunterschieden spielen möglicherweise unterschiedliche Sozialisationsformen und erfahrene Erziehungsstile eine gewichtige Rolle. Bei fortschreitendem Alter zeigte sich eine Zunahme von defensiven Copingstrategien. Die Altersunterschiede in der Streßverarbeitung sind mitunter bedingt durch Veränderungen im Lebensablauf sowie sozialen, psychischen und physiologischen Veränderungen. Eine Modifikation in den Copingmustern der emotionalen Betroffenheit, des Ausweichens und der Alternativverstärker könnte möglicherweise zu einer Abnahme der medizinischen Risikofaktoren beitragen.

SUMMARY

Introduction: Stroke is one of the foremost causes of death (besides myocardial infarction and cancer) in the western countries. In older age an increase of various stroke risk factors has been reported that manifests in a higher prevalence rate. Different studies demonstrated gender and age differences in coping strategies as a risk factor for stroke.
Objective: Aim of this study was to investigate gender and age differences in coping styles. Furthermore the following stroke risk factors have been examined for age differences: hypertension, heart complaints, alcohol and

nicotine consumption, adiposity, total cholesterol, HDL-cholesterol, LDL-cholesterol, TC/HDL-ratio, hematocrit and fibrinogen.

Method: 1177 persons participated in a medical-psychological stroke prevention programme with an assessment of primary stroke risk factors and an investigation of coping strategies with the Streßverarbeitungsfragebogen (SVF, a stress coping questionnaire). After distribution into different age groups differences have been examined with the *H*-Test and a multivariate analysis of variance with following single comparisons and Scheffé-Tests. Furthermore a k-means-cluster analysis with subsequent analysis of variance regarding age has been carried out. Gender differences have been calculated with *t*-test.

Results: Men showed more aggression than women. Women demonstrated higher scores in distraction, minimising, vicarious satisfaction, down-playing, rejection of guilt and tendency to avoidance.

Women of older age presented higher values in the risk factors systolic and diastolic blood pressure, heart complaints, body-mass-index, total cholesterol, TC/HDL-ratio and fibrinogen. HDL-cholesterol and hematocrit increased with growing age and decreased in the oldest group. Younger women featured more often nicotine consumption than older women. No differences have been found in alcohol consumption. Older men demonstrated higher values in systolic blood pressure, heart complaints, HDL-cholesterol and fibrinogen. Alcohol and nicotine consumption, body-mass-index, hematocrit and lipids (except HDL-C) showed no differences.

Regarding stress coping styles older men presented more often emotional dismay and evasive behaviour. Women featuring evasion or alternative reinforcement were also of older age. Furthermore aggression decreased with growing age. The scores for reaction control attempts, resignation, self pity and tendency to avoidance demonstrated higher expressions in older age. Tendency to flee and social seclusion increased until mid-life and are recurrent in older groups.

Discussion: The results for the medical risk factors and the gender differences in coping represent a broad conformity with international publicated data. Gender differences are probably induced by different socialisation and experienced education styles. Defensive coping was associated with increasing age. The differences are possibly caused by transitions in life course and social, psychological and physiological changes. Modification of coping patterns like emotional dismay, evasion and alternative reinforcement could eventually lead to a decrease of medical risk factors.

11 LITERATUR

Abramson, L. Y., Seligman, M. E. P. & Teasdale, J. D. (1978). Learned helplessness in humans: Critique and reformulation. *Journal of abnormal Psychology, 37,* 49-74.
Aho, K., Harmsen, P., Hatano, S., Marquardsen, J., Smirnov, V. & Strasser, T. (1980). Cerebrovascular disease in the community: results of a WHO Collaborative Study. *Bulletin of the WHO, 58,* 113-130.
Aldwin, C., Folkman, S., Schaefer, C., Coyne, J. C. & Lazarus, R. S. (1980). *Ways of Coping: A process measure*. Papers presented at meetings of the American Psychological Association, Montreal.
Aldwin, C. M., Sutton, K. J., Chiara, G. & Spiro, A. 3rd. (1996). Age differences in stress, coping, and appraisal: findings from the Normative Aging Study. *Journal of Gerontology, Biology, and Psychology in the Social Sciences, 51,* 179-88.
Alexander, F. (1950). *Psychosomatic Medicine: 1st principles and applications*. New York: Norton.
Alva, S. A. (1995). Psychological distress and alcohol use in Hispanic adolescents. *Journal of Youth and Adolescence, 24,* 481-497.
Amelang, M. & Bartussek, D. (1990). *Differentielle Psychologie und Persönlichkeitsforschung* (3. Auflage). Stuttgart: Kohlhammer.
American Psychiatric Association. (1998). *Diagnostisches und Statistisches Manual Psychischer Störungen DSM-IV* (2., verbesserte Auflage; bearbeitet von H. Saß, H. U. Wittchen & M. Zaudig). Göttingen: Hofgrefe, Verlag für Psychologie.
Anders, I. (2001). *Auswirkungen von Streßverarbeitung und Persönlichkeitsmerkmalen auf den Lipidmetabolismus und die Intima-Media-Dicke der Carotiden als Kriterium der Genese einer Atherosklerose*. Unveröffentlichte Dissertation, Universität Salzburg.
Anders, I. (2003). *Streßtyp und Infarktgefährdung. Interdisziplinäre Aspekte zum Pathomechanismus von Personen mit hohem Infarktrisiko*. Hamburg: Kovač.
Anders, I., Esterbauer, E., Fink, A., Ladurner, G., Huemer, M. & Wranek, U. (2000). Blutfette und Streßbewältigung als Risikofaktoren in der Schlaganfallvorsorge. *Wiener medizinische Wochenschrift, 150,* 25-31.
Anders, I., Esterbauer, E., Ladurner, G. & Wranek, U. (2001a). Stress coping styles and their influence on the stroke risk factor blood coagulation. In K. W. Kallus, N. Posthumus & P. Jiménez (Eds.), *Current psychological research in Austria. Proceedings of the 4th scientific conference of the Austrian Psychological Society (ÖGP)* (p. 49-52). Graz: Akademische Druck- u. Verlagsanstalt.
Anders, I., Esterbauer, E., Ladurner, G. & Wranek, U. (2001b). Streßverarbeitung und Blutviskosität bei Schlaganfallvorsorgepatienten. *Wiener klinische Wochenschrift, 113,* 378-383.
Antonovsky, A. (1987). *Unravelling the mystery of health: How people manage stress and stay well*. San Francisco: Jossey-Bass.
Asendorpf, J. B., Wallbott, H. & Scherer, K. R. (1983). Der verflixte Represser: Ein empirisch begründeter Vorschlag zu einer zweidimensionalen Operationalisierung von Repression-Sensitization. *Zeitschrift für Differentielle und Diagnostische Psychologie, 4,* 113-128.

Assmann, F. & Schulte, H. (1986). *PROCAM-Studie*. Hedingen/Zürich: Panscientia Verlag.
Bacher, J. (1996). *Clusteranalyse* (2., ergänzete Auflage). München: R. Oldenbourg.
Bachler, K. & Matzka, C. (1990). *Streß und seine Bewältigung. Eine Untersuchung über die Auswirkung der Grundtendenz bei Streßbewältigungsversuchen und dem Einfluß der Kontrollierbarkeit der Aufgaben auf den Streß*. Unveröffentlichte Diplomarbeit, Universität Salzburg.
Backhaus, K., Erichson, B., Plinke, W. & Weiber, R. (1996). *Multivariate Analysemethoden* (8. verbesserte Auflage). Berlin: Springer.
Bamford, J., Dennis, M., Sandercock, P., Burn, J. & Warlow, C. (1990). The frequency, causes and timing of death within 30 days of a first stroke: the Oxfordshire Community Stroke Project. *Journal of Neurology, Neurosurgery and Psychiatry, 53*, 824-829.
Bandura, A. (1977). Self-efficacy: Toward a unifying theory of behavioral change. *Psychological Review, 84*, 191-215.
Barnett, P. A., Spence, J. D., Manuck, S. & Jennings, J. R. (1996). Psychological stress and the progression of carotid artery disease. *Journal of Hypertension, 15*, 49-55.
Beck, A. T. (1976). *Cognitive therapy and the emotional disorders*. New York: International University Press.
Beck, A. T., Ward, C. H., Mendelson, M., Mock, J. & Erbaugh, J. (1961). An inventory for measuring depression. *Archives of General Psychiatry, 4*, 561-571.
Becker-Carus, C. (1981). *Grundriß der physiologischen Psychologie*. Heidelberg: Quelle & Meyer.
Benfante, R., Yano, K., Hwang, L. J., Curb, D., Kagan, A. & Ross, W. (1994). Elevated serum cholesterol is a risk factor for both coronary heart disease and thromboembolic stroke in hawaiian japanese men. *Stroke, 25*, 814-820.
Benjamin, E. J., D'Agostino, R. B., Belanger, A. J., Wolf, P. A. & Levy, D. (1995). Left atrial size and the risk of stroke and death: the Framinham Heart Study. *Circulation, 92*, 835-841.
Benjamin, E. J., Plehn, J. F., D'Agostino, R. B., Belanger, A. J., Comai, K., Fuller, D. L., Wolf, P. A. & Levy, D. (1992). Mitral annular calcification and the risk of stroke in an elderly cohort. *New England Journal of Medicine, 327*, 374-379.
Bergmann, G. (1985). Streß und seine Bewältigung. Psychologische Forschungsansätze. In K. R. Scherer, H. G. Wallbott, F. J. Tolkmitt & G. Bergmann (Hrsg.), *Die Streßreaktion: Physiologie und Verhalten*. Giessen: Hogrefe.
Bergmann, K. E., Menzel, R., Bergmann, E., Tietze, K., Stolzenberg, H. & Hoffmeister, H. (1989). Verbreitung von Übergewicht in der erwachsenen Bevölkerung der Bundesrepublik Deutschland. *Aktuelle Ernährungsmedizin, 14*, 205-208.
Beutel, M. (1988). *Bewältigungsprozesse bei chronischen Erkrankungen*. Weinheim: Edition Medizin VCH.
Birbaumer, N. & Schmidt, R. F. (1999). *Biologische Psychologie* (4., völlig überarbeitete und ergänzte Auflage). Berlin: Springer.
Bischoff, C. & Pein, A. von (1994). Verhaltensmedizin der essentiellen Hypertonie. In M. Zielke & J. Sturm (Hrsg), *Handbuch: Stationäre Verhaltenstherapie*. Weinheim: Beltz – Psychologie Verlags Union.
Björntorp, P. (1996). Neuroendokrine Anomalien beim Metabolischen Syndrom. In M. Hanefeld & W. Leonhardt (Hrsg.), *Das metabolische Syndrom* (S. 53-61). Jena: Fischer.

Block, J. H. (1976). Issues, problems, and pitfalls in assessing sex differences: A critical review of the psychology of sex differences. *Merrill-Palmer Quaterly, 22,* 283-308.
Bodenmann, G. (1997). *Streß und Partnerschaft.* Bern: Huber.
Bogousslavsky, J., Van Melle, G. & Regli, F. (1988). The Lausanne stroke registry: analysis of 1000 consecutive patients with first-ever stroke. *Stroke, 19,* 1083-1092.
Bogousslavsky, J. (1999). Stroke prevention by the practitioner. *Cerebrovascular Diseases, 9 (Suppl. 4),* 1-68.
Bolm-Audorff, U., Schwammle, J., Ehlenz, K. & Kaffarnik, H. (1989). Plasma levels of catecholamines and lipids when speaking before an audience. *Work and Stress, 3,* 249-253.
Bonita, R. (1992). Epidemiology of stroke. *Lancet, 339,* 342-344.
Bonita, R., Beaglehole, R. & North, J. D. (1984). Event, incidence, and case fatality rates of cerebrovascular disease in Auckland, New Zealand. *American Journal of Epidemiology, 120,* 236-243.
Bonita, R., Scragg, R., Stewart, A., Jackson, R. & Beaglehole, R. (1986). Cigarette smoking and risk of premature stroke in men and women. *British Medical Journal, 293,* 6-8.
Bonita, R., Stewart, A. & Beaglehole, R. (1990). International trends in stroke mortality: 1970-1985. *Stroke, 21,* 989-992.
Bortz, J. (1989). *Statistik für Sozialwissenschaftler* (3. Auflage). Berlin: Springer.
Bortz, J. (1993). *Statistik für Sozialwissenschaftler* (4., vollständig überarbeitete Auflage). Berlin: Springer.
Bortz, J. (1999). *Statistik für Sozialwissenschaftler* (5., vollständig überarbeitete & aktualisierte Auflage). Berlin: Springer.
Bortz, J., Lienert, G. A. & Boehnke, K. (1990). *Verteilungsfreie Methoden in der Biostatistik.* Berlin: Springer.
Bösel, R. (1978). *Streß. Einführung in die psychosomatische Belastungsforschung.* Hamburg: Hoffmann und Campe.
Bösel , R. (1987). *Physiologische Psychologie* (2. Auflage). Berlin: de Gruyter.
Bots, M. L., Looman, S. J., Koudstaal, P. J., Hofman, A., Hoes, A. W. & Grobbee, D. E. (1996). Prevalence of stroke in the general population. The Rotterdam Study. *Stroke, 27,* 1499-1501.
Boucsein, W. & Frye, M. (1974). Physiologische und psychische Wirkungen von Mißerfolgsstreß unter Berücksichtigung des Merkmals Repression-Sensitization. *Zeitschrift für experimentelle und angewandte Psychologie, 21 ,* 339-366.
Bova, I., Bornstein, N. & Korczyn, A. (1996). Acute infection as a risk factor for ischemic stroke. *Stroke, 27,* 2204-2206.
Brainin, M. (1989). *Risiko und Prognose des Schlaganfalls. Der Beitrag von Datenbanken.* Wien: Springer.
Brainin, M. (1997). Forschungsmöglichkeiten von Schlaganfalldatenbanken. *Nervenarzt, 68,* 116-121.
Brandt, T., Caplan, L. R., Dichgans, J., Diener, H. C. & Kennard, C. (Eds.). (1996). *Neurological disorders. Course and treatment.* San Diego: Academic Press.
Brandt, T., Dichgans, J. & Diener, H. C. (Hrsg.). (1993). *Therapie und Verlauf neurologischer Erkrankungen* (2., überarbeitete und erweiterte Auflage). Stuttgart: Kohlhammer.

Braukmann, W. & Filipp, S. H. (1984). Strategien und Techniken der Lebensbewältigung. In U. Baumann, H. Berbalk & G. Seidenstücker (Hrsg.), *Klinische Psychologie. Trends in Forschung und Praxis, Bd. 6* (S. 52 – 87). Bern: Huber.
Brengelmann, J. C. & Michl, G. (1982). Lebenserfolg, Streß und Persönlichkeit. In J. C. Brengelmann (Hrsg.), *Entwicklung des Verhaltenstherapie in der Praxis*. München: Gerhard Röttger.
Broderick, J. P. (1993). Heart disease and stroke. *Heart Disease and Stroke, 2*, 355-359.
Broderick, J. P. (1994). Intracerebral hemorrhage. In P. B. Gorelick & M. Alter (Eds.), *Handbook of Neuroepidemiology*. New York: Marcel Dekker Inc.
Brown, G. & Harris, T. (1978). *The social origins of depression: A study of psychiatric disorder in women*. London: Tavistock.
Brüderl, L. (Hrsg.). (1988). *Theorien und Methoden der Bewältigungsforschung*. Weinheim: Juventa.
Brüderl, L., Halsig, H. & Schröder, A. (1988). Historischer Hintergrund, Theorien und Entwicklungstendenzen der Bewältigungsforschung. In L. Brüderl (Hrsg.), *Theorien und Methoden der Bewältigungsforschung*. Weinheim: Juventa.
Brust, J. C. M. (1996). Zerebrale Zirkulation: Schlaganfall. In E. R. Kandel, J. H. Schwartz & T. M. Jessell (Hrsg.), *Neurowissenschaften. Eine Einführung*. Heidelberg: Spektrum Akademischer Verlag.
Bühl, A. & Zöfel, P. (1998). *SPSS für Windows Version 7.5. Praxisorientierte Einführung in die moderne Datenanalyse* (4., überarbeitete und erweiterte Auflage). Bonn: Addison Wesley Longman.
Bundesministerium für Gesundheit. (Hrsg.). (1991). *Daten des Gesundheitswesens (Band 3)*. Baden-Baden: Nomos.
Buring, J. E., Hebert, P., Romero, J., Kittross, A., Cook, N., Manson, J., Peto, R. & Hennekens, C. (1995). Migraine and subsequent risk of stroke in the Physicians' Health Study. *Archives of Neurology, 52*, 129-134.
Burke, G. L., Evans, G. W., Riley, W. A., Sharrett, A. R., Howard, G., Barnes, R. W., Rosamond, W., Crow, R. S., Rautaharju, P. M. & Heiss, G. (1995). Arterial wall thickness is associated with prevalent cardiovascular disease in middle-aged adults: the Atherosclerosis Risk in Communitites (ARIC) Study. *Stroke, 26*, 386-391.
Byrne, D. (1961). The repression-sensitization scale: Rationale, reliability, and validity. *Journal of Personality, 29*, 334-349.
Byrne, D. (1964) Repression-Sensitization as a dimension of personality. In B. A. Maher (Ed.), *Progress in experimental personality research, vol. 1* (S. 169-220). New York: Academic Press.
Camargo, C. A. (1989). Moderate alcohol consumption and stroke: the epidemiological evidence. *Stroke, 20*, 1611-1626.
Camargo, C. A. (1996). Case-control and cohort studies of moderate alcohol consumption and stroke. *Clinica chimica acta, 246*, 107-119.
Cannon, W. B. (1935). Stresses and strains of homeostasis. *American Journal of the Medical Sciences, 189*, 1-14.
Caplan, G. (1961). *An approach to community mental health*. New York: Grune and Stratton.
Caplan, G. (1964). *Principles of preventive psychiatry*. New York: Basic Books.
Caplan, R. & Diener, H. C. (1996). Cerebral ischemia. In T. Brandt, L. R. Caplan, J. Dichgans, H. C. Diener & C. Kennard (Eds.), *Neurological disorders. Course and treatment*. San Diego: Academic Press.

Carroll, D., Sheffield, D., Smith, G. D., Shipley, M. J. & Marmot, G. (1997). The relationship between socioeconomic status, hostility, and blood pressure reactions to mental stress in men: data from the Whitehall II Study. *Health Psychology, 16*, 131-136.

Castillo-Richmond, A., Schneider, R. H., Alexander, C. N., Cook, R., Myers, H., Nidich, S., Haney, C., Rainforth, M. & Salerno, J. (2000). Effects of stress reduction on carotid atherosclerosis in hypertensive african americans. *Stroke, 31*, 568-573.

Cobb, S. (1976). Social support as a moderator of life stress. *Psychosomatic Medicine, 38*, 300-314.

Coelho, G. V., Hamburg, D. A. & Adams, J. E. (Eds.). (1974). *Coping and adaption*. New York: Basic Books.

Cofer, C. N. & Appley, M. H. (1964). *Motivation: Theory and research*. New York: Wiley.

Cohen, S., Kessler, R. C. & Gordon, L. U. (Eds.). (1995). *Measuring Stress: A guide for health and social scientists*. New York: Oxford University Press.

Collins, R., Peto, R., MacMahon, S., Herbert, P., Fiebach, N. H., Eberlein, K. A., Godwin, J., Qizilbash, N., Taylor, J. O. & Hennekens, C. H. (1990). Blood pressure, stroke and coronary heart disease. Part 2: Short-term reductions in blood pressure: overview of randomized drug trials in their epidemiological context. *Lancet, 335*, 827-838.

Cooper, C. L. (1981). *Streßbewältigung: Person, Familie, Beruf*. München: Urban & Schwarzenberg.

Cooper, C. L. (1991). *Personality and stress: Individual differences in the stress process*: Chichester: John Wiley & Sons.

Costa, P. T. & McCrae, R. R. (1993). Psychological stress and coping in old age. In L. Goldberger & S. Breznitz (Eds.), *Handbook of stress. Theoretical and clinical aspects* (2nd edition). New York: Free Press.

Coull, B. M., Beamer, N., deGarmo, P., Sexton, G., Nordt, F., Knox, R. & Seaman, G. V. (1991). Chronic blood hyperviscosity in subjects with acute stroke, transient ischemic attack, and risk factors for stroke. *Stroke, 22*, 162-168.

Cronqvist, A., Klang, B. & Bjoervell, H. (1997). The use and efficacy of coping strategies and coping styles in a Swedish sample. *Quality of Life Research, 6*, 87-96.

Curb, J. D., Abbott, R. D., MacLean, C. J., Rodriguez, B. L., Burchfield, C. M., Sharp, D. S., Ross, G. W. & Yano, K. (1996). Age-related changes in stroke risk in men with hypertension and normal blood pressure. *Stroke, 27*, 819-824.

D'Agostino, R. B., Wolf, P. A., Belanger, A. J. & Kannel, W. B. (1994). Stroke risk profile: adjustment for antihypertensive medication. The Framingham study. *Stroke, 25*, 40-43.

Dargel, R. (1991). *Biochemie und Pathobiochemie der Lipoproteine*. Berlin: Akademie Verlag.

Davidson, K., Hall, P. & MacGregor, M. (1996). Gender differences in the relation between interview-derived hostility scores and resting blood pressure. *Journal of Behavioral Medicine, 19*, 185-201.

Davis, M. C., Matthews, K. A., Meilahn, E. N. & Kiss, J. E. (1995). Are job characteristics related to fibrinogen levels in middle-aged women? *Health Psychology, 14*, 310-318.

De Feyter, P. J., Vos, J. & Deckers, J. W. (1995). Progression and regression of the atherosclerotic plaque. *European Heart Journal, 16*, 26-30.

Delistraty, D. A., Greene, W. A., Carlberg, K. A. & Raver, K. K. (1992). Cardiovascular reactivity in type A and B males to mental arithmetic and aerobic exercise at an equivalent oxygen uptake. *Psychophysiology, 29*, 264-271.

Derflinger, I. (2000). *Einfluß genetischer Variabilität in Kanditatengenen des Lipoproteinstoffwechsels auf die phänotypische Ausprägung des Insulinresistenzsyndroms*. Unveröffentlichte Dissertation, Universität Innsbruck.

Derick, W. T., Hewer, R. L., Skilbeck, C. E. & David, R. M. (1985). *Stroke. A critical approach to diagnosis treatment and manangement*. London: Chapman and Hall Ltd.

Deutsche Adipositas-Gesellschaft. (1995). Richtlinien zur Therapie der Adipositas der Deutschen Adipositas-Gesellschaft. *Mitteilungen der DAG, 9*, 7.

Deutsche Gesellschaft für Psychologie. (Hrsg.). (1997). *Richtlinien zur Manuskriptgestaltung*. (2., überarbeitete und erweiterte Auflage). Göttingen: Hogrefe, Verlag für Psychologie.

Diehl, J. M. (1978). *Varianzanalyse* (2., korrigierte Auflage). Frankfurt am Main: Fachbuchhandlung für Psychologie.

Diehm, C. & Wilhelm, C. (1992). *Leben mit Gerinnungshemmern. Bei Herzrhythmusstörungen, Herzinfarkt, Raucherbein, Schlaganfall, Venenthrombose, Lungenembolie*. Stuttgart: TRIAS - Thieme Hippokrates Enke.

Diener, H. C. & Hacke, W. (1995). Schlaganfallprävention. *Nervenarzt, 66*, 83-88.

Dohrenwend, B. S., Krasnoff, L., Askenasy, A. R. & Dohrenwend, B. P. (1982). The psychiatric epidemiology research interview life events scale. In L. Goldberger & S. Breznitz (Eds.), *Handbook of stress: Theoretical and clinical aspects*. New York: Free Press.

Dörner, D. (1974). *Die kognitive Organisation beim Problemlösen*. Bern: Huber.

Dujovne, V. F. & Houston, B. K. (1991). Hostility-related variables and plasma lipid levels. *Jounal of Behavioral Medicine, 14*, 555-565.

Dunckel, H. (1985). *Mehrfachbelastungen am Arbeitsplatz und psychosoziale Gesundheit*. (Europäische Hochschulschriften). Frankfurt am Main: Peter Lang.

Dyken, M. L. (1991). Stroke risk factors. In J. W. Norris & V. C. Hachinski (Eds.), *Prevention of stroke*. New York: Springer.

Ebhardt, G. (1987). Pathologische Anatomie des akuten Hirninfarktes. In A. Hartmann & H. Wassmann (Hrsg.), *Hirninfarkt. Ätiologie, Diagnose, Prophylaxe und Therapie*. München: Urban & Schwarzenberg.

Ebner, B. (1999). *Streßverarbeitungsmaßnahmen von Patienten mit chronischem Tinnitus aurium und deren Persönlichkeitseigenschaften*. Unveröffentlichte Diplomarbeit, Universität Salzburg.

Eckl, K. (1998). *Die Herzfrequenz als Einfußfaktor auf die Streßverarbeitung unter besonderer Berücksichtigung der Einnahme von Betablocker*. Unveröffentlichte Diplomarbeit, Universität Salzburg.

Eckl, K. (2000). *Zusammenhänge und Interaktionen zwischen psychologischen Faktoren und Schlaganfallrisikofaktoren: Wechselwirkungen zwischen Persönlichkeitsfaktoren, Stressverarbeitung, Ärgerausdrucks- und Essverhalten auf die Schlaganfallrisikofaktoren Adipositas, Hypertonie, Atherosklerose und Insulinresistenz*. Unveröffentlichte Dissertation, Universität Salzburg.

Eggstein, M. & Luft, D. (1994). Diabetes mellitus. In R. Gross (Hrsg.), *Die Innere Medizin* (8. Auflage). Stuttgart: Schattauer.

Elliot, G. R. & Eisdorfer, C. (Eds.). (1982). *Stress and human health: Analysis and implications of research; a study by the Institute of Medicine, National Academy of Sciences.* New York: Springer.

Endler, N. S. & Parker, J. D. A. (1994). Assessment of multidimensional coping: task, emotion, and avoidance strategies. *Psychological Assessment, 6,* 50-60.

Engebretson, T. O. & Matthews, K. A. (1992). Dimensions of hostility in men, women, and boys: Relationships to personality and cardiovascular responses to stress. *Psychosomatic Medicine, 54,* 311-323.

Epstein, S. & Fenz, W. D. (1967). The detection of areas of stress through variations in perceptual threshold, physiological arousal, and cognitive deficit. *Journal of Experimental Research in Personality, 2,* 191-199.

Eriksen, C. W. & Pierce, J. (1968). Defense mechanisms. In E. F. Borgatta & W. W. Lambert (Eds.), *Handbook of personality theory and research* (p.1007-1040). Chicago: McNally.

Erikson, E. E. (1966). *Identität und Lebenszyklus.* Frankfurt: Suhrkamp.

Esterbauer, E., Anders, I., Ladurner, G., Huemer, M. & Wranek, U. (2001). Streßverarbeitung bei den Schlaganfallrisikofaktoren Herzkrankheiten, Übergewicht, Nikotin- und Alkoholkonsum. *Wiener klinische Wochenschrift, 113,* 947-953.

Esterbauer, E., Anders, I., Ladurner, G. & Wranek, U. (2001). Age and its influence on the stroke risk factors blood pressure and stress coping. In K. W. Kallus, N. Posthumus & P. Jiménez (Eds.), *Current psychological research in Austria. Proceedings of the 4th scientific conference of the Austrian Psychological Society (ÖGP)* (S. 45-48). Graz: Akademische Druck- u. Verlagsanstalt.

Ewart, C. K., Jorgensen, R. S. & Kolodner, K. B. (1998). Sociotropic cognition moderates blood pressure response to interpersonal stress in high-risk adolescent girls. *International Journal of Psychophysiology, 28,* 131-142.

Ewart, C. K., Taylor, C. B., Kraemer, H. C. & Agras, W. S. (1991). High blood pressure and marital discord: Not being nasty matters more than being nice. *Health Psychology, 10,* 155-163.

Fabris, F., Zanocchi, M., Bo, M., Fonte, G., Poli, L., Bergoglio, I., Ferrario, E. & Pernigotti, L. (1994). Carotid plaque, aging, and risk factors. *Stroke, 25,* 1133-1140.

Fahrenberg, J., Selg, H. & Hampel, R. (1973). *Das Freiburger Persönlichkeitsinventar (FPI).* Göttingen: Hogrefe.

Fahrenberg, J., Walschburger, P., Förster, F., Myrtek, M. & Müller, W. (1979). *Psychophysiologische Aktivierungsforschung.* München: Minerva.

Feifel, H. & Strack, S. (1989). Coping with conflict situations: Middle-aged and elderly men. *Psychology and Aging, 4,* 26-33.

Feingold, K. R., Gavin, L. A., Schambelan, M. & Sebastian, A. (1992). Endokrine Störungen. In T. E. Andreoli, C. J. Capenter, F. Plum & L. H. Smith (Hrsg.), *Cecil's Kompendium der inneren Medizin.* Nürnberg: McGraw-Hill Medical Publication.

Felton, B. J. & Revenson, T. A. (1987). Age differences in coping with chronic illness. *Psychology and Aging, 2,* 164-170.

Festinger, L. (1957). *A theory of cognitive dissonance.* Stanford, CA: Stanford University Press.

Filipp, S. H. (Hrsg.). (1995a). *Kritische Lebensereignisse* (3. Aufl.). Weinheim: Psychologie Verlags Union.

Filipp, S. H. (1995b). Ein allgemeines Modell für die Analyse kritischer Lebensereignisse. In S. H. Filipp (Hrsg.), *Kritische Lebensereignisse* (3. Aufl.) (S. 3-52). Weinheim: Psychologie Verlags Union..

Filipp, S. H. & Braukmann, W. (1995). Verfahren zur Erfassung kritischer Lebensereignisse: Eine Übersicht. In S. H. Filipp (Hrsg.), *Kritische Lebensereignisse* (3. Aufl.) (S. 92-123). Weinheim: Psychologie Verlags Union..

Fink, A. (1999). *Der Einfluß von Streßverarbeitungsstrategien und Streßverarbeitungsstilen auf die Entstehung und Aufrechterhaltung einer Hypertonie*. Unveröffentlichte Dissertation, Universität Salzburg.

Fleishman, J. A. (1984). Personality characteristics and coping patterns. *Journal of Health and Social Behavior, 25*, 229-244.

Fletcher, B. (1991). *Work, stress, disease and life expectancy*. Chichester: John Wiley & Sons.

Folkins, C. H. (1970). Temporal factors and the cognitive mediators of stress reaction. *Journal of Personality and Social Psychology, 14*, 173-184.

Folkman, S. (1991). Coping across the life-span: Theoretical issues. In E. M. Cummings, A. L. Greene & K. H. Karraker (Eds.), *Life-span developmental psychology. Perspectives on stress and coping* (p. 3-19). Hillsdale, NJ: Erlbaum.

Folkman, S. & Lazarus, R. S. (1980). An analysis of coping in a middle-aged community sample. *Journal of Personality and Social Psychology, 46*, 839-852.

Folkman, S. & Lazarus, R. S. (1988). *Manual for the Ways of Coping Questionnaire: Research Edition*. Palo Alto, CA: Consulting Psychologists Press.

Folkman, S., Lazarus, R. S., Pimley, S. & Novacek, J. (1987). Age differences in stress and coping processes. *Psychology and Aging, 2*, 171-184.

Ford, F. M., Hunter, M., Henseley, M. J., Gillies, A., Carney, S., Smith, A. J., Bamford, J., Lenzer, M., Lister, G., Ravazdy, S. & Steyn, M. (1989). Hypertension and asthma: psychological aspects. *Social Science and Medicine, 29*, 79-84.

Foreyt, J., Brunner, R., Goodrick, G., Cutter, G., Brownell, K. & Jeor, S. (1995). Psychological correlates of weight fluctuation. *International Journal of Eating disorders, 17*, 263-275.

Forssmann, W. G. & Heym, C. (1985). *Neuroanatomie* (4., neubearbeitete Auflage). Berlin: Springer.

Foulkes, M. A., Wolf, P. A., Price, T. R., Mohr, J. P. & Hier, D. B. (1988). The stroke data bank: design, methods, and baseline characteristics. *Stroke, 19*, 547-554.

French, J. R. P., Rodgers, W. & Cobb, S. (1974). Adjustment as person-environment fit. In G. V. Coelho, D. A. Hamburg & J. E. Adams (Eds.), *Coping and adaption* (p. 316-333). New York: Basic Books.

Freud, A. (1946). *The ego and the mechanisms of defense*. New York: International University Press. (Neuauflage deutsch: 1984, Frankfurt am Main: Fischer Taschenbuch).

Freud, S. (1926). *Hemmung, Symptom und Angst*. Leipzig: Internationaler Psychoanalytischer Verlag. (Neuauflage: 1986, Frankfurt am Main: Fischer Taschenbuch)

Freud, S. (1936). *The problem of anxiety*. New York: Norton.

Freud, S. (1938). *Abriß der Psychoanalyse*. Frankfurt am Main: Fischer

Friedman, M. & Rosenman, R. H. (1975). *Der A-Typ und der B-Typ*. Hamburg: Rowohlt.

Fujii, J. & Imataka, K. (1992). Elevation of blood pressure and hemoconcentration induced by mental stress. *Homeostasis in Health and Disease, 34*, 280-288.

Furberg, C. D. (1999). Natural statins and stroke risk. *Circulation, 99*, 185-188.
Gapen, P. (1982). Neurological complications now characterizing many AIDS victims. *JAMA, 248*, 2941.
Geier, H. (1989). *Der Mensch im Alltagsstreß. Der Streßmechanismus und Möglichkeiten der Streßbewältigung durch Bewegungstraining und Bewegungsmeditation.* Unveröffentlichte Diplomarbeit, Universität Salzburg.
George, L. K. & Siegler, I. C. (1982). Stress and coping in later life. *Educational Horizons, 60*, 147-154.
Glueck, C. J., Rorick, M. H., Schmerler, M., Anthony, J., Feibel, J., Bashir, M., Glueck, H. I., Stroop, D., Wang, Y. & Tracy, T. M. (1995). Hypofibrinolytic and atherogenic risk factors for stroke. *Journal of Laboratory Clinical Medicine, 125*, 319-325.
Golan, N. (1983). *Passing through transitions.* New York: Free Press.
Gorelick, P. B. (1989). The status of alcohol as a risk factor for stroke. *Stroke, 20*, 1607-1610.
Gorelick, P. B. (1995). Stroke prevention. *Archives of Neurology, 52*, 347-355.
Gorelick, P. B., Rodin, M. B., Lagenberg, P., Hier, D. B., Costigan, J., Gomez, I. & Spontak, S. (1987). Is acute alcohol ingestion a risk factor for ischemic stroke? Result of a controlled study in middle-aged men and elderly stroke patients at three urban medical centers. *Stroke, 18*, 359-364.
Götzl, P. (1997). *Die Verarbeitung von Streß unter besonderer Berücksichtigung der Schlaganfall-Risikofaktoren Nikotin, Alkohol und Übergewicht.* Unveröffentlichte Diplomarbeit, Universität Salzburg.
Götzl, P. (1999). *Die Verarbeitung von Streß als ein Faktor in der Entstehung von Stenosen der Halsschlagadern? Die Bedeutung von unterschiedlichen Streßverarbeitungsweisen für die Bildung arteriosklerotischer Veränderungen in den Karotiden.* Unveröffentlichte Dissertation, Universität Salzburg.
Greif, S. (1983). Streß und Gesundheit. Ein Bericht über Forschungen zur Belastung am Arbeitsplatz. *Zeitschrift für Sozialisationsforschung und Erziehungssoziologie, 3*, 41-59.
Gries, F. A. & Ziegler, D. (1992). Hyperglykämien und Hypoglykämien. In G. Paumgartner & G. Riecker (Hrsg.), *Therapie innerer Krankheiten* (8. Auflage) (S. 657-681). Berlin: Thieme.
Grinker, R. R. (Ed.). (1967). *Toward a unified theory of human behavior – an introduction to general system theory* (2nd edition). New York: Basic Books.
Grinker, R. R. & Spiegel, J. P. (1945). *Men under stress.* New York: McGraw-Hill.
Groen, J. J. (1971). Psychosocial influences in bronchial asthma. In L. Levi (Ed.), *Society, stress, and disease. Vol. 1: The psychosocial environment and psychosomatic diseases* (p. 352-361). London: Oxford University Press.
Groen, J. J. & Bastiaans, J. (1975). Psychosocial stress, interhuman communication, and psychosomatic disease. In C. D. Spielberger & I. G. Sarason (Eds.), *Stress and anxiety, vol.1* (p. 27-49). Washington, DC: Hemisphere.
Gronbaek, M. N., Dies, A., Sorensen, T. I., Becker, P. U., Schnohr, P. & Einsen, G. B. (1996). Mortality differences associated with moderate consumption of beer, wine and spirits. *Ugeskrift for laeger, 158*, 2258-2261.
Gstach, M. (1999). *Streß ein Triggerfaktor für Übergewicht und Adipositas? Unterschiede in der Streßverarbeitung zwischen adipösen, übergewichtigen und normalgewichtigen Frauen und Männern.* Unveröffentlichte Diplomarbeit, Universität Salzburg.

Gutmann, D. (1977). The cross-cultural perspective: Notes toward a comparative psychology of aging. In J. E. Birren & K. W. Schaie (Eds.), *Handbook of psychology of aging*. New York: Van Nostrand Reinhold.
Haan, N. (1963). Proposed model of ego functioning: Coping and defense mechanisms in relationship to IQ change. *Psychological Monographs, 77, whole no. 571*.
Haan, N. (1969). A tripartite model of ego funcioning: Values and clinical research applications. *Journal of nervous and mental disease, 148*, 14-30.
Haan, N. (1977). *Coping and defending: Process of self-environment organisation*. New York: Academic Press.
Haan, N. (1982). The assessment of coping, defense and stress. In L. Goldberger & S. Breznitz (Eds.), *Handbook of stress* (p. 254-269). New York: Free Press.
Haase, R. F., Waechter, D. M. & Solomon, G. S. (1982). How significant is a significant difference? Average effect size of research in Counseling Psychology. *Journal of Counseling Psychology, 29*, 58-65.
Haberl, R. L. & Haley jr., E. C. (1996). Subarachnoid hemorrhage. In T. Brandt, L. R. Caplan, J. Dichgans, H. C. Diener & C. Kennard (Eds.), *Neurological disorders. Course and treatment* (p. 289-297). San Diego: Academic Press.
Hacker, W. (1973). *Allgemeine Arbeits- und Ingenieurpsychologie*. Berlin(-Ost): Deutscher Verlag der Wissenschaften.
Halm, W. & Pfingsten, U. (1990). Alltagsstreß, Streßverarbeitung und Stoffwechseleinstellung von insulinabhängigen erwachsenen Diabetikern. *Psychotherapie, Psychosomatik, Medizinische Psychologie, 40*, 299-306.
Hamburg, D. A., Hamburg, B. & de Goza, S. (1953). Adaptive problems and mechansims in severely burned patients. *Psychiatry, 16*, 1-20.
Hanna, J. M. (1996). Psychosocial factors in blood pressure variation: a comparative study of young Samoans. *Social Biology, 43*, 169-190.
Hannaford, P. C., Croft, P. R. & Kay, C. R. (1994). Oral contraception and stroke. *Stroke, 25*, 935-942.
Hansagi, H., Romelsjö, A., Gerhardsson de Verdier, M., Andréasson, S. & Leifman, A. (1995). Alcohol consumption and stroke mortality. *Stroke, 26*, 1768-1773.
Harbin, T. J. (1989). The relationship between the Typ A Behavior Pattern and physiological responsivity: a quantitative review. *Psychophysiology, 26*, 110-119.
Hare, R. D. (1966). Denial of threat and emotional response to impending painful stimulation. *Journal of Consulting Psychology, 30*, 359-361.
Hatano, S. (1976). Experience from a multicentre stroke register: a preliminary report. *Bulletin of the WHO, 54*, 541-553.
Hebb, D. O. (1955). Drives and the C. N. S. (conceptual nervous system). *Psychological Review, 62*, 243-254.
Hedegger, M. E. (1999). *Studie in der Salzburger Bevölkerung über die Bedeutung der Insulinresistenz als Risikofaktor für die Intima-Media-Dicke der Carotiden*. Unveröffentlichte Dissertation, Universität Innsbruck.
Heider, F. (1958). *The psychology of interpersonal relations*. New York: Wiley.
Heim, E. (1986). Die Krankheitsbewältigung. In E. Heim & J. Willi (Hrsg.), *Psychosoziale Medizin, Bd. 2*. Berlin: Springer
Heim, E., Augustiny, K.-F., Blaser, A., Kühne, D., Rothenbühler, M., Schaffner, L. & Valach, L. (1990). Stabilität und Variabilität von Copingstrukturen über die Zeit. In F. Muthny (Hrsg.), *Krankheitsverarbeitung. Hintergrundtheorien, klinische Erfassung und empirische Ergebnisse* (S. 88-106). Berlin: Springer.

Heinemann, L. A. J. (1997). Entwicklung kardiovaskulärer Erkrankungen und Risiken in Deutschland. In Bundesminister für Bildung, Wissenschaft, Forschung und Technologie (Hrsg.), *Herz-Kreislaufforschung in Deutschland* (S. 16-37). Stuttgart: Kohlhammer.

Heinemann, L. A. J., Barth, W., Garbe, E., Willich, S. N., Kunze, K. & Forschungsgruppe MONICA Ostdeutschland. (1998). Epidemiologische Daten zur Schlaganfallerkrankung. *Nervenarzt, 69*, 1091-1099.

Hillbom, M., Haapaniemi, H., Juvela, S., Palomäki, H., Numminen, H. & Kaste, M. (1995). Recent alcohol consumption, cigarette smoking, and cerebral infarction in young adults. *Stroke, 26*, 40-45.

Hillbom, M. & Numminen, H. (1998). Alcohol and stroke: pathophysiologic mechanisms. *Neuroepidemiology, 17*, 281-287.

Hobfoll, S. E. (1991). Traumatic stress: A theory based on rapid loss of resources. *Anxiety research, 4*, 187-197.

Hobfoll, S. E. & Vaux, A. (1993). Social support: Social resources and social context. In L. Goldberger & S. Breznitz (Eds.), *Handbook of stress: Theoretical and clinical aspects* (p. 685-705). New York: Free Press.

Holmes, T. H. & Rahe, R. H. (1967). The social readjustment raing scale. *Journal of Psychosomatic Research, 11*, 213-218.

Holtmeier, H.-J. (1996). *Cholesterin. Zur Physiologie, Pathophysiologie und Klinik*. Berlin: Springer.

Horan, M. J. (1988). Introduction: Hypertension research perspective in the United States. *Health Psychology, 7 (Suppl. 3)*, 9-14.

Horowitz, M. J. (1979). Psychological responses to serious life events. In V. Hamilton & D. M. Warburton (Eds.), *Human stress and cognition* (p. 235-264). Chichester: Wiley.

Horvath, F. E. (1959). Psychological stress: A review of definitions and experimental research. *Gen. Systems Yearbook, 4*, 203-230.

Houston, B. K. (1977). Dispositional anxiety and the effectiveness of cognitive coping strategies in stressful laboratory and classroom situations. In C. D. Spielberger & I. G. Sarason (Eds.), *Stress and anxiety, vol. 4* (p. 205-226). New York: Wiley.

Howard, G., Anderson, R., Sorlie, P., Andrews, V., Backlund, E. & Burke, G. L. (1994). Ethnic differences in stroke mortality between non-Hispanic whites, Hispanic whites, and blacks: the National Longitudinal Mortality Study. *Stroke, 25*, 2120-2125.

Hultsch, D. F. & Cornelius, S. W. (1995). Kritische Lebensereignisse und lebenslange Entwicklung: Methodologische Aspekte. In S. H. Filipp (Hrsg.), *Kritische Lebensereignisse* (3. Aufl.) (S. 72-87). Weinheim: Psychologie Verlags Union.

Hunt, W. E. & Hess, R. M. (1968). Surgical risk as related to time of intervention in the repair of intracranial aneurysms. *Journal of Neurosurgery, 28*, 14-20.

Isaksson, H., Konarski, K. & Theorell, T. (1992). The psychological and social condition of hypertensives resistant to pharmacological treatment. *Social Science and Medicine, 35*, 869-875.

Ishizaki, M., Tsuritani, I., Noborisaka, Y., Yamada, Y., Tabata, M. & Nakagawa, H. (1996). Relationship between job stress and plasma fibrinolytic activity in male Japanese workers. *International Archives of Occupational and Environmental Health, 68*, 315-320.

Jackson, L. A. & Adams-Campbell, L. L. (1994). John Henryism and blood pressure in black college students. *Journal of Behavioral Medicine, 17*, 69-79.
Jaeggi, E. (1979). *Kognitive Verhaltenstherapie: Kritik und Neubestimmung eines aktuellen Konzepts.* Weinheim: Beltz.
Jamrozik, K., Broadhurst, R. J., Anderson, C. S. & Stewart-Wynne, E. G. (1994). The role of lifestyle factors in the etiology of stroke. *Stroke, 25*, 51-59.
Janis, I. L. & Leventhal, H. (1968). Human reactions to stress. In E. F. Borgatta & W. W. Lambert (Eds.), *Handbook of personality theory and research* (p. 1041-1085). Chicago: Rand McNally.
Janis, I. L. & Mann, L. (1977). *Decision making.* New York: Free Press.
Janke, W. (1980). *Der Depressionsfragebogen (DS-Fragebogen).* Unveröffentlichtes Manuskript, Universität Düsseldorf.
Janke, W. & Erdmann, G. (1978). *Der Situative Streßverarbeitungsfragebogen (SVF-S).* Düsseldorf (unveröffentlicht).
Janke, W. & Erdmann, G. (1997). *Streßverarbeitungsfragebogen (SVF 120). Kurzbeschreibung und Grundlegende Kennwerte.* Göttingen: Hogrefe, Verlag für Psychologie.
Janke, W., Erdmann, G. & Boucsein, W. (1985). *Der Streßverarbeitungsfragebogen – SVF.* Weinheim: Beltz
Janke, W., Erdmann, G. & Kallus, W. (1984a). *Der Aktuelle Streßverarbeitungsfragebogen (SVF-ak).* Würzburg: Psychologisches Institut.
Janke, W., Erdmann, G. & Kallus, W. (1984b). *Der Situative Streßverarbeitungsfragebogen (SVF-S).* Würzburg: Psychologisches Institut.
Janke, W., Erdmann, G. & Kallus, W. (Hrsg.). (1985). *Streßverarbeitungsfragebogen (SVF) nach W. Janke, G. Erdmann und W. Boucsein - Handanweisung.* Göttingen: Hofgrefe, Verlag für Psychologie.
Janke, W., Erdmann, G. & Wittekamp, J. (1981). *Untersuchung zum SVF-144i (PB 17).* Unveröffentlichtes Manuskript, Universität Düsseldorf.
Jern, C., Eriksson, E., Tengborn, L., Risberg, B., Wadenvik, H. & Jern, S. (1989). Changes of plasma coagulation and fibrinolysis in response to mental stress. *Thrombosis and Haemostasis, 62*, 767-771.
Johnson, J. E. (1975). Stress reduction through sensation information. In I. G. Sarason & C. D. Spielberger (Eds.), *Stress and anxiety, vol. 2* (p. 361-378). Washington, DC: Hemisphere.
Johnson, J. E. & Leventhal, H. (1974). Effects of accurate expectations and behavioral instructions on reactions during a noxious medical examination. *Journal of Personality and Social Psychology, 29,* 710-718.
Johnstone, B. M., Garrity, T. F. & Straus, R. (1997). The relationship between alcohol and life stress. In T. W. Miller (Ed.), *Clinical disorders and stressful life events* (p. 247-279). Madison: International Universities Press.
Joraschky, P. & Köhle, K. (1981). Maladaption und Krankheitsmanifestation. Das Streßkonzept in der Psychosomatischen Medizin. In T. Uexküll (Hrsg.), *Lehrbuch der psychosomatischen Medizin* (2. Auflage) (S. 170-202). München:Urban & Schwarzenberg.
Jorgensen, H. S., Nakayama, H., Raaschou, H. O., Gam, J. & Olsen, T. S. (1994). Silent infarction in acute stroke patients. Prevalence, localization, risk factors, and clinical significance: The Copenhagen Stroke Study. *Stroke, 25*, 97-104.

Jorgensen, R. S., Johnson, B. T., Kolodziej, M. E. & Schreer, G. (1996). Elevated blood pressure and personality: A meta-analytic review. *Psychological Bulletin, 120*, 293-320.
Joseph, L. N., Babikian, V. L., Allen, N. C. & Winter, M. R. (1999). Risk factor modification in stroke prevention. *Stroke, 30*, 16-20.
Jousilahti, P., Rastenyte, D., Tuomilehto, J., Sarti, C. & Vartiainen, E. (1997). Parental history of cardiovascular disease and risk of stroke: A prospective follow-up of 14371 middle-aged men and women in Finland. *Stroke, 28*, 1361-1366.
Kahn, R. L. (1970). Some propositions toward a researchable conceptualisation of stress. In J. E. McGrath (Ed.), *Social and psychological factors on stress*. New York: Holt, Rinehart & Winston.
Kallus, K.W. & Katzenwadel, J. (1993). Zur Streßspezifität des Streßverarbeitungsfragebogen (SVF). *Zeitschrift für Differentielle und Diagnostische Psychologie, 14*, 101-112.
Kamarck, T. W., Everson, S. A., Kaplan, G. A., Manuck, S. B., Jennings, J. R., Salonen, R. & Salonen, J. T. (1997). Exaggerated blood pressure responses during mental stress are associated with enhanced carotid atherosclerosis in middle-aged Finnish men: findings from the Kuopio Ischemic Heart Disease Study. *Circulation, 96*, 3842-3848.
Kandel, E. R., Schwartz, J. H. & Jessell, T. M. (Hrsg.). (1996). *Neurowissenschaften. Eine Einführung*. Heidelberg: Spektrum Akademischer Verlag.
Kannel, W. B., Gordon, T., Wolf, P. A. & McNamara, P. M. (1972). Hemoglobin and the risk of cerebral infarction: the Framingham study. *Stroke, 3*, 409-420.
Kannel, W. B., Wolf, P. A., Castelli, W. P. & D'Agostino, R. B. (1987). Fibrinogen and cardiovascular disease: the Framingham Study. *JAMA, 258*, 1183-1186.
Kasper, H. (1996). *Ernährungsmedizin und Diätetik*. München: Urban & Schwarzenberg.
Keefe, F. J. & Williams, D. A. (1990). A comparison of coping strategies in chronic pain patients in different age groups. *Journals of Gerontology, 45*, 161-165.
Kiely, D. K., Wolf, P. A., Cupples, L. A., Beiser, A. S. & Kannel, W. B. (1994). Physical activity and stroke risk: the Framingham study. *American Journal of Epidemiology, 140*, 608-620.
Kiely, D. K., Wolf, P. A., Cupples, L. A., Beiser, A. S. & Myers, R. H. (1993). Familial aggregation of stroke: the Framingham study. *Stroke, 24*, 1366-1371.
Kim, H. T. & Kim, M. H. (1989). A study on the recent trend and risk factors of cerebrovascular disease. *Journal of Korean Medical Sciences, 4*, 129-134.
Kim, J. S., Yoon, S. S., Lee, S. I., Yoo, H. J., Kim, C. Y., Choi-Kwon, S. & Lee, B. C. (1998). Typ A behavior and stroke: High tenseness dimension may be a risk factor for cerebral infarction. *European Neurology, 39*, 168-173.
Klonoff, E. A. & Landrine, H. (1994). Culture and gender diversity in common sense beliefs about the causes of six illnesses. *Journal of Behavioral Medicine, 17*, 407-418.
Klose, G. (1998). Adipositas und Hyperlipidämie. In J. G. Wechsler (Hrsg.), *Adipositas. Ursachen und Therapie* (S. 157-169). Berlin: Blackwell Wissenschafts-Verlag.
Knobloch, J. (1977). *Streß und Streßanfälligkeit. Eine psychophysiologische Untersuchung an Sportlern und Nichtsportlern*. Unveröffentlichte Dissertation, Albert-Ludwigs-Universität Freiburg im Breisgau.

Knox, S., Svensson, J., Waller, D. & Theorell, T. (1988). Emotional coping and the psychophysiological substrates of elevated blood pressure. *Behavioral Medicine, 14*, 52-58.

Kobasa, S. C. (1979). Stressful life events, personality, and health: An inquiry into hardiness. *Journal of Health and social Behavior, 37,* 1-11.

Kommer, D. & Röhrle, B. (1981). Handlungstheoretische Perspektiven Primärer Prävention. In W. R. Minsel & R. Scheller (Hrsg.), *Prävention. Brennpunkte der Klinischen Psychologie, Bd. 2.* (S. 89-151). München: Kösel.

Kop, W. J., Hamulyak, K., Pernot, C. & Appels, A. (1998). Relationship of blood coagulation and fibrinolysis to vital exhaustion. *Psychosomatic Medicine, 60,* 352-358.

Krämer, G. (1998). *Schlaganfall. Was Sie jetzt wissen sollten.* Stuttgart: Trias.

Krampen, G. (1982). *Differentialpsychologie der Kontrollüberzeugung („locus of control").* Göttingen: Hogrefe.

Krohne, H. W. (1974). Untersuchungen mit einer deutschen Form der Repression-Sensitization-Skala. *Zeitschrift für Klinische Psychologie, 3,* 238-260.

Krohne, H. W. (1975). *Angst und Angstverarbeitung.* Stuttgart: Kohlhammer.

Krohne, H. W. (1978). Individual differences in coping with stress and anxiety. In C. D. Spielberger & I. G. Sarason (Eds.), *Stress and anxiety, vol. 5* (p. 233-269). Washington, DC: Hemisphere.

Krohne, H.W. & Rogner, J. (1985). Mehrvariablen-Diagnostik in der Bewältigungsforschung. In H. W. Krohne (Hrsg.), *Das Konzept der Angstbewältigung.* Weinheim: Edition Psychologie VCH.

Kröner-Herwig, B. & Weich, K.-W. (1990). Erlaubt die Kenntnis habitueller Streßverarbeitungsstrategien (SVF) die Vorhersage von Bewältigungsverhalten in vorgestellten Situationen? *Diagnostica, 36,* 329-339.

Kübler-Ross, E. (1971). *Interviews mit Sterbenden.* Stuttgart: Kreuz.

Kubota, M., Yamaura, A., Ono, J. I., Itani, T., Tachi, N., Ueda, K., Nagata, I. & Sugimoto, S. (1997). Is family history an independent risk factor for stroke? *Journal of neurology, neurosurgery and psychiatry, 62*, 66-70.

Kulzer, B. & Neumeyer, T. (1987). Bewältigungsverhalten (Coping) von Typ-II-Diabetikern. Eine empirische Untersuchung. In F. Strian, R. Hölzl & M. Haslbeck (Hrsg.), *Verhaltensmedizin und Diabetes mellitus. Psychobiologische und verhaltenspsychologische Ansätze in Diagnostik und Therapie.* Berlin: Springer.

Kunzendorff, E., Wilhelm, M., Scholl, U. & Scholl, M. (1991). Coping-Prozesse bei ausgewählten Gruppen chronisch Kranker. *Zeitschrift für die gesamte Innere Medizin, 46,* 690-696.

Kurtsin, I. T. (1976). *Theoretical principles of psychosomatic medicine.* New York: Wiley.

Kuskowska-Wolk, A. & Rössner, S. (1990). Prevalence of obesity in Sweden: cross-sectional study of a representative adult population. *Journal of Internal Medicine, 227,* 241-246.

Ladurner, G. & Pritz, W. (1987). Die Prävalenz des Schlaganfalls im Bundesland Salzburg. *Nervenarzt, 58,* 19-21.

Laux, L. & Vossel, G. (1979). Neuere Konzeptionen in der Streßforschung. In L. H. Eckensberger (Hrsg.), *Bericht über den 31. Kongreß der Deutschen Gesellschaft für Psychologie in Mannheim 1978.* Göttingen: Hogrefe.

Law, M. R., Thompson, S. G. & Wald, N. J. (1994). Assessing possible hazards of reducing serum cholesterol. *British Medical Journal, 308*, 373-379.
Lazarus, R. S. (1966). *Psychological stress and the coping process*. New York: McGraw-Hill.
Lazarus, R. S. (1995). Streß und Streßbewältigung - ein Paradigma. In S. H. Filipp (Hrsg.), *Kritische Lebensereignisse* (3. Aufl.) (S. 198-233). Weinheim: Psychologie Verlags Union.
Lazarus, R. S. (1999). Stress and emotion: a new synthesis. New York: Springer.
Lazarus, R. S. & Folkman, S. (1984). *Stress, appraisal, and coping*. New York: Springer.
Lazarus, R. S. & Folkman, S. (1987). Transactional theory and research on emotions and coping. *European Journal of Personality, 1*, 141-169.
Lazarus, R. S. & Launier, R. (1981). Streßbezogene Transaktionen zwischen Person und Umwelt. In J. R. Nitsch (Hrsg.), *Streß. Theorien, Untersuchungen, Maßnahmen* (S. 213-259). Bern: Huber.
Leiß, O. & Bergmann, K. von (1987). Risikofaktoren zerebraler Durchblutungsstörungen. In A. Hartmann & H. Wassmann (Hrsg.), *Hirninfarkt. Ätiologie, Diagnose, Prophylaxe und Therapie*. München: Urban & Schwarzenberg.
Leonhardt, G. & Diener, H. C. (1996). Epidemiologie und Risikofaktoren des Schlaganfalls. *Therapeutische Umschau, 53*, 512-518.
Leppälä, J. M., Paunio, M., Virtamo, J., Fogelholm, R., Albanes, D., Taylor, P. R. & Heinonen, O. P. (1999). Alcohol consumption and stroke incidence in male smokers. *Circulation, 100*, 1209-1214.
Leppälä, J. M., Virtamo, J., Fogelholm, R., Albanes, D. & Heinonen, O. P. (1999). Different risk factors for different stroke subtypes. Association of blood pressure, cholesterol, and antioxidants. *Stroke, 30*, 2535-2540.
Lestin, H.-G. (1995). *Laboratoriumsmedizin*. Suttgart: Gustav Fischer Verlag.
Levi, L. (Ed.). (1967). *Emotional Stress: Physiological and psychological reactions, medical, industrial and military implications*. Bern: Karger.
Levi, L. (1981). Psychosoziale Reize, psychophysiologische Reaktionen und Krankheit. In J. R. Nitsch (Hrsg.), *Streß. Theorien, Untersuchungen, Maßnahmen* (S. 188-212). Bern: Huber.
Levine, S. & Ursin, H. (1991). What is stress? In M. R. Brown, C. Rivier & G. Koob (Eds.), *Neurobiology and neurendocrinology of stress* (p. 3-21). New York: Marcel Decker.
Levine, S., Weinberg, J. & Ursin, H. (1978). Definition of the coping process and statement of the problem. In H. Ursin, E. Baade & S. Levine (Eds.), *Psychobiology of stress: A study of coping men* (p. 3-21). New York: Academic Press.
Lindenström, L., Boysen, G. & Nyboe, J. (1994). Influence of total cholesterol, high density lipoprotein cholesterol, and triglycerides on risk of cerebrovascular disease. The Copenhagen City Heart Study. *British Medical Journal, 309*, 11-15.
Lindquist, T. L., Beilin, L. J. & Knuiman, M. W. (1997). Influence of lifestyle, coping, and job stress on blood pressure in men and women. *Hypertension, 29*, 1-7.
Lindsley, D. B. (1957). Psychophysiology and motivation. In N. R. Jones (Ed.), *Nebraska symposium on motivation* (p. 44-105). Lincoln: University of Nebraska Press.
Longstreth Jr., W. T., Nelson, L. M., Koepsell, T. D. & van Belle, G. (1992). Cigarette smoking, alcohol use, and subarachnoidal hemorrhage. *Stroke, 23*, 1242-1249.

Lütjen, R. (1986). *Zur Struktur und Dynamik von Bewältigungsprozessen: Eine explorative Studie*. Unveröffentlichte Dissertation, Christian-Albrecht-Universität Kiel.
MacMahon, S., Peto, R., Cutler, P., Collins, R., Sorlie, P., Neaton, J., Abbott, R., Godwin, J., Dyer, A. & Stamler, J. (1990). Blood pressure, stroke, and coronary heart disease. Part 1: Prolonged differences in blood pressure: prospective observational studies corrected for the regression dilution bias. *Lancet, 335*, 765-774.
MacMahon, S. & Rodgers, A. (1994). Blood pressure, antihypertensive treatment and stroke risk. *Journal of Hypertension, 13 (Suppl. 12)*, 5-14.
Maes, M., Van Der Planken, M., Van Gastel, A., Bruyland, K., Van Hunsel, F., Neels, H., Hendriks, D., Wauters, A., Demedts, P., Janca, A. & Scharpe, S. (1998). Influence of academic examination stress on hematological measurements in subjectively healthy volunteers. *Psychiatry Research, 80*, 201-212.
Malchow, C. P., Kanitz, R.-D. & Dilling, H. (Hrsg.). (1995). *ICD-10 – Computer-Tutorial: Psychische Störungen*. Software und Handbuch. Bern: Hans Huber.
Malmo, R. B. (1959). Activation: A neuropsychological dimension. *Psychological Review, 66*, 367-386.
Manolio, T., Kronmal, R., Burke, G., O'Leary, D. & Price, T. (1996). Short-term predictors of incident stroke in older adults. *Stroke, 27*, 1479-1486.
Mason, J. W. (1975). A historical view of the „stress" field, part II. *Journal of Human Stress, 1*, 22-36.
Mast, H., Schumacher, H. C., Koennecke, H.-C., Hartmann, A., Stapf, C., Enchtuja, S., Dissmann, R., Schröder, K., Völler, H. Thompson, J. L. P. & Marx, P. (1998). Der Einfluß kardialer Emboliequellen auf die Genese territorialer Hirninfarkte. *Nervenarzt, 69*, 145-150.
Mast, H., Thompson, J. L., Lin, I. F., Hofmeister, C., Hartmann, A., Marx, P., Mohr, J. P. & Sacco, R. L. (1998). Cigarette smoking as a determinant of high-grade carotid artery stenosis in Hispanic, black, and white patients with stroke or transient ischemic attack. *Stroke, 29*, 908-912.
Maughan, B. & Champion, L. (1990). Risk and protective factors in the transition to young adulthood. In P. B. Baltes & M. M. Baltes (Eds.), *Successful aging. Perspectives from the behavioral sciences*. Cambridge: Cambridge University Press.
Mäurer, H.-C. & Diener, H. C. (Hrsg.). (1996). *Der Schlaganfall. Praxisbezogene, aktive Konzepte für Prävention, Diagnostik, Akutbehandlung und Rehabilitation*. Stuttgart: Thieme.
Mayr, M. (1999). *Diabetes mellitus als Risikofaktor des Schlaganfalls im Zusammenhang mit der persönlichen Streßverarbeitung*. Unveröffentlichte Diplomarbeit, Universität Salzburg.
McCrae, R. R. (1982). Age differences in the use of coping mechanisms. *Journal of Gerontology, 37*, 454-460.
McCrae, R. R. & Costa, P. T. (1986). Personality, coping, and coping effectiveness in an adult sample. *Journal of Personality, 54*, 385-405.
McCubbin, H. I., Joy, C. B., Cauble, A. E., Comeau, J. K., Patterson, J. M. & Needle, R. H. (1980). Family stress and coping decade review. *Journal of Marriage and the Family, 42*, 855-871.
McGrath, J. E. (Ed.). (1970). *Social and psychological factors on stress*. New York: Holt, Rinehart & Winston.
McGrath, J. E. (1981). Streß und Verhalten in Organisationen. In J. R. Nitsch (Hrsg.), *Streß. Theorien, Untersuchungen, Maßnahmen* (S. 441-499). Bern: Huber.

Mechanic, D. (1970). Some problems in developing a social psychology of adaption to stress. In J. E. McGrath (Ed.), *Social and psychological factors on stress* (p. 104-123). New York: Holt, Rinehart & Winston.

Mechanic, D. (1974). Social structure and personal adaption: Some neglected dimensions. In G. V. Coelho, D. A. Hamburg & J. E. Adams (Eds.), *Coping and adaption* (p. 32-44). New York: Basic Books.

Meeks, S., Carten, L., Tamsky, B. F., Wright, T. & Pellegrini, D. (1989). Age differences in coping: Does less mean worse? *International Journal of Aging and Human Development, 28*, 127-140.

Meichenbaum, D. (1975). A self-instructional approach to stress management: A proposal for stress inoculation training. In C. D. Spielberger & I. G. Sarason (Eds.), *Stress and anxiety, vol. 1* (p. 237-263). Washington, DC: Hemisphere.

Meichenbaum, D., Henshaw, D. & Himel, N. (1982). Coping with stress as a problem solving process. In H. W. Krohne & L. Laux (Eds.), *Achievement, stress, and anxiety* (p. 127-142). New York: Hemisphere.

Miller, G. A., Galanter, E. & Pribram, K. H. (1960). *Plans and the structure of behavior*. New York: Holt.

Miller, I. & Norman, W. (1979). Learned helplessness in humans: A review and attribution theory model. *Psychological Bulletin, 86*, 93-118.

Miller, J. G. (1965). Living systems: Structure and process. *Behavioral Science, 10*, 337-339.

Miller, P. (1980). Problembewältigungsverhalten (Coping). In H. Katschnig (Hrsg.), *Sozialer Streß und psychische Erkrankung. Lebensverändernde Ereignisse als Ursache seelischer Störungen?* München: Urban & Schwarzenberg.

Miller, S. M., Dolgoy, L., Friese, M. & Sita, A. (1998). Parental history of hypertension and hostility moderate cardiovascular responses to interpersonal conflict. *International Journal of Psychophysiology, 28*, 193-206.

Mohr, J. P., Albers, G. W., Amarenco, P., Babikian, V. L., Biller, J., Brey, R. L., Coull, B., Easton, J. D., Gomez, C. R., Helgason, C. M., Kase, C. S., Pullicino, P. M. & Turpie, A. G. G. (1997). Etiology of stroke. *Stroke, 28*, 1501-1506.

Moos, R. H. (1988). Coping: Konzepte und Meßverfahren. *Zeitschrift für psychosomatische Medizin, 34*, 207-225.

Moos, R. H. & Billings, A. G. (1982). Conceptualisation and measuring coping resources and processes. In L. Goldberger & S. Breznitz (Eds.), *Handbook of stress* (p. 211-230). New York: Free Press.

Morgan, M. & Watkins, C. J. (1988). Managing hypertension: beliefs and responses to medication among cultural groups. *Sociology of Health & Illness, 10*, 561-578.

Moroder, T. & Ladurner, G. (1997). Schlaganfallprävention – erste Ergebnisse der Vorsorgeuntersuchungen an der Neurologischen Abteilung der Landesnervenklinik Salzburg. *Arzt & Praxis, 51*, 864-873.

Moroder, T. & Ladurner, G. (1999). Schlaganfallprävention. *Wiener klinische Wochenschrift, 111*, 719-727.

Moruzzi, G. & Magoun, H. W. (1949). Brain stem reticular formation and activation of the EEG. *EEG and clinical Neurophysiology, 1*, 455-473.

Muldoon, M. F., Herbert, T. B., Patterson, S. M., Kameneva, M., Raible, R. & Manuck, S. B. (1995). Effects of acute psychological stress on serum lipid levels, hemoconcentration, and blood viscosity. *Archives of Internal Medicine, 155*, 615-620.

Müller, M. M., Rau, H., Brody, S., Elbert, T. & Heinle, H. (1995). The relationship between habitual anger coping style and serum lipid and lipoprotein concentrations. *Biological Psychology, 41*, 69-81
Mummenthaler, M. & Mattle, H. (1997). *Neurologie* (10. Aufl.). Stuttgart: Georg Thieme.
Muneta, S., Kobayashi, T. & Matsumoto, I. (1997). Personality characteristics of patients with „white coat" hypertension. *Hypertension Research, 20*, 99-104.
Murphy, L. B. & Moriarty, A. E. (1976). *Vulnerability, coping, and growth*. New Haven: Yale University Press.
Naquin, M. R. & Gilbert, G. G. (1996). College students' smoking behavior, perceived stress, and coping styles. *Journal of Drug Education, 26*, 367-376.
National Center for Health Statistics. (1986). *Blood pressure levels in persons 18-74 years of age in 1976-1980, and trends in blood pressure from 1960 to 1980 in the United States. Vital and Health Statistics, series 11* (DHHS publication 86-1684). Washington, DC: US Government Printing Office.
Nentwig, C. G. (1976). *Untersuchung zur Kausalattribution bei Verhaltensmodifikation*. Unveröffentlichte Dissertation, Universität Düsseldorf.
Netterström, B., Kristensen, T. S., Damsgaard, M. T., Olsen, O. & Sjol, A. (1991). Job strain and cardiovascular risk factors: a cross sectional study of employed Danish men and women. *Britisch Journal of Industrial Medicine, 48*, 684-689.
Neumer, S. & Margraf, J. (1997). Streßverarbeitungsbogen (Testrezension). *Zeitschrift für Differentielle und Diagnostische Psychologie, 18*, 75-80.
Niaura, R., Herbert, P. N., McMahon, N. & Sommerville, L. (1992). Repressive coping and blood lipids in men and women. *Psychosomatic Medicine, 54*, 698-706.
NIH Consensus Conference. (1985). Lowering blood cholesterol to prevent heart disease. *JAMA, 253*, 2080-2086.
Nitsch, J. R. (Hrsg.). (1981a). *Streß. Theorien, Untersuchungen, Maßnahmen*. Bern: Huber.
Nitsch, J. R. (1981b). Zur Gegenstandsbestimmung der Streßforschung. In J. R. Nitsch (Hrsg.), *Streß. Theorien, Untersuchungen, Maßnahmen* (S. 29-51). Bern: Huber.
Nitsch, J. R. (1981c). Streßtheoretische Modellvorstellungen. In J. R. Nitsch (Hrsg.), *Streß. Theorien, Untersuchungen, Maßnahmen* (S. 52-141). Bern: Huber.
Nitsch, J. R. (1981d). Zur Problematik von Streßuntersuchungen. In J. R. Nitsch (Hrsg.), *Streß. Theorien, Untersuchungen, Maßnahmen* (S. 141-160). Bern: Huber.
Nitsch, J. R. & Hackfort, D. (1981). Streß in Schule und Hochschule – eine handlungspsychologische Funktionsanalyse. In J. R. Nitsch (Hrsg.), *Streß. Theorien, Untersuchungen, Maßnahmen* (S. 263-311). Bern: Huber.
Norris, F. H. (1992). Epidemiology of trauma: Frequency and impact of different potentially traumatic events on different demographic groups. *Journal of Consulting and Clinical Psychology, 60*, 409-418.
Obermair, S. & Voraberger, C. (2000). *Schlaganfallprävention – unterschiedliche Streßverarbeitungsstrategien von Adipösen, Normalgewichtigen, Land-, Stadtbewohnern und deren Interaktion*. Unveröffentlichte Diplomarbeit, Universität Salzburg.
Okada, S., Hamada, H., Ishii, K., Ichiki, K., Tanokuchi, S. & Ota, Z. (1995). Factors related to stress in patients with non-insulin-dependent Diabetes mellitus. *Journal of International Medical Research, 23*, 449-457.
Orendi, B. (1982). Streßbewältigung – Möglichkeiten und Grenzen. *Psychosozial, 1*, 55-66.

Pachinger, T. (1998). *Neuere Ansätze zu Genese und Therapie der Adipositas. Deskription und Evaluation*. Unveröffentlichte Dissertation, Universität Salzburg.

Paganini-Hill, A., Ross, R. I. & Henderson, B. E. (1988). Postmenopausal estrogen treatment and stroke: a prospective study. *British Medical Journal (Clinical Research), 297*, 519-522.

Palomäki, H., & Kaste, M. (1993). Regular light-to-moderate intake of alcohol and the risk of ischemic stroke. *Stroke, 24*, 1828-1832.

Park, J. K., Kim, H. J., Chang, S. J., Koh, S. B. & Koh, S. Y. (1998). Risk factors for hemorrhagic stroke in Wonju, Korea. *Yonsei Medical Journal, 39*, 229-235.

Parkes, C. M. (1978). *Vereinsamung*. Reinbeck: Rowohlt.

Pashkow, F. J. (1999). Is stress linked to heart disease? The evidence grows stronger. *Cleveland Clinic Journal of Medicine, 66*, 75-77.

Patterson, S. M., Krantz, D. S., Gottdiener, J. S., Hecht, G., Vargot, S. & Goldstein, D. S. (1995). Prothrombotic effects of environmental stress: changes in platelet function, hematocrit, and total plasma protein. *Psychosomatic Medicine, 57*, 592-599.

Patterson, S. M., Matthews, K. A., Allen, M. T. & Owens, J. F. (1995). Stress-induced hemoconcentration of blood cells and lipids in healthy women during acute psychological stress. *Health Psychology, 14*, 319-324.

Pearlin, L. I. (1983). Role strains and personal stress. In H. Kaplan (Ed.), *Psychosocial stress: Trends in theory and research* (p. 3-33). New York: Academic Press.

Pearlin, L. I & Schooler, C. (1978). The structure of coping. *Journal of Health and Social Behavior, 19*, 1-21.

Pedersen, T. R., Kjekshus, J., Pyörälä, K., Olsson, A. G., Cook, T. J., Musliner, T. A., Tobert, J. A. & Haghfelt, T. (1998). Effect of simvastatin on ischemic signs and symptoms in the Scandinavian Simvastatin Survival Study (4S). *American Journal of Cardiology, 81*, 333-335.

Perrez, M. & Reicherts, M. (1992). *Stress, coping, and health. A situation-behaviour approach*. Seattle: Hogrefe & Huber.

Perry, I. J., Refsum, H., Morris, R. W., Ebrahim, S. B., Ueland, P. M. & Shaper, A. G. (1995). Prospective study of serum total homocysteine concentration and risk of stroke in middle-aged British men. *Lancet, 346*, 1395-1398.

Peter, R. & Siegrist, J. (1997). Chronic work stress, sickness absence, and hypertension in middle managers: General or specific sociological explanations? *Social Science and Medicine, 45*, 1111-1120.

Petitti, D. B., Sidney, S., Bernstein, A., Wolf, S., Quesenberry, C. & Ziel, H. K. (1996). Stroke in users of low-dose oral contraceptives. *New England Journal of Medicine, 335*, 8-15.

Piaget, J. (1952). *The origins of intelligence in children*. New York: International University Press.

Plehn, J. F., Davis, B. R., Sacks, F. M., Rouleau, J. L., Pfeffer, M. A., Bernstein, V., Cuddy, T. E., Moyé, L. A., Piller, L. B., Rutherford, J., Simpson, L. M., Braunwald, E. for the CARE investigators. (1999). Reduction of stroke incidence after myocardial infarction with pravastatin: the Cholesterol and Recurrent Events (CARE) Study. *Circulation, 99*, 216-223.

Poeck, K. (1994). *Neurologie* (9., aktualisierte Auflage). Berlin: Springer.

Postman, L. & Bruner, J. S. (1948). Perception under stress. *Psychological Review, 55*, 324-333.

Price, V. A. (1982). *Type A Behavior Pattern. A Model for Research and Practice*. New York: Academic Press.
Prospective Studies Collaboration. (1995). Cholesterol, diastolic blood pressure, and stroke: 13 000 strokes in 450 000 people in 45 prospective studies. *Lancet, 346*, 1647-1653.
Pschyrembel, W. (1994). *Klinisches Wörterbuch* (257. Auflage). Berlin: de Gruyter.
Qizilbash, N. (1995). Fibrinogen and cerebrovascular disease. *European Heart Journal, 16 (Suppl A)*, 42-46.
Quayhagen M. P. & Quayhagen, M. (1982). Coping with conflict: Measurement of age-related patterns. *Research on Aging, 4*, 364-377.
Ravaja, P. M., Keltikangas, J. L. & Keskivaara, P. (1996). Type A factors as predictors of changes in the metabolic syndrome precursors in adaloescents and young adults: A 3-year follow-up study. *Health Psychology, 15*, 18-29.
Rexrode, K. M., Hennekens, C. H., Willet, W. C., Colditz, G. A., Stampfer, M. J., Rich-Edwards, J. W., Speizer, F. E. & Manson, J. E. (1997). A prospective study of body mass index, weight change, and risk of stroke in women. *JAMA, 277*, 1539-1545.
Ricci, S., Celani, M. G., Duca, E., Scaroni, R., Caputo, N., Chiurulla, C., Vitali, R., La Rosa, F., Seppoloni, D., Paolotti M. & Ferraguzzi R. (1991). Ischaemic stroke and atrial fibrillation: A community based, case-control study. In J. S. Meyer, H. Lechner & J. Toole (Eds.), *Cerebral vascular disease 8*. Amsterdam: Excerpta Medica.
Ridker, P. M., Hennekens, C. H., Stampfer, M. J., Manson, J. E. & Vaughan, D. E. (1994). Prospective Study of endogenous tissue plasminogen activator and stroke. *Lancet, 343*, 940-943.
Rinninger, F. & Greten, H. (1998). Glucosestoffwechsel. In G. Schettler & H. Greten (Hrsg.), *Innere Medizin. Verstehen – Lernen – Anwenden* (9. Auflage) (S. 637-676). Stuttgart: Thieme.
Robrecht, J. (1994). Auseinandersetzung mit Konflikten und Belastungen in verschiedenen Lebensaltern. *Zeitschrift für Gerontologie, 27*, 96-102.
Rogge, K-E. (1981). *Physiologische Psychologie*. München: Urban & Schwarzenberg.
Rosenman, R. H. (1992). Psychological influences in the variability of plasma cholesterol. *Homeostasis in Health and Disease, 34*, 129-136.
Rosenman, R. H. & Chesney, M. A. (1982). Stress, Type A behavior, and coronary disease. In L. Goldberger & S. Breznitz (Eds.), *Handbook of stress*. New York: Free Press.
Rössner, S. & Öhlin, A. (1995). Pregnancy as a risk factor for obesity: Lessons from the Stockholm Pregnancy and Weight Development Study. *Obesity Research, 3 (Suppl.)*, 267-275.
Rossouw, J. E. & Gotto jr., A. M. (1993). Does low cholesterol cause death? *Cardiovascular Drugs in Therapy, 7*, 789-793.
Rothwell, P., Slattery, J. & Warlow, C. (1996). A systematic review of the risks of stroke and death due to endarterectomy for symptomatic carotid stenosis. *Stroke, 27*, 260-265.
Rotter, J. B. (1966). Some problems and misconceptions related to the construct of internal versus external control of reinforcement. *Psychological Monographs, 80*, 1-28.

Ruff, G. E. (1963). Psychological and psychophysiological indices of stress. In N. M. Burns, R. M. Chambers & E. Hendler (Eds.), *Unusual Environment and Human Behavior* (p. 33-59). London: Free Press Glencoe.

Rüger, U., Blomert, A. F. & Förster, W. (1990). *Coping. Theoretische Konzepte, Forschungsansätze, Meßinstrumente zur Krankheitsbewältigung*. Göttingen: Vandenhoeck & Ruprecht.

Sabine, J. R. (1977). *Cholesterol*. New York: Dekker.

Sacco, R. L., Benjamin, E. J., Broderick, J. P., Dyken, M., Easton, J. D., Feinberg, W. M., Goldstein, L. B., Gorelick, P. B., Howard, G., Kittner, S. J., Manolio, T. A., Whisnant, J. P. & Wolf, P. A. (1997). Risk factors. *Stroke, 28*, 1507-1517.

Sacco, R. L., Shi, T., Zamanillo, M. C. & Kargman, D. E. (1994). Predictors of mortality and recurrence after hospitalized cerebral infarction in an urban community: the Northern Manhattan Stroke Study. *Neurology, 44*, 626-634.

Sachs, L. (1992). *Angewandte Statistik* (7., völlig neu bearbeitete Auflage). Berlin: Springer.

Scandinavian Simvastatin Survival Study Group. (1994). Randomized trial of cholesterol lowering in 4,444 patients with coronary heart disease: The Scandinavian Simvastatin Survival Study (4S). *Lancet, 344*, 1001-1009.

Schaefer, H. (1975). Modelle sozialer Einwirkungen auf den Menschen (Sozialphysiologie). In M. Blohmke, C. v. Ferber, K. P. Kisker & H. Schaefer (Hrsg.), *Handbuch der Sozialmedizin. Bd. I: Grundlagen und Methoden der Sozialmedizin* (S. 92-131). Stuttgart: Enke.

Schedlowski, M. (1994). *Streß, Hormone und zelluläre Immunfunktionen*. Heidelberg: Spektrum Akademischer Verlag.

Scherer, K. R., Wallbot, H. G., Tolkmitt, F. J. & Bergmann, G. (1985). *Die Streßreaktion: Physiologie und Verhalten*. Göttigen: Hofgrefe.

Schettler, G. & Mörl, H. (1991). *Der Mensch ist so jung wie seine Gefäße. Arteriosklerose – Herzinfarkt – Schlaganfall – Durchblutungsstörungen. Entstehung – Risiken – Vorbeugung – Behandlung*. München: R. Piper & Co.

Schildberger, J. (1999). *Risikofaktoren des Schlaganfalls. Eine Vergleichsstudie zwischen der Normalbevölkerung und der Schlaganfall-Patientengruppe Salzburg hinsichtlich der Risikofaktoren Hypertonie, Diabetes mellitus, Übergewicht, Nikotinkonsum, Hyperlipidämie und Streß*. Unveröffentlichte Diplomarbeit, Universität Salzburg.

Schmale, H. (1983). *Psychologie der Arbeit*. Stuttgart: Klett-Cotta.

Schmidt, R., Reinhart, B., Schumacher, M., Hayn, M., Schmidt, H., Fazekas, F., Niederkorn, K., Horner, S., Lechner, H., Offenbacher, H., Eber, B., Weinrauch, V., Auer-Grumbach, P., Kleinert, G., Roob, G., Kostner, G. M. & Esterbauer, H. (1997). Prävalenz von Risikofaktoren in der Grazer Bevölkerung (Austrian Stroke Prevention Study). *Wiener medizinische Wochenschrift, 147*, 36-40.

Schönpflug, W. (1979). Regulation und Fehlregulation im Verhalten. I: Verhaltensstruktur, Effizienz und Belastung – Theoretische Grundlagen eines Untersuchungsprogramms. *Psychologische Beiträge, 21*, 174-202.

Schulz, P. (1979). Regulation und Fehlregulation im Verhalten. II: Streß durch Fehlregulation. *Psychologische Beiträge, 21*, 597-621.

Schwaiger, J. (2003). *Schlaganfallrelevante Risikofaktoren unter besonderer Berücksichtigung von Streß, Geschlecht und Alter. Darstellung und Diskussion ausgewählter Daten der Schlaganfallpräventions-Studie der Christian Doppler Klinik Salzburg*. Unveröffentlichte Diplomarbeit, Universität Salzburg.

Schwarz, B. (1999). *Streß und Herzerkrankung: eine Explorationsstudie. Unterschiede in der Streßverarbeitung zwischen Patienten mit Herzinfarkt, Angina pectoris und Herzrhythmusstörungen untereinander sowie im Vergleich mit Patienten ohne Herzerkrankungen*. Unveröffentlichte Dissertation, Universität Salzburg.

Schwarzer, C. (1992) Emotionen und Streßbewältigung bei älteren Menschen. In J. Klauer & G. Rudinger (Hrsg.), *Kognitive, emotionale und soziale Aspekte des Alterns*. Opladen: Westdeutscher Verlag.

Schwarzer, C. & Zeidner, M. (Eds.). (1996). *Stress, anxiety, and coping in academic settings*. Tübingen: Francke.

Schwarzer, R. (1987). *Streß, Angst und Hilflosigkeit* (2. Auflage). Stuttgart: Kohlhammer.

Schwarzer, R. (1993). *Streß, Angst und Handlungsregulation* (3. Auflage). Stuttgart: Kohlhammer.

Schwarzer, R. & Schwarzer, C. (1996). A critical survey of coping instruments. In M. Zeidner & N. S. Endler (Hrsg.), *Handbook of coping-theory, research, applications* (p. 107-132). New York: Wiley.

Selbach, H. (1976). Das Kippschwingungs-Prinzip. In A. Sturm & W. Birkmayer (Hrsg.), *Klinische Pathologie des vegetativen Nervensystems, Bd. I* (S. 299-332). Stuttgart: G. Fischer.

Seligman, M. E. P. (1979). *Erlernte Hilflosigkeit*. München: Urban & Schwarzenberg.

Selye, H. (1936). A syndrome produced by diverse nocuous agents. *Nature, 138,* 32.

Selye, H. (1946). The general adaption syndrome and the diseases of adaption. *Journal of clinical Endocrinology, 6,* 117-230.

Selye, H. (1950). *Stress*. Montreal: Acta Inc.

Selye, H. (1974). *Streß. Bewältigung und Lebensgewinn*. München: R. Piper & Co.

Selye, H. (1976). *Stress in health and disease*. Boston: Butterworth.

Selye, H. (1981). Geschichte und Grundzüge des Streßkonzepts. In J. R. Nitsch (Hrsg.), *Streß. Theorien, Untersuchungen, Maßnahmen* (S. 163-187). Bern: Huber.

Shanan, J. (1993). Die Jerusalemer Längsschnittuntersuchungen der mittleren Lebensjahre und des Alters – JESMA. *Zeitschrift für Gerontologie, 26,* 151-155.

Shaper, A. G., Phillips, A. N. & Pocock, S. J. (1991). Risk factors for stroke in middle-aged British men. *Britisch Medicine Journal, 302,* 789-794.

Shaper, A. G., Wannamethee, S. G. & Walker, M. (1997). Body weight: implications for the prevention of coronary heart disease, stroke and diabetes mellitus in a cohort study of middle-aged men. *British Medical Journal, 314,* 1311-1317.

Shapiro, D., Goldstein, I. B. & Jamner, L. D. (1995). Effects of anger/hostility, defensiveness, gender and family history of hypertension on cardiovascular reactivity. *Psychophysiology, 32,* 425-435.

SHEP Cooperative Research Group. (1991). Prevention of stroke by antihypertensive drug treatment in older persons with isolated systolic hypertension. *JAMA, 265,* 3255-3264.

Sherwood, A., Dolan, C. & Light, K. (1990). Hemodynamics of blood pressure responses during active and passive coping. *Psychophysiology, 27,* 656-668.

Shinozaki, K., Naritomi, H., Shimizu, T., Suzuki, M., Ikebuchi, M., Sawada, T. & Harano, Y. (1996). Role of insulin resistance associated with compensatory hyperinsulinemia in ischemic stroke. *Stroke, 27*, 37-43.
Shinton, R. & Beevers, G. (1989). Meta-analysis of relation between cigarette smoking and stroke. *British Medical Journal, 298*, 789-794.
Sidharam, R. (1992). Risk factors for ischemic stroke: A case control analysis. *Neuroepidemiology, 11*, 24-30.
Siedeck, H. (1955). Über die zeitlichen Verhältnisse der phasenförmigen Reizbeantwortung nach Pyrogeninjektion. *Acta neurovegetativa, 11*, 94-99.
Simons, L. A., McCallum, J., Friedlander, Y. & Simons, J. (1998). Risk factors for ischemic stroke. Dubbo study of the elderly. *Stroke, 29*, 1341-1346.
Sokolow, E. I. (1992). *Streß und Atherosklerose*. Frankfurt am Main: pmi-Verlags-Gruppe.
Somova, L. I., Diarra, K. & Jacobs, T. Q. (1995). Psychophysiological study of hypertension in black, indian, and white african students. *Stress Medicine, 11*, 105-111.
Spindler, I.B. (1999). *Hypertonie: Der Hauptrisikofaktor des Schlaganfalls*. Unveröffentlichte Diplomarbeit, Universität Salzburg.
Starzer, E. (1997). *Die Risikofaktoren des Schlaganfalls Hypertonie und Hypercholesterinämie im Zusammmenhang mit der persönlichen Streßverarbeitung*. Unveröffentlichte Diplomarbeit, Universität Salzburg.
Stein, J. H. & Rosenson, R. S. (1997). Lipoprotein Lp(a) excess and coronary heart disease. *Archives of Internal Medicine, 157*, 1170-1176.
Stein, S. H. (1971). Arousal level in repressors and sensitizers as a function of response context. *Journal of Consulting and Clinical Psychology, 36*, 386-394.
Steptoe, A. & Appels, A. (1989). *Stress, personal control, and health*. Chichester: John Wiley & Sons.
Steptoe, A., Lipsey, Z. & Wardle, J. (1998). Stress, hassles and variations in alcohol consumption, food choice and physical exercise: A diary study. *British Journal of Health Psychology, 3*, 51-63.
Sternberg, E. & Gold, P. (1998). Psyche, Streß und Krankheitsabwehr. In O. Gümtürkün (Hrsg.), *Biopsychologie* (S. 174-181). Heidelberg: Spektrum.
Stewart, M. J., Hirth, A. M., Klassen, G., Makrides, L. & Wolf, H. (1997). Stress, coping and social support as psychosocial factors in readmissions for ischaemic heart disease. *Internationl Journal of Nursing Studies, 34*, 151-163.
Stiglbauer, K. (2000). *Streß und Cholesterin. Die individuelle Streßverarbeitung in Relation zu LDL und HDL als ein Risikofaktor des Schlaganfalls*. Unveröffentlichte Diplomarbeit, Universität Salzburg.
Stoney, C. M., Niaura, R. & Bausserman, L. (1997). Temporal stability of lipid response to acute psychological stress in middle-aged men. *Psychophysiology, 34*, 285-291.
Stoney, C. M., Owens, J. F., Guzick, D. S. & Matthews, K. A. (1997). A natural experiment on the effects of ovarian hormones on cardiovascular risk factors and stress reactivity: Bilateral salpingo oophorectomy versus hysterectomy only. *Health Psychology, 16*, 349-358.
Stowasser, J. M., Petschenig, M. & Skutsch, F. (1994). *Stowasser: lateinisch-deutsches Wörterbuch*. Wien: Hölder – Pichler – Tempsky; München: R. Oldenbourg.
Stroke Prevention in Atrial Fibrillation Investigators. (1991). Stroke Prevention in Atrial Fibrillation Study. Final results. *Circulation, 84*, 527-539.

Suarez, C., Castillo, J., Suarez, P., Naveiro, J. & Lema, M. (1996). Valor pronostico de factores analiticos hemorreologicos en el ictus. [The prognostic value of analytical hemorheological factors in stroke]. *Revista de Neurologia, 24*, 190-192.
Sudlow, C. L. M. & Warlow, C. P. (1997). Comparable studies of the incidence of stroke and its pathological types. Results from an international collaboration. *Stroke, 28,* 491-499.
Suutama, T. (1994). Life events, stress and coping of elderly people. In P. Öberg, P. Pohjolainen & I. Ruoppila (Eds.), *Experiencing aging. Festschrift to J.-E. Ruth.* Helsinki: SSKH Skrifter 4.
Suzuki, S., Sakamoto, S., Koide, M., Fujita, H., Sakuramoto, H., Kuroda, T., Kintaka, T. & Matsuo, T. (1997). Hanshin-Awaji earthquake as a trigger for acute myocardial infarction. *American Heart Journal, 134*, 974-977.
Szirmai, I. G., Kamondi, A., Magyar, H. & Juhasz, C. (1993). Relation of laboratory and clinical variables to the grade of carotid atherosclerosis. *Stroke, 24*, 1811-1816.
Taché, J. & Selye, H. (1978). On stress and coping mechanisms. In C. D. Spielberger & I. G. Sarason (Eds.), *Stress and anxiety, vol. 5* (p. 3-24). Washington, DC: Hemisphere.
Tanne, D., Yaari, S. & Goldbourt, U. (1997). High-density lipoprotein cholesterol and risk of ischemic stroke mortality. *Stroke, 28*, 83-87.
Tanne, D., Yaari, S. & Goldbourt, U. (1998). Risk profile and prediction of long-term ischemic stroke mortality. A 21-year follow-up in the Israeli Ischemic Heart Disease (IIHD) project. *Circulation, 98*, 1365-1371.
Testzentrale. (1996). *Testkatalog 1996/97.* Göttingen: Hogrefe.
Thomae, H. (1968). *Das Individuum und seine Welt. Eine Persönlichkeitstheorie.* Göttingen: Hogrefe.
Thomae, H. (1983). *Alternsstile und Altersschicksale.* Bern: Huber.
Thomae, H. (1984). Reaktionen auf gesundheitliche Belastung im mittleren und höheren Erwachsenenalter. *Zeitschrift für Gerontologie, 17*, 186-197.
Thomae, H. (1987). Conceptualizations of responses to stress. *European Journal of Personality, 1*, 171-192.
Thomas, P. D., Goodwin, J. M. & Goodwin, J. S. (1985). Effect of social support on stress-related changes in cholesterol level, uric acid level, and immune function in an elderly sample. *American Journal of Psychiatry, 142*, 735-737.
Thonhauser, M. J. (2000). *Streßverarbeitung und Wechseljahre: die Auswirkungen einer Hormonersatztherapie auf die Streßverarbeitung als Risikofaktor des Schlaganfalls.* Unveröffentlichte Diplomarbeit, Universität Salzburg.
Trautmann-Sponsel, R. D. (1988). Definition und Abgrenzung des Begriffs „Bewältigung". In L. Brüderl (Hrsg.), *Theorien und Methoden der Bewältigungsforschung.* Weinheim: Juventa.
Troch, A. (1979). *Streß und Persönlichkeit.* München: Reinhardt.
Tsuda, Y., Satoh, K., Kitadai, M. & Takahashi, T. (1997). Hemorheologic profiles of plasma fibrinogen and blood viscosity from silent to acute and chronic cerebral infarctions. *Journal of the Neurological Sciences, 147,* 49-54.
Turner, R. J. & Wheaton, B. (1995). Checklist measurement of stressful life events. In S. Cohen, R. C. Kessler & L. U. Gordon (Eds.), *Measuring Stress: A guide for health and social scientists* (p. 29-58). New York: Oxford University Press.
Urban & Schwarzenberg, Verlag für Medizin. (Hrsg.). (1999). *Roche Lexikon Medizin* (4. Auflage) [CD-ROM]. München: Urban & Schwarzenberg.

Ursin, H. & Olff, M. (1993). The stress response. In C. Stanford, P. Salmon & J. Gray (Eds.), *Stress: An integrated approach*. San Diego: Academic Press.
Vaillant, G. (1977). *Adaption to life: How the best and the brightest came of age*. Boston: Little, Brown.
Vaillant, G. (1993). *The wisdom of the ego*. Cambridge, MA: Harvard University Press.
Vester, F. (1976). *Phänomen Streß*. Stuttgart: Deutsche Verlags-Anstalt.
Vitaliano, P. P., Russo, J., Bailey, S. L., Young, H. M. & McCann, B. (1993). Psychosocial factors associated with cardiovascular reactivity in older adults. *Psychosomatic Medicine, 55*, 164-177.
Vitaliano, P. P., Russo, J. & Niaura, R. (1995). Plasma lipids and their relationships with psychosocial factors in older adults. *Journal of Gerontology, 50B*, 18-24.
Vogele, C. (1998). Serum lipid concentrations, hostility and cardiovascular reactions to mental stress. *International Journal of Psychophysiology, 28*, 167-179.
Vollmer, H. & Klör, H.-U. (1990). *Cholesterin – das unterschätzte Risiko* (2., überarbeitete Auflage). Baierbrunn: Wort & Bild.
Volpert, W. (1974). *Handlungsstrukturanalyse als Beitrag zur Qualifikationsforschung*. Köln: Pahl-Rugenstein.
Wade, D. T., Hewer, R. L., Skilbeck, C. E. & David, R. M. (1985). *Stroke. A critical approach to diagnosis, treatment, and management*. Chicago: Year Book Medical Publishers.
Waldstein, S. R., Polefrone, J. M., Bachen, E. A., Muldoon, M. F., Kaplan, J. R. & Manuck, S. B. (1993). Relationship of cardiovascular reactivity and anger expression to serum lipid concentrations in healthy young men. *Journal of Psychosomatic Research, 37*, 249-256.
Wannamethee, S. G. & Shaper, A. G. (1996). Patterns of alcohol intake and risk of stroke in middle-aged British men. *Stroke, 27*, 1033-1039.
Wannamethee, S. G., Shaper, A. G., Whincup, P. H. & Walker, M. (1995). Smoking cessation and the risk of stroke in middle-aged men. *JAMA, 274*, 155-160.
Watanabe, M., Takahashi, A., Murayama, T., Mano, K. & Watanabe, H. (1995). The relationship among hematocrit, platelet aggregation and the time of onset in patients with acute stage-cerebral infarction. *Rinsho-Shinkeigaku [Clinical Neurology], 35*, 73-75.
Weber, H. & Knapp-Glatzel, B. (1988). Alltagsbelastungen. In L. Brüderl (Hrsg.), *Belastende Lebenssituationen. Untersuchungen zur Bewältigungs- und Entwicklungsforschung*. München: Juventa.
Weiner, B. (Ed.). (1974). *Achievement motivation and attribution theory*. Morristown, NJ: General Learning Press.
Weiner, B., Frieze, I., Kukla, A., Reed, L., Rest, S. & Rosenbaum, R. M. (1972). Perceiving the causes of success and failure. In E. E. Jones, D. E. Kanouse, H. H. Kelley, R. E. Nisbett, S. Valins & B. Weiner (Eds.), *Attribution: Perceiving the causes of behavior*. Morristown, NJ: General Learning Press.
Weiner, B., Russell, D. & Lerman, D. (1978). Affective consequences of causal ascriptions. In J. H. Harvey, W. J. Ickes & R. F. Kidd (Eds.), *New directions in attribution research, vol. 2*. Hillsdale, NJ: Erlbaum.
Weinstein, J., Averill, J. R., Opton, E. M. & Lazarus, R. S. (1968). Defensive style and discrepancy between self-report and psychological indexes of stress. *Journal of Personality and Social Psychology, 10*, 406-413.
Weisman, A. D. (1979). *Coping with cancer*. New York: McGraw-Hill.

Weizel, A. & Liersch, M. (1976). Cholesterin, Chemie, Physiologie und Pathophysiologie. In H. Schwiegk (Hrsg.), *Handbuch der Inneren Medizin (Band 7)* (S. 37-96). Berlin: Springer.
Weltgesundheitsorganisation. (1993). *Internationale Klassifikation psychischer Störungen. ICD-10 Kapitel V (F). Klinisch-diagnostische Leitlinien* (2., korrigierte und bearbeitete Auflage; hrsg. von H. Dilling, W. Mombour & M. H. Schmidt). Bern: Hans Huber.
Wenzel, H. (1998). Definition, Klassifikation und Messung der Adipositas. In J. G. Wechsler (Hrsg.), *Adipositas. Ursachen und Therapie* (S. 45-61). Berlin: Blackwell Wissenschafts-Verlag.
Werner, E. E. & Smith, R. S. (1992). *Overcoming the odds: high risk children from birth to adulthood*. Ithaca, NY: Cornell University Press.
Wheaton, B. (1997). The nature of chronic stress. In B. H. Gottlieb (Ed.), *Coping with chronic stress*. New York: Plenum Press.
Whelton, P. K. & Russell, R. P. (1984). Systemic hypertension. In A. M. Harvey, R. J. Johns, V. A. McKusick, A. H. Owens & R. S. Ross (Eds.), *The principles and practice of medicine* (21st edition) (p. 278-297). Norwalk, CT: Appleton-Century-Crofts.
Whisnant, J. P. (1996). Effectiveness versus efficacy of treatment of hypertension for stroke prevention. *Neurology, 46*, 301-307.
White, M. D. & Wilkins, W. (1973). Bogus physiological feedback and response thresholds of repressors and sensitizers. *Journal of Reserach in Personality, 7*, 78-87.
White, R. (1974). Strategies of adaption: An attempt at systematic description. In G. V. Coelho, D. A. Hamburg & J. E. Adams (Eds.), *Coping and adaption* (p. 47-68). New York: Basic Books.
Wichmann, U. (1978). Streßforschung: Konzepte in einem interdisziplinären Problemfeld. In R. Bösel (Hrsg.), *Streß – Einführung in die psychosomatische Belastungsforschung*. Hamburg: Hoffman & Campe.
Wilhelmsen, L., Svaersudd, K., Korsan-Bengtsen, K., Larsson, B., Welin, L. & Tibblin, G. (1984). Fibrinogen as a risk factor for stroke and myocardial infarction. *New England Journal of Medicine, 311*, 501-505.
Williams, G. R., Jiang, J. G., Matchar, D. B. & Samsa, G. P. (1999). Incidence and occurence of total (first-ever and recurrent) stroke. *Stroke, 30*, 2523-2528.
Willeit, J. (1996). Die Arterienverkalkung. In F. Aichner & E. Holzer (Hrsg.), *Schlaganfall. Ein Ratgeber*. Wien: Springer.
Willenbring, M. L., Levine, A. S. & Morley, J. E. (1986). Stress induced eating and food preference in humans: A Pilot Study. *International Journal of Eating Disorders, 5*, 855-864.
Williams, G. H. (1994). Hypertensive vascular disease. In K. Isselbacher, E. Braunwald, J. D. Wilson, J. B. Martin, A. S. Fauci & D. L. Kasper (Hrsg.), *Harrison's principles of internal medicine* (13th edition, Vol. 1). New York: Donnelley & Sons Co.
Wilson, P. W. F., Garrison, R. J. & Castelli, W. P. (1985). Postmenopausal estrogen use, cigarette smoking and cardiovascular morbidity in women over 50. *New England Journal of Medicine, 313*, 1038-1043.
Wilt, T. J., Rubins, H. B., Robins, S. J., Riley, W. A., Collins, D., Elam, M., Rutan, G. & Anderson, J. W. (1997). Carotid atherosclerosis in men with low levels of HDL cholesterol. *Stroke, 28*, 1919-1925.

Wilterdink, J. L. & Easton, J. D. (1992). Vascular event rates in patients with atherosclerotic cerebrovascular disease. *Archives of Neurology, 49*, 857-863.
Wing, R. R., Epstein, L. H., Blair, E. B. & Nowalk, M. P. (1985). Psychologic stress and blood glucose levels in nondiabetic subjects. *Psychosomatic Medicine, 47*, 558-564.
Wirth, A. (1997). *Adipositas: Epidemiologie, Ätiologie, Folgekrankheiten, Therapie*. Berlin: Springer.
Wirth, B. (1989). Psychologische Aspekte von Eßstörungen. *Wiener Zeitschrift für Suchtforschung, 12*, 49-62.
Wolf, P. A., Abbott, R. D. & Kannel, W. B. (1991). Atrial fibrillation as an independent risk factor for stroke: the Framingham Study. *Stroke, 22*, 983-988.
Wolf, P. A., Cobb, J. L. & D'Agostino, R. (1992). Epidemiology of stroke. In H. J. Barnett, B. M. Stein, J. P. Mohr & F. M. Yatsu (Eds.), *Stroke. Pathophysiology, Diagnosis, and Management* (p. 3-27). New York: Churchill Livingstone.
Wolf, P. A., D'Agostino, R., Belanger, A. J. & Kannel, W. B. (1991). Probability of stroke: A risk profile from the Framingham Study. *Stroke, 22*, 312-318.
Wolf, P. A., D'Agostino, R., Kannel, W. B., Bonita, R. & Belanger, A. J. (1988). Cigarette smoking as a risk factor for stroke: the Framingham study. *JAMA, 259*, 1025-1029.
Wolf, P. A., D'Agostino, R., O'Neal, M. A., Sytkowsky, P., Kase, C. S., Belanger, A. J. & Kannel, W. B. (1992). Secular trends in stroke incidence and mortality. The Framingham study. *Stroke, 23*, 1551-1555.
Wolf, P. A., Dawber, T. R., Thomas, H. E. & Kannel, W. B. (1978). Epidemiologic assessment of chronic atrial fibrillation and risk of stroke: the Framingham Study. *Neurology, 28*, 973-977.
Wolf, P. A. & Kannel, W. B. (1986). Reduction of stroke through risk factor modification. *Seminars in Neurology, 6*, 243-253.
Wolf, P. A., Kannel, W. B. & Verter, J. (1983). Current status of risk factors for stroke. *Neurologic Clinics, 1*, 317-343.
World Health Organisation. (1988). *Primary prevention of essential hypertension. Report of a WHO scientific group* (Technical Report Series No. 686). Genf: Author.
World Health Organisation. (1995). *Physical status: the use and interpretation of anthropometry* (Technical Report Series No. 854). Genf: Author
Wortman, C. B. (1976). Causal attributions and personal control. In J. Harvey, W. Ickes & R. F. Kidd (Eds.), *New directions in Attributional Research* (p. 23-52). Hillsdale, NJ: Erlenbaum.
Xing, Y. S. (1991). Risk factors of intracerebral hemorrhage. A case-control study. *Chung-Hua-Shen-Ching-Ching-Shen-Ko-Tsa-Chih [Chinese Journal of Neurology and Psychiatry], 24*, 358-61.
Zavodnik, M. (1989). *Stressverarbeitungsstrategien und Rollenkonflikt bei Alkoholikerinnen: eine empirische Studie an stationären Alkoholikerinnen und einer Vergleichsgruppe.* Unveröffentlichte Dissertation, Universität Graz.
Zhang, X. H., Sasaki, S. & Kesteloot, H. (1995). Changes in the sex ratio of stroke mortality in the period of 1955 through 1990. *Stroke, 26*, 1774-1780.

Über den Autor:

Erik Esterbauer, Mag. phil. Dr. rer. nat., studierte Psychologie an den Universitäten Salzburg und Wien. 1995 Diplomarbeit mit dem Titel „*Zur Erfassung von Aggressionshemmung und Selbstaggression im Thematischen Apperzeptionstest und im Fragebogen zur Erfassung von Aggressivitätsfaktoren*". 2001 Promotion mit der vorliegenden Arbeit. Wissenschaftlicher Mitarbeiter der Christian-Doppler-Klinik Salzburg mit Arbeitsschwerpunkt Streßforschung und Biofeedback.

Aus unserem Verlagsprogramm:

Studien zur Stressforschung

Martin Reuter
Cortisol und Emotion
Ein experimentell-pharmakopsychologischer Forschungsansatz
Hamburg 2001 / 304 Seiten / ISBN 3-8300-0472-9

Maike Schmieta
**Die Relevanz von Persönlichkeitsmerkmalen
und beruflichen Einstellungen bei der Entwicklung von Burnout**
*Ein Vergleich zwischen Beratungslehrern
und Lehrern ohne Zusatzausbildung*
Hamburg 2001 / 378 Seiten / ISBN 3-8300-0302-1

Tilman Rentel
**Streßverarbeitung und Depressivität
im Rahmen der Krankheitsbewältigung
von Patienten mit chronischer Pankreatitis**
Hamburg 1998 / 232 Seiten / ISBN 3-86064-667-2

Petra Hank
Ärgererleben und Ärgerverarbeitung im Alltag
Hamburg 1995 / 292 Seiten / ISBN 3-86064-331-2

Rudolf Forsthofer
Streß am Bildschirmarbeitsplatz
*Ansätze zu einer systemorientierten Analyse des Streßerlebens
bei der Arbeit mit dem Computer*
Hamburg 1995 / 212 Seiten / ISBN 3-86064-321-5

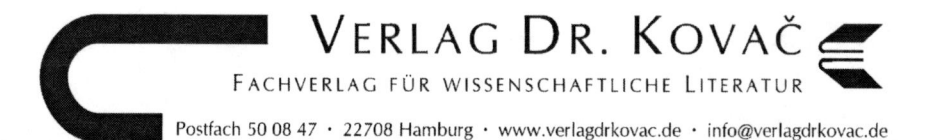

VERLAG DR. KOVAČ
FACHVERLAG FÜR WISSENSCHAFTLICHE LITERATUR

Postfach 50 08 47 · 22708 Hamburg · www.verlagdrkovac.de · info@verlagdrkovac.de

Einfach Wohlfahrtsmarken helfen!

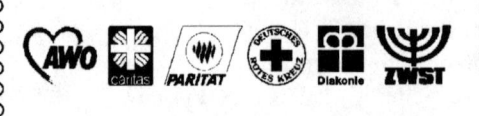

AWO · caritas · PARITÄT · DEUTSCHES ROTES KREUZ · Diakonie · ZWST